DAS MMS-HANDBUCH

Dr. med. Antje Oswald

DAS MMS-HANDBUCH

GESUNDHEIT IN EIGENER VERANTWORTUNG

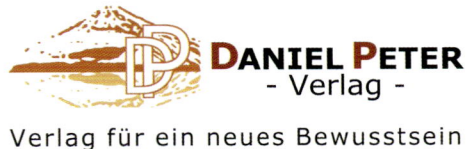

DANIEL PETER
- Verlag -

Verlag für ein neues Bewusstsein

Copyright	© 2014 by Daniel-Peter-Verlag, Schnaittach, Germany
	Nachdrucke oder Kopien dieses Buches, auch auszugsweise, nur mit schriftlicher Genehmigung des Verlages
Lektorat/ Korrektorat	Monika Wolf
Innenlayout und Satz	Monika Wolf und Hans-Jürgen Maurer
Titelbild	Christiane Brendel, „Vom Anfang", 2005, Acryl auf Nessel, 100 x 120 cm
Verlag	Daniel-Peter-Verlag, Schnaittach
E-Mail	info@daniel-peter-verlag.de
Bestelltelefon	09126–298 62 99
Internet	www.daniel-peter-verlag.de

1. Auflage Juni 2011, 3.500 Expl., ISBN 978-3-9812917-3-5
2. Auflage Sept. 2011, 15.000 Expl., ISBN 978-3-9812917-3-5
3. überarbeitete und erweiterte Auflage Juni 2012, 15 000 Exemplare
  Ab dieser Auflage folgende ISBN: 978-3-9815255-0-2
4. Auflage April 2013, 15 000 Exemplare
5. Auflage Januar 2014, 16 500 Exemplare

ISBN	978-3-9815255-0-2

Gedruckt mit Biofarben

Anfragen von Verlagen aus der ganzen Welt zur Herausgabe der vorliegenden Publikation in der jeweiligen Landessprache sind herzlich willkommen!

DANKSAGUNG

Mein Dank gilt Jim Humble für die Bereitschaft, mir mitzuteilen, was er über MMS weiß, und alle meine Fragen zu beantworten. Danke auch an Mia Hamel und Jenny Kimberley, die persönlichen Assistentinnen von Jim Humble, die mir die Informationen zukommen ließen, die ich benötigte.

Dr. Paul John hat mir geholfen, mich in die Grundlagen der Chemie in Bezug auf MMS einzudenken. Das hat mir die Arbeit sehr erleichtert. Herzlichen Dank!

Ebenso herzlicher Dank geht an meinen Verleger Daniel Peter, der mich in jeder ihm möglichen Hinsicht unterstützte, und an Monika Wolf und Hans-Jürgen Maurer, die dem Buch eine schöne Form verliehen.

Dr. Hartwin von Gerkan las auf meine Bitte hin das Manuskript und gab mir wertvolle Hinweise. Dafür vielen Dank!

Brigitte und Wolfgang Schiefer haben mir im Laufe der letzten 20 Jahre viele praxisbezogene Tipps auf den Gebieten der Vollwerternährung, der Baubiologie und der Geomantie gegeben und dadurch dazu beigetragen, dieses Buch zu vervollkommnen.

Vielen Dank auch an Alexander Praetorius für seine konstruktive Kritik.

Besonders danken möchte ich meiner Mitarbeiterin Kerstin Depping für ihre Geduld beim Tippen meiner wirklich nicht einfach zu lesenden Manuskripte!

Ich danke meiner Mutter, meinem Vater, meiner Familie und meinen Lehrern, die mir ermöglichten, selbstständig mein Potenzial zu entwickeln und mutig neue Wege zu beschreiten. Ich danke auch meinen Patientinnen und Patienten sowie meinen Kursteilnehmerinnen und -teilnehmern für ihr Vertrauen, das sie in mich setzen.

Allen, die mir für dieses Buch einen Erfahrungsbericht zusandten, gilt mein Dank, insbesondere Ann Schneider-Cullen und Lothar Paulus, die mir gleich mehrere zukommen ließen.

Mein inniger Dank geht an meine Partnerin Christiane, die mich mit liebevoller Gelassenheit ermuntert hat weiterzuschreiben und mir dadurch im Auf und Ab der Entstehung dieses Buches eine Stütze für Körper und Geist war. Sie stellte auch ihr schönes Bild „Vom Anfang" für den Buchumschlag zur Verfügung.

Herzlichen Dank!

INHALT

VORWORT VON JIM HUMBLE

Ich kam nach Deutschland, um in Fulda ein einwöchiges MMS-Schulungsseminar zu geben.

Dr. Antje Oswald und Leo Koehof holten mich am Flughafen ab.

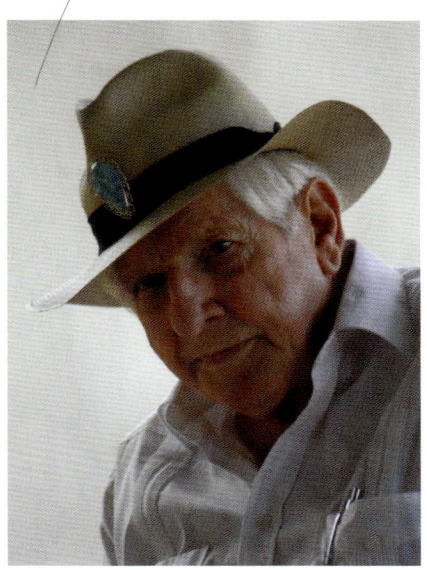

Foto: Adam Abraham

Während Frau Dr. Antje Oswald an dem vorliegenden Buch schrieb, standen wir immer wieder in Kontakt und haben uns darüber unterhalten. Jetzt trafen wir uns zu einer Abschlussbesprechung. Wir tauschten uns über die neuesten MMS-Protokolle inklusive der aktuellsten Updates aus. Wir saßen zwei Tage zusammen und gingen das ganze MMS-Handbuch durch. Wir sprachen über das, was ich entdeckt hatte, und auch über vieles aus ihrer Erfahrung in 25 Jahren ärztlich-homöopathischer Praxis. Ich bin besonders beeindruckt von ihrem tiefen Verständnis von Gesundheit und Krankheit.

Auch ihr Selbstverständnis als Ärztin begeistert mich: Sie geht davon aus, dass jeder Mensch über Selbstheilungskräfte verfügt, die es ihm ermöglichen zu gesunden, wenn er die tiefere Ursache seiner Krankheit erkannt und behoben hat. Die dazu notwendigen Fakten sind in ihrem Buch klar erläutert.

Gleichzeitig weist sie Sie auf Ihre Selbstverantwortung hin.

Meiner Meinung nach finden Sie die nötigen Prinzipien, um gute Gesundheit zu erwerben oder zu erhalten, hier exzellent dargelegt. Außerdem enthält das MMS-Handbuch alle wichtigen Informationen über MMS auf dem aktuellen Stand der Erfahrung.

Ich freue mich, dass es abgeschlossen ist und in die Welt hinauskann. Viel Glück!

Jim Humble,
im Oktober 2010

Vorwort zur erweiterten Neuauflage

Die erste Auflage des MMS-Handbuches war innerhalb von zwei Monaten vergriffen, sodass die 2. Auflage unverändert herausgegeben wurde. Allen Lesern vielen Dank für das entgegengebrachte Interesse! Die rege Nachfrage macht nun schon die dritte und weitere Auflagen möglich.

Neue Erkenntnisse haben mich bewogen, das MMS-Handbuch zu überarbeiten und um einige Punkte zu ergänzen, so z. B. um die Themen CDL/CDS, die langsame Aktivierung nach Fischer, Natron als Zusatz zur Geschmacksverbesserung und Neutralisierung, MMS-Augentropfen und andere mehr.

Allen, die mir ihre Erfahrungen mitteilten, gilt mein herzlicher Dank, insbesondere PD Dr. Dr. Emmanuel Akuamoa-Boateng und seiner Frau Gudrun Akuamoa-Boateng sowie Dipl.-Ing Ali Erhan, Gerhard Feustle, Dr. Hartmut Fischer, Dr. Andreas Kalcker, Leo Koehof, Lothar Paulus, Dr. Wolfgang Storch und natürlich Jim Humble.

Dr. Antje Oswald

EINLEITUNG

MMS kam mehr zu mir als ich zu ihm. Das erste Mal hörte ich davon 2009, als ich ein Seminar der Heilakademie Bauer besuchte. Sofort bestellte ich Jim Humbles Buch „MMS: Der Durchbruch" und las es in drei Tagen durch, weil mich die Wirkung von MMS faszinierte. Es kam mir vor wie ein Wunder. Wenn das wahr ist, wird MMS der Menschheit eine unschätzbare Hilfe sein, dachte ich mir. Was für ein Potenzial! Wenn alles sich bewahrheiten sollte, was Jim Humble schreibt, kann MMS Krankheiten heilen, die bisher als unheilbar galten, kann Afrika und Asien von Tropenkrankheiten befreien, kann unser Gesundheitssystem sanieren, weil wir keine teuren Antibiotika, keine Chemotherapie, keine Impfungen mehr brauchen und überhaupt keine Angst vor Infektionen mehr haben müssen ... Großartige Aussichten!

Wie aber könnte ich sicher sein, dass es wirklich funktioniert? Ich beschloss, einen Selbstversuch durchzuführen. Bei nächster Gelegenheit verzichtete ich auf die Einnahme homöopathischer Heilmittel und gab einer sich anbahnenden Sinusitis drei Tage Zeit. Dann setzte ich MMS ein. Es wirkte prompt. Innerhalb weniger Minuten merkte ich an einem merkwürdigen Knistern in den Kieferhöhlen, dass sich etwas tat. Nach zweimaliger Gabe fühlte ich mich bereits besser. Das beeindruckte mich und veranlasste mich, weitere Selbstversuche zu unternehmen. Natürlich wurde mir auch übel und ich bekam Durchfall. Wenn ich versuche festzustellen, wo die Verträglichkeitsschwelle liegt, kann das schon mal vorkommen. Es geht vorüber.

Das war mir das Experiment wert.

Ich wusste nun, dass alles, was Jim Humble bezüglich MMS gesagt hatte, zutraf, soweit ich es an mir nachprüfen konnte.

Daraufhin schrieb ich eine Buchrezension für „Homöopathie-aktuell", die vierteljährlich erscheinende Zeitschrift der Deutschen Gesellschaft zur Förderung naturgesetzlichen Heilens e. V.

Obwohl MMS nichts mit Homöopathie zu tun hat, glaubte ich, dass es Homöopathen und Patienten, die Homöopathie bevorzugen, interessieren könnte, dass es ein Mittel gibt, welches so wirksam Krankheitserreger bekämpft und den menschlichen Körper von Schwermetallbelastungen befreien kann, ohne dass eine Schädigung gesunder Zellen nachgewiesen wurde. Danach nahm alles seinen Lauf. Der Verleger Daniel Peter rief im Februar 2010 an und fragte mich, ob ich nicht selbst ein Buch über MMS schreiben wolle. Ich bin dankbar, dass ich das Angebot angenommen habe. Und ich freue mich, dass ich dadurch mehrfach die Gelegenheit hatte, Jim Humble zu treffen. Wie die meisten Menschen, die ihm persönlich begegnet sind, bin auch ich von seiner ruhigen, humorvollen und liebevollen Art begeistert.

Seitdem habe ich viele Menschen kennengelernt, die berührende Erfahrungen mit MMS gemacht haben, entweder weil sie selbst geheilt wurden oder weil sie die Heilung anderer beobachteten. So ist aus meinem Glauben, dass MMS gut sein könnte, Gewissheit geworden. Wenn Sie wissen wollen, ob MMS für Sie nützlich sein kann, lesen Sie einfach weiter.

Das vorliegende Buch vermittelt Ihnen alle notwendigen Informationen. Ob Sie sich auf das Experiment einlassen wollen oder nicht, entscheiden Sie alleine. Das darf Ihnen keiner abnehmen. Denn wenig ist so wertvoll wie die Erfahrung, die Sie selbst gemacht haben, weil Sie für Ihr Wohlergehen die Verantwortung übernommen haben.

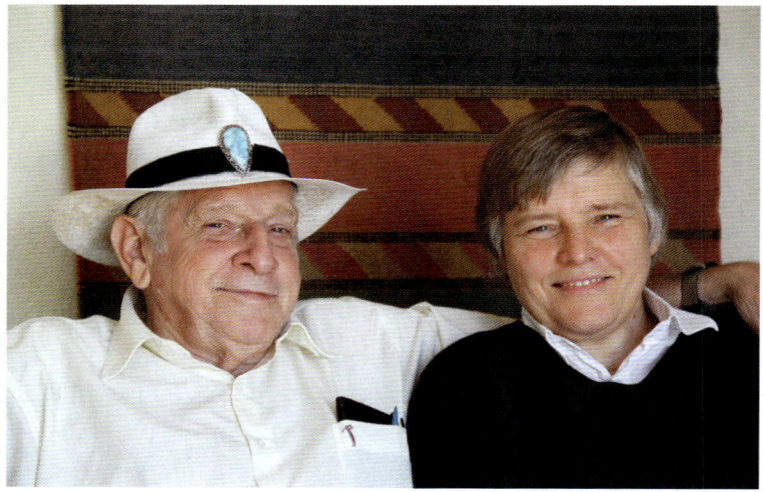

1

WIE ALLES BEGANN

Es war einmal ein mutiger Mann namens Jim Humble, der auszog in den Urwald, um Gold zu suchen. Er kam ohne Gold zurück, aber er fand einen Schatz, der viel größer war, als er sich je hätte träumen lassen.

Was sich wie der Beginn eines Märchens anhört, geht spannend wie ein Krimi weiter – und wie es endet, ist längst noch nicht klar. Wer ist überhaupt Jim Humble und was treibt ihn dazu, sich mit 64 Jahren auf eine Dschungelexpedition ins Innere Guayanas zu begeben, anstatt seinen Ruhestand zu genießen? Schließlich hat er schon einige Abenteuer erlebt.

Jim Humble sitzt gemütlich in seiner Wohnung in Las Vegas, Nevada, als das Telefon klingelt: Ein alter Freund aus Chicago fragt ihn, ob er sich an einem Goldförderungsprojekt im südamerikanischen Urwald beteiligen will. Jim Humble ist für seine gesundheits- und umweltschonende Spezialtechnik des Goldabbaus ebenso bekannt wie für seine Fähigkeit, Gold zu finden. Die Einzelheiten sind schnell besprochen. Einen Monat braucht Jim Humble für die Vorbereitung. Seine Ausrüstung schickt er voraus. Für sich persönlich packt er mehrere Flaschen stabilisierten Sauerstoff ein, um natürliche Wasservorkommen als Trinkwasser nutzen zu können. Er war bereits früher einmal an Typhus erkrankt, nachdem er im Dschungel Flusswasser getrunken hatte. Das Risiko will er nicht wieder eingehen.

Von verschiedenen Leuten hatte er gehört, dass stabilisierter Sauerstoff die Krankheitserreger abtötet, insbesondere, wenn man das Wasser länger stehen lässt. Um sicher zu gehen, versetzt Jim Humble Abwasser mit stabilisiertem Sauerstoff und lässt eine Probe davon im Labor untersuchen. Das Labor bescheinigt, dass alle Erreger abgetötet sind.

So ist Jim Humble zuversichtlich, im Urwald, abgeschnitten von jeglicher Zivilisation, sein Trinkwasser keimfrei zu bekommen.

Mitte 1996 kommt er am Flughafen bei Georgetown an. Georgetown (ca. 33 000 Einwohner) ist die Hauptstadt von Guayana, einem kleinen Staat im Norden Südamerikas. Das Land ist dünn besiedelt, die meisten

Bewohner leben an der Küste, da durch die Äquatornähe ungünstige Klimabedingungen im tropischen Regenwald des Landesinneren herrschen.

Einer der Vertragspartner ist mit Moses Nagamoto, dem Ersten Minister von Guayana, verwandt und so wird Jim Humble schon am zweiten Tag nach seiner Ankunft vom Ersten Minister zum Abendessen eingeladen. Während des Gesprächs erfährt Jim Humble, dass Herr Nagamoto starke Rückenschmerzen hat, und bietet sich an, ihn einzurenken, da er über chiropraktische Kenntnisse verfügt. Schon nach kurzer Zeit lassen die Beschwerden nach. Am Folgetag wird Jim Humble erneut eingeladen, um die Tochter des Ministers zu behandeln, was auch zu Schmerzfreiheit führt. So gewinnt Jim Humble innerhalb kurzer Zeit einen einflussreichen Freund. Er lernt durch ihn andere Menschen aus höchsten Regierungskreisen kennen, wie z. B. auch den Bergbauminister Jim Punwasee, der ihm das Goldlabor der Regierung zeigt. Viele der Mitarbeiter hatten sich bereits beschwert, dass extrem giftige Quecksilberdämpfe durch den Abluftabzug in den Hof des Regierungsgebäudes und von dort wieder ins Gebäudeinnere drangen. Als Jim Humble vorschlägt, einen einfachen Gaswäscher, improvisiert aus einer Sprühanlage, zwei Fässern und einigen Tausend Tischtennisbällen, zu entwerfen, der dann auch gut funktioniert, sind die Regierungsbeamten begeistert. Dass Jim Humble so viele Freunde gewonnen hat, ehe er aufbricht, wird ihm später noch zugute kommen.

Zusammen mit dem Landbesitzer Mike und acht Trägern beginnt er seine Dschungelexpedition; weitere Vertragspartner und Teilhaber wollen später dazustoßen.

Die Reise ins Landesinnere ist mühselig und langwierig und wird z. T. auf Lastern, z. T. auf Booten bewältigt. Nach der Flussüberquerung bei Bortica wird das gesamte Gepäck auf zwei große Lkws verladen, deren Räder ca. zwei Meter Durchmesser haben; diese Radgröße ist auch vonnöten, denn der Boden im Dschungel ist tief morastig und auch sogenannte Straßen bieten dort keine guten Bodenverhältnisse. Die meisten Träger ziehen es vor, eine Abkürzung zu Fuß zu gehen, da die Lkws auf der morastigen Straße nur sehr langsam vorankommen und die Fahrt sehr unbequem ist, weil man sich ständig darauf konzentrieren muss, nicht vom Lkw zu fallen. Nach fünf Stunden Fahrt schläft jeder, wo er ein Plätzchen findet, irgendwo draußen. Morgens wird die ganze Ausrüstung auf Boote verladen. Es geht flussaufwärts den Cuyuni-Arm des Flusses hoch. Nach vier Stunden Fahrt müssen die Träger für den letzten Teil der Etappe das gesamte Gepäck befördern. Sie laden sich die Sachen auf Kopf und Rücken und befestigen sie mit Riemen, sodass die Hauptlast auf dem Kopf ruht. Auf diese Weise können sie bis zu 36 kg pro Träger befördern. Vor sich haben sie zwei Tage Fußmarsch durch den Urwald bei 100–110 % Luftfeuchtigkeit. Als zwei seiner Männer nach einigen Tagen am Lagerplatz an Malaria erkranken, gerät Jim Humble in eine prekäre Situation. Da ihm gesagt worden war, dass es in diesem Bereich Guayanas keine Malaria gäbe, hatte er keine Vorsorge dafür getroffen. Er hat keine Möglichkeit, schnelle Hilfe zu holen, da das Gebiet so abgelegen ist. Er hat auch keine Möglichkeit, zu funken oder zu telefonieren, da Funkgeräte nur auf kurze Entfernung funktionieren und keine Handynetze vorhanden sind. So schickt er zwei Männer zur nächstgelegenen Mine; es wird zwei bis sechs Tage dauern, bis sie zurückkehren können. Den Kranken geht es schlecht. Sie liegen dort mit Fieber und Schüttelfrost, Kopf-, Muskel- und Gelenkschmerzen, Übelkeit und Brechdurchfall.

Jim Humble möchte ihnen helfen und kommt auf die Idee, den beiden Erkrankten stabilisierten Sauerstoff zu verabreichen, da er ja weiß, dass dieser die Fähigkeit hat, im Wasser Krankheitserreger abzutöten, und dass der menschliche Körper zu über 70 % aus Wasser besteht. Das Gute daran ist: Er hat ihn im Gepäck dabei!

Als die beiden zustimmen, den stabilisierten Sauerstoff auszuprobieren, gibt er den Männern eine reichliche Menge davon in etwas Wasser und die beiden trinken das Gemisch aus – schon nach vier Stunden fühlen sie sich wesentlich besser, sodass sie aufstehen können. Als am Folgetag zwei weitere Männer an Malaria erkranken, erhalten auch sie stabilisierten Sauerstoff und schon mittags geht es ihnen wieder gut. Nach kurzer Zeit sind alle wieder wohlauf und arbeitsfähig. Jim Humble ist begeistert.

In der Folgezeit gibt er allen Malariakranken, denen er begegnet, stabilisierten Sauerstoff und erzielt damit eine Erfolgsquote von etwa 70 %. Auch ein Einwohner, der an Malaria und Typhus erkrankt und in einem sehr schlechten Allgemeinzustand war, berichtete von deutlicher Besserung innerhalb weniger Stunden. Angespornt von dem Erfolg und beseelt von dem Wunsch, vielen Malariakranken zu helfen, beschließt Jim Humble, stabilisierten Sauerstoff in Guayana zu verkaufen. Wieder in Georgetown angekommen, gibt er eine Annonce entsprechenden Inhalts auf. Schnell breitet sich die Nachricht über Zeitungen, Radio und TV aus. Er wird von Reportern umlagert. Innerhalb weniger Tage ist er berühmt. Nach drei Tagen aber verbietet die guayanische Gesundheitsministerin den weiteren Verkauf der Lösung unter Androhung von Gefängnisstrafe.

Später erfährt er, dass zwei Pharmaunternehmen die Gesundheitsministerin aufgefordert haben, ihm Einhalt zu gebieten, ansonsten würden sie das örtliche Krankenhaus nicht länger mit Medikamenten beliefern. Da Jim Humble weiter stabilisierten Sauerstoff an Menschen verkauft, die ihn brauchen, wird er angeklagt und flüchtet sich in den Dschungel. Er weiß, dass die Einwohner von Georgetown – das schließt auch Polizeibeamte mit ein – den Dschungel so sehr fürchten, dass sie die mühsame Verfolgung nicht gern aufnehmen. Durch seine guten Beziehungen zur Regierung wird ihm amtlicherseits ein gewisser Spielraum gewährt. Er findet tatsächlich eine ergiebige Goldmine. Bis jetzt hat er einen großen Teil des Unternehmens aus eigener Tasche finanziert. Als endlich Joel K., einer der Hauptteilhaber, eintrifft und sieht, dass die Mine wirklich Gold abwirft, will er fast den kompletten Gewinn einheimsen und bietet Jim Humble 3 % statt der versprochenen 20 % Gewinnbeteiligung an. Als Jim Humble damit nicht einverstanden ist, lässt Joel K. seine Anlage komplett abreißen, da er laut Vertrag nur zu einer Gewinnbeteiligung verpflichtet ist, wenn er Humbles Technik nutzt. Infolgedessen ist es für Jim Humble sinnlos, weitere Zeit im Dschungel zu verbringen.

Nachdem sechs Monate vergangen waren, hat sich die Aufregung wegen der „Malarialösung" gelegt. Seine Freunde in Regierungskreisen haben ein gutes Wort für ihn eingelegt. Nun kann Jim Humble unbehelligt zurück in die USA reisen. Das Gold kümmert ihn nicht länger. Ihn interessiert viel mehr, was wohl die Inhaltsstoffe von stabilisiertem Sauerstoff sind und wieso es oft bei Malaria hilft, manchmal aber auch nicht.

Einige Monate später fliegt Jim Humble erneut nach Guayana. Ein anderes Unternehmen hat ihn gebeten, seine Goldfördertechnik zum Einsatz zu bringen. Als Jim Humble selbst an Malaria erkrankt, lässt er sich ins Krankenhaus von Georgetown transportieren, um dort sein Blut untersuchen zu lassen. Obwohl es ihm sehr schlecht geht und der Transport zurück in die Zivilisation nicht einfach ist, wartet er mit der Einnahme seiner „Malarialösung", bis er den Bluttest durchführen kann. Nun ist sicher bewiesen, dass er Malaria hat. Er nimmt seine eigene „Medizin". Schon nach wenigen Stunden fühlt er sich wesentlich besser.

Um die Beweisführung abzuschließen, lässt er sich erneut Blut abnehmen. Das Ergebnis fällt negativ aus, das bedeutet, dass Malaria nicht mehr nachgewiesen werden kann.

Jetzt ist Jim Humble vollends überzeugt, ein „Wundermittel" gefunden zu haben. Er beschließt, das Mittel weiter zu erforschen, um dann die Ergebnisse weltweit bekannt zu machen.

2

ERFORSCHUNG UND ENTDECKUNG DES MMS

In dem Bemühen herauszufinden, was stabilisierter Sauerstoff ist, woraus er sich zusammensetzt und wie er wirkt, befasst sich Jim Humble mit den Grundlagen der Sauerstoffnutzung im menschlichen Organismus. Er kommt zu der Erkenntnis, dass der in stabilisiertem Sauerstoff vorhandene Sauerstoff keine Krankheitserreger vernichtet.

Was also tötet die Malariaerreger ab? Die Hersteller von stabilisiertem Sauerstoff halten sich bezüglich der Rezeptur bedeckt, um ihr Firmengeheimnis zu wahren.

So experimentiert Jim Humble selbst. Immerhin liefert ein Unternehmen eine Gebrauchsanweisung mit, die besagt, dass man den stabilisierten Sauerstoff nicht länger als eine Stunde stehen lassen soll, da er sich in Wasser zersetze. Daraufhin neugierig geworden, lässt er zehn Tropfen in ca. 230 ml Wasser zehn Stunden lang stehen. Als er dann daran riecht, bemerkt er einen chlorähnlichen Geruch. Er verbraucht in vielen Versuchsreihen Tausende von Teststreifen und diverse Chemikalien. Dadurch stellt er fest, dass das Wasser den Basenwert des stabilisierten Sauerstoffs senkt, d.h., es lässt ihn neutraler werden. In weiteren Versuchen fügt er Essigsäure hinzu, um den Basenwert des stabilisierten Sauerstoffs noch weiter zu senken. Auf diese Weise sowie auch durch längeres Stehenlassen (24 Stunden) wird der Chlorgeruch immer deutlicher. Jetzt endlich hat er eine heiße Spur. Er besorgt sich Chlorteststreifen aus dem Schwimmbadbedarf. Immer wieder wartet er lange und beobachtet, was passiert.

1998 findet er des Rätsels Lösung. Er entdeckt, dass Natriumchlorit das wirksame Agens ist – kannte aber noch nicht den eigentlichen Wirkstoff – und findet in weiteren Versuchen heraus, dass der Zusatz von 5%iger Essigsäure die Effektivität wesentlich steigert und die Lösung schon nach drei Minuten Wartezeit ihre volle Wirkung entfaltet. Während die alleinige Anwendung von stabilisiertem Sauerstoff in Wasser nicht bei allen an Malaria Erkrankten positiv wirkte (ca. 70 %), hat die Anwendung von stabilisiertem Sauerstoff aktiviert mit 5%iger Essigsäure hundertprozentigen Erfolg. Das wird Jim Humble auch von seinen Freunden in Afrika berichtet, die er über seine Versuchsergebnisse auf dem Laufenden hält. Er bekommt zeitnah positive Rückmeldungen, von denen einige in seinem Buch „MMS: Der Durchbruch" (Mobiwell Verlag) abgedruckt sind.

Natrium-
chloritlösung
Natriumchloritlösung ist basisch. Wenn ihr Säure hinzugefügt wird, werden die durch Hydrolysereaktion erzeugten OH-Ionen neutralisiert. Zudem wird das als Nebenbestandteil in der Lösung befindliche Natriumhydroxid neutralisiert. Durch die Einwirkung von überschüssiger Säure wird aus der freigesetzten chlorigen Säure $HClO_2$ unter Oxidation von ClO_2-Ionen das Chlordioxid gemäß folgender Gleichung gebildet:

$$HClO_2 + HClO_3 \rightleftharpoons 2ClO_2 + H_2O$$

Das reine, gasförmige Chlordioxid hat eine gelbliche Färbung und riecht wie Chlor. Chlordioxid besteht aus einem Chlor- und zwei Sauerstoffatomen. Chlordioxid gehört zu den Gefahrenstoffen, reagiert oxidativ, neigt zur explosiven Zersetzung und ist nur bedingt lagerfähig, da fast alle Behältermaterialien angegriffen werden. So wird es bei Bedarf für den sofortigen Verbrauch vor Ort hergestellt. Gegenüber Krankheitserregern übt es spezifische oxidative Wirkungen aus, wodurch der Erreger zerstört wird.

Ein Verkäufer von Desinfektionsmitteln auf Chlordioxidbasis hat eine auszugsweise Auflistung von Bakterien, Viren und Pilzen, die sich mit Chlordioxid abtöten lassen, auf seiner Website ins Internet gestellt. (Quelle: www.chlordioxid-academic.com)

Wirkspektrum
Chlordioxid

Adenovirus	Enterobacter hafnia	Proteus vulgaris
Adenovirus echovirus	Enterococcus faecalis	Pseudomonas
Aspergillus	felines parvovirus	Pseudomonas aeroginosa
Aspergillus flavus	Flavobacterium species	Pseudomona species
Aspergillus niger	Fonsecaea pedrosoi	Saccharomyces cerevisiae
Bacillus	Fusarium specie	Salmonella
Bacillus cereus	Fusobacterium nucleatum	Salmonella choleraesuis
Bacillus circulans	Herpesvirus I	Salmonella gallinarium
Bacillus megatarium	Herpesvirus II	Salmonella typhimurium
Bacillus subtilis	Influenza	Salmonella typhosa
Bifidobacterium liberium	Iridovirus (PPA)	Sarcina lutea
Bluetongue Virus	Klebsiella	Scopulariosis species
Campylobacter jejuni	Klebsiella pneumoniae	Staphylococcus
Candida	Minute Virus of Mice (MVM)	Staphylococcus aureus
Candida albicans	Mouse Encephalomyelitis Virus	Staphylococcus epidermidis
Clostridium	Mouse Flu	Stomatitis
Clostridium difficile	Mouse Hepatitis Virus (MHV)	Streptococcus
Clostridium sporogenes	Mouse Polio Virus (MEV)	Streptococcus faecalis
Clostridium perfringens	Mucor Species Mycobacterium	Streptococcus pyogenes
coliforme Bakterien	Mycobacterium kansaaii	Trichophyton
Corynebacterium nucleatum	Mycobacterium smegmatis	Trichophyton mentagrophytes
Coxsackievirus	Mycoplasma	Trichophyton rubrum
Culex quinquifasiatus	Newcastle Desease Virus	Tuberculosis
E-Coli	Parainfluenza	Vaccina-Virus
Echovirus	Penicillium	Vesicular Stomatitis Virus
Encephalomyocarditisvirus	Pertiviries – Togaviridae	Vibrio cholerae
Enterobacter cloacae	Poliovirus	Yersinia enterocolitica

Die Anzahl der z. T. sehr hartnäckigen Krankheitserreger, die sich mit Chlordioxid oxidieren lassen, ist sehr groß. Darüber hinaus ist mir nicht bekannt, dass es irgendeine pathogene Bakterie oder ein krankheitserzeugendes Virus gibt, das sich nicht durch Chlordioxid oxidieren ließe. Wenn ein Krankheitserreger in Kontakt mit Chlordioxid kommt, zerfällt er und kann infolgedessen nicht mehr schaden.

Der Körper muss sich nur noch um die Ausscheidung der abgetöteten Erreger kümmern. Was das Chlordioxid betrifft, ist es durch die Aufnahme der Elektronen reduziert worden. Dadurch entwickelt sich das Zentralatom von der Oxidationsstufe +4 auf +/−0 bzw. auf die niedrigstmögliche von −1 als Chlorid-Ion. Je nach Bedingung können dabei verschiedene Reaktionsprodukte entstehen.

Die Sauerstoff-Ionen sind neutral; durch den Zerfall des Chlordioxids beim Oxidationsvorgang verbinden sie sich mit Wasserstoff zu Wasser.

> Ich fasse also zusammen: Wenn Erreger mithilfe von gelöstem Chlordioxid abgetötet werden, zerfallen diese Erreger und sind damit unschädlich, genauso wie das reaktionsfreudige Oxidationsmittel Chlordioxid, das sich in Salz und Wasser umgewandelt hat.

Reaktionsprodukte: Salz/Wasser

Nach weiteren Tests und Experimenten entscheidet sich Jim Humble, eine Lösung herzustellen, die er anfangs „miracle mineral supplement" nennt, was übersetzt so viel wie „Wundermineralpräparat" heißt. Inzwischen hat er sie in „master mineral solution" umbenannt. Es handelt sich um dieselbe Lösung; sie hat nur einen anderen Namen bekommen. Wir werden sie der Einfachheit halber künftig MMS nennen, der Name, unter dem sie bekannt wurde. Diese neue Rezeptur enthält jetzt eine 28%ige Lösung aus 80 % Natriumchlorit ($NaClO_2$) technischen Reinheitsgrades. Die restlichen 20 % des Salzes setzen sich aus Hilfsstoffen zusammen, die üblicherweise zur Herstellung und Stabilisierung von Natriumchloritpulver verwendet werden. Das sind ca. 19 % Natriumchlorid (NaCl = Kochsalz) sowie ca. 1 % Natriumhydroxid (NaOH) und Natriumchlorat ($NaClO_3$). Der tatsächliche Natriumchloritgehalt beträgt daher nur 22,4 % und ist somit etwa siebenmal so stark wie der im stabilisierten Sauerstoff, der normalerweise 3,5 % Natriumchlorit enthält. Durch den Zusatz von Säure, wie z. B. Essig, wird die alkalische Natriumchloritlösung schwach sauer, dadurch instabil und setzt Chlordioxid frei. Chlordioxid ist ebenso wie Chlor schon seit über 100 Jahren im

Master Mineral Solution

Natriumclorit ($NaClO_2$), nicht zu verwechseln mit Natriumchlorid (NaClO, Kochsalz)

Chlordioxid

Einsatz zur Wasserreinigung; in Krankenhäusern wird es zur Desinfektion verwendet. Die amerikanische Arznei- und Lebensmittelzulassungsbehörde FDA hat Chlordioxid als Mittel zur Desinfizierung von Lebensmitteln zugelassen. Auch in Europa wird Chlordioxid zur Wasserreinigung genutzt. Wasserdesinfektion mit Chlordioxid ist sogar gesünder als die Verwendung von Chlor zum selben Zweck. Mit Chlor versetztes Trinkwasser bildet mindestens drei karzinogene Verbindungen. Wie Sie schon wissen, bleiben von Chlordioxid im Körper nur Salz und Wasser zurück.

Weil es also wirksam Krankheitserreger abtötet und für den Menschen in den im Trinkwasser verwendeten Mengen unschädlich ist, ziehen reiche Staaten, wie z. B. Saudi-Arabien, Chlordioxid dem Chlor zur Trinkwasserreinigung vor. Da Chlordioxid deutlich teurer ist, weichen ärmere Länder oder Gemeinden auf das billigere Chlor aus, in Kauf nehmend, dass dabei den Menschen mit dem Trinkwasser karzinogene Verbindungen zugeführt werden. Auch das wird sich nur ändern, wenn genügend Bürger sich der immensen Bedeutung der Trinkwasserqualität für ihre Gesundheit bewusst werden und sich dafür einsetzen, dass ausreichend Trinkwasser in einer guten Qualität zur Verfügung steht.

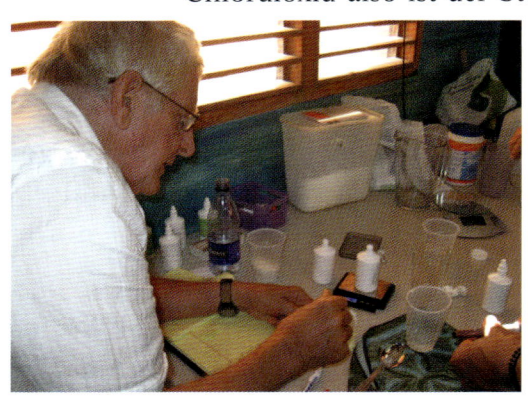

Chlordioxid also ist der Stoff, der die Keime abtötet, die Substanz, nach der Jim Humble fast zwei Jahre gesucht hat. Nun hat er sie gefunden. Was ihn verblüfft, ist, dass noch niemand vorher auf die Idee gekommen ist, die Wirkung von Chlordioxid auch am Menschen zu erforschen. Schließlich ist doch die keimabtötende Kraft schon lange bekannt. Und so fragt er sich, ob evtl. die Pharmaindustrie kein Interesse daran hat, dass ein Präparat auf den Markt kommt, welches bei allen Infektionskrankheiten eingesetzt werden kann, welches zuverlässig und – soweit uns bekannt – nebenwirkungsfrei wirkt und im Vergleich zu Pharmazeutika fast nichts kostet.

Denn obwohl Jim Humble bei mehreren Pharmakonzernen nachfragte, weigerten sie sich, stabilisierten Sauerstoff auch nur zu testen.

So stellte Jim Humble selbst weitere Nachforschungen an.

3

DER WIRKMECHANISMUS

Natriumchlorit ($NaClO_2$) ist in reinem Zustand ein weißes, kristal- *Natriumchlorit*
lines Salz, welches unter normalen Bedingungen ziemlich stabil
ist. Es neigt bei starker Temperaturerhöhung zur Zersetzung und zu ex-
plosionsartigem Zerfall bei Erschütterungen und beim Zusammenbrin-
gen mit oxidierbaren Stoffen.

Das technische Produkt, das in beträchtlichen Mengen großtechnisch
hergestellt wird, enthält zur Erhöhung der Handhabungssicherheit 10 bis
15 % Wasser, verfahrensbedingt Anteile von Natriumchlorid und etwas
Natriumhydroxid (1 %).

Natriumchlorit löst sich leicht in Wasser und unterliegt in der wässrigen Lösung der Hydrolyse:

$$NaClO_2 + H_2O \rightleftharpoons Na^+ + OH^- + H^+ + ClO_2^-$$

Unter Hydrolyse versteht man die Zerlegung eines Salzes durch Wasser *Hydrolyse*
unter Rückbildung der Säure und der Base, von denen sich das Salz ab-
leitet.

Da $NaClO_2$ das Salz einer starken Base (NaOH) und einer schwa-
chen Säure ($HClO_2$) ist, reagiert die wässrige Lösung insgesamt basisch,
da ein Teil der gebildeten chlorigen Säure im Gleichgewicht mit undis-
soziierten Anteilen der chlorigen Säure gemäß Gleichung

$$H^+ + ClO_2^- \rightleftharpoons HClO_2$$

liegt und da dieser die Konzentration an H+ - Ionen erniedrigt. (Bei
Vorliegen gleich starker Basen und gleich starker Säuren reagiert die
wässrige Lösung neutral.)

Bei Zusatz von Säuren zur wässrigen Lösung von Natriumchlorit
wird das Dissoziationsgleichgewicht obiger Gleichung in Richtung verstärkter Dissoziation der chlorigen Säure verschoben. Da die chlorige
Säure instabil ist, zersetzt sie sich weiter zu Chlordioxid (ClO_2).
Zudem bildet Natriumchlorit im Kontakt mit Salzsäure Chlordioxid
nach der Formel:

$$5\ NaClO_2 + 4\ HCl \rightarrow 5\ NaCl + 4\ ClO_2 + 2\ H_2O$$

Chlordioxid liegt bei Temperaturen zwischen $-59\,°C$ und $11\,°C$ als bernsteinfarbene, ölige Flüssigkeit vor, die schon, wenn es wärmer wird als $-40\,°C$, instabil wird und zur Explosion neigt. Bei Raumtemperatur liegt Chlordioxid als Gas vor. Lösungen in Wasser sind gelb-braungelb und nicht explosiv, sofern sie kein Chlordioxidluftgemisch mit mehr als 10 Vol.-% Chlordioxidanteil erzeugen. Wegen seiner Flüchtigkeit und hohen Reaktionsfreudigkeit wird es für den sofortigen bzw. baldigen Verbrauch jeweils vor Ort hergestellt.

Herstellungs-verfahren zur Trinkwasser-aufbereitung

In Deutschland sind aufgrund § 11 der Trinkwasserverordnung 2009 folgende Herstellungsverfahren zur Trinkwasseraufbereitung gebräuchlich:

Das Chlor-Chlorit-Verfahren

$$2\ NaClO_2 + Cl_2 \rightarrow 2\ ClO_2 + 2\ NaCl$$

und das

Salzsäure-Chlorit-Verfahren

$$5\ NaClO_2 + 4\ HCl \rightarrow 4\ ClO_2 + 5\ NaCl + 2\ H_2O.$$

2009 wurde auch die Herstellung mit Natriumperoxidsulfat zugelassen
$$2\ NaClO_2 + Na_2S_2O_8 \rightarrow 2\ ClO_2 + 2\ Na_2SO_4.$$

Der festgesetzte Grenzwert für das nach der Desinfektion im Trinkwasser gebildete Chlorit (ClO_2^-) beträgt in Deutschland 0,2 mg ClO_2/Liter; in Ausnahmefällen sind 0,4 mg/Liter erlaubt.

Im toxikologischen Review über Chlordioxid und Chlorit der EPA (US Environmental Protection Agency) Washington, D. C., wird im September 2 000 berichtet, dass höhere Organismen relativ unempfindlich sind gegen die Aufnahme von Chlordioxid durch Verschlucken. In einer Studie am Menschen wurden bei der einmaligen Einnahme von 24 mg Chlordioxid in einem Liter Wasser bzw. 2,5 mg Chlorit in 500 ml Wasser bei zehn gesunden Männern keine negativen Veränderungen festgestellt. Das war immerhin 10- bis 100-mal mehr, als die deutsche Trinkwasserverordnung erlaubt, und es haben sich keine Schäden gezeigt. (Quelle: http://de.wikipedia.org/wiki/Chlordioxid, Stand 21.11.2010)

Das heißt, dass mit an Sicherheit grenzender Wahrscheinlichkeit gefolgert werden kann, dass die von Jim Humble empfohlene Dosierung für die innerliche Anwendung im Menschen unbedenklich ist.

Nachgewiesen ist, dass Chlordioxid als Oxidationsmittel effektiv Krankheitserreger abtötet. Auch Bakterien, die gegen Antibiotika resistent sind, bilden da keine Ausnahme. Denn Chlordioxid hat einen anderen Wirkmechanismus als ein Antibiotikum. So spielt es für die Effektivität von Chlordioxid keine Rolle, ob die betreffenden Erreger empfindlich auf Antibiotika reagieren oder nicht. Sie werden so oder so oxidiert. Dabei verhält sich Chlordioxid weder zelltoxisch noch bildet es freie Radikale

Bakterien können keine Resistenz gegen Chlordioxid entwickeln.

Was Wissenschaftler bereits herausgefunden haben, insbesondere über die oxidative Wirkung von Chlordioxid, beschreibt Thomas Lee Hesselink ausführlich (Quelle: Jim Humble, „MMS: Der Durchbruch", Mobiwell Verlag, 9. Auflage 2010, ISBN 978-3-9810318-4-3, Anhang 1).

Die wesentlichen Punkte habe ich hier für Sie zusammengefasst:

Zusammen-fassung

1. Oxidationsmittel bringen lebende rote Blutkörperchen dazu, mehr Sauerstoff ins Gewebe abzugeben. Unter erhöhten Druck gesetzter Sauerstoff wiederum wirkt entgiftend gegen Kohlenmonoxid, unterstützt die natürlichen Heilungsprozesse bei Verbrennungen, Quetschungen und ischämischem Schlaganfall und wirkt gegen bakterielle Infektionen.

2. Viele Oxidationsmittel stimulieren das Immunsystem effektiv, wenn sie regelmäßig innerlich angewendet werden. Weiße Blutkörperchen werden angeregt, Zytokine zu bilden. Diese wiederum dienen dem Körper als Alarmsystem, bringen Zellen dazu, Krankheitserreger anzugreifen, und verhindern allergische Reaktionen. Innerhalb unseres Immunsystems aktivierte Zellen produzieren in einem entzündlichen Prozess selbst natürliche Oxidationsmittel wie z. B. Wasserstoffperoxid (H_2O_2), Peroxynitrat (-OONO) und hypochlorige Säure (HOCl). Diese dienen dazu, Krankheitserreger oder Krebszellen zu eliminieren.

Oxidations-mittel

3. Die verschiedensten Oxidationsmittel, insbesondere Chlordioxid, werden weltweit zu Desinfektionszwecken genutzt, da die bakterienhemmende bzw. bakterien- und virenabtötende Wirkung seit Langem bekannt ist. Im ausführlichen Quellennachweis zu diesem Artikel finden Sie Arbeiten über die Inaktivierung von verschiedenen Bakterien und Viren mit Chlordioxid, darunter auch Hepatitis, HIV und Polioviren. Ebenso

liegen viele Arbeiten vor, die beweisen, dass die Malariaerreger Plasmodium vivax, Plasmodium falciparum, Plasmodium ovale und Plasmodium malariae empfindlich auf Oxidationsmittel reagieren, so auch auf Chlordioxid.

Das Überleben von Plasmodien ist genau wie das von Bakterien und Tumorzellen abhängig davon, dass genügend Thiolverbindungen vorhanden sind. Wenn Thiole mit Chlordioxid reagieren, was sie sehr leicht tun, entstehen u. a. Disulfid (RSSR), Disulfidmonoxid (RSSOR), Sulfensäure (RSOH), Sulfinsäure (RSO_2H) und Sulfonsäure (RSO_3H), welche allesamt den Plasmodien die Lebensgrundlage entziehen. Sind durch Chlordioxid genügend Thiole vernichtet, stirbt infolgedessen der Parasit ab. Außerdem verringert Chlordioxid die Menge an verfügbarem reduzierten Glutathion für den Parasiten, der Glutathion für seinen Entgiftungsprozess braucht, um sich nicht beim Verdauen von Protein aus dem Hämoglobin der roten Blutkörperchen und den dabei entstehenden Abbauprodukten selbst zu vergiften. Denn aus jedem verdauten Hämoglobinmolekül werden als Nebenprodukt vier Häm-Moleküle freigesetzt, die redoxaktiv sind, mit umgebendem Sauerstoff reagieren und dadurch Wasserstoffperoxid und andere toxische Oxidationsmittel produzieren, die den Parasiten innerlich vergiften. Deswegen sind Plasmodien gezwungen, schnell und dauerhaft Häme zu eliminieren, was wiederum nur über reduziertes Glutathion möglich ist. Da Natriumchlorit und Chlordioxid Glutathion oxidieren, erzwingen sie das Absterben der Malariaerreger. Viele der gebräuchlichen Malariamittel wie Chinin, Chloroquin und Mefloquin wirken durch die Blockierung der Häm-Entgiftung.

Durch vermehrte Produktion von Glutathion haben viele Malariaerreger im Laufe der Zeit eine Resistenz entwickelt. Durch Chlordioxid kann diese rückgängig gemacht werden, da schon ein Chlordioxidmolekül je fünf Glutathionmoleküle oxidiert und dadurch unschädlich macht.

4. Polyamine sind für Tumoren, Bakterien und Parasiten überlebenswichtig. Sind sie nicht verfügbar, sterben die Erreger ab, Tumorzellen können nicht mehr wachsen und sterben auch ab. Es ist bekannt, dass Chlordioxid Polyamine durch Oxidation zerstört.

Weitere wissenschaftliche Arbeiten zu Oxidations- und Reduktionsvorgängen finden Sie im Internet unter:

www.bioredox.mysite.com

Auffällig ist die Wirkung der innerlichen Einnahme von Chlordioxidwasser auf die Beschaffenheit des Blutes: Nach dem Trinken von chlordioxidhaltigem Wasser ist bereits eine Stunde nach einer Dunkelfeldmikroskopaufnahme eine Auflösung der Verklumpungen von Blutkörperchen fotografisch nachgewiesen. Außerdem sehen die Blutkörperchen wohlgerundet aus und sie wirken gesünder.

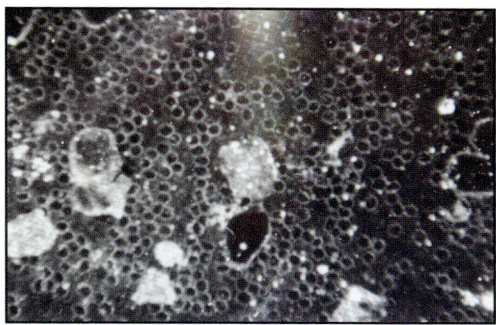

Männliche Versuchsperson

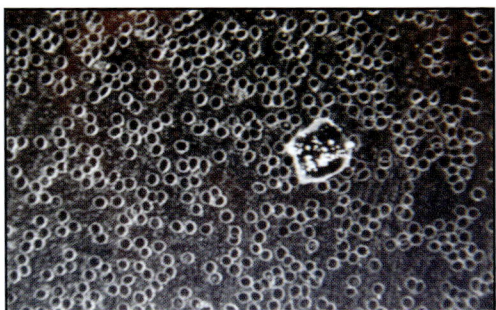

Dieselbe männliche Versuchsperson ca. 1 Stunde später

Die Dunkelfeldmikroskopaufnahmen erfolgten durch Martina Schmidt, Fachberaterin für Gesundheitsmanagement, auf der Chemnitzer Harmoniemesse „Gesundheit für Körper, Geist und Seele" und wurden von Dr. Wolfgang Storch zur Verfügung gestellt. Das Phänomen der Verbesserung der Struktur des Blutes ließ sich auch bei einer weiblichen Person reproduzieren sowie bei einer Verkürzung der Zeit zwischen Einnahme und Fotografie auf nur 20 Minuten Einwirkmöglichkeit.

Erythrozyten transportieren Chlordioxid bis zum Krankheitsherd.

Erythrozyten reagieren mit Chlordioxid ebenso spezifisch wie mit Sauerstoff. In der von Jim Humble vorgesehenen Konzentration und Dosierung setzt die mit Säure vermischte und mit Wasser verdünnte MMS-Lösung mindestens eine Stunde im Körper Chlordioxid frei. Da die Erythrozyten nicht unterscheiden zwischen Sauerstoff und Chlordioxid, transportieren sie Chlordioxid genauso wie Sauerstoff im Blut dorthin, wo der Körper Sauerstoff benötigt. Dort setzen sie dann auch das Chlordioxid frei. In Gegenwart von Chlordioxid können Krankheitserreger durch die oxidativen Prozesse nicht überleben. Dabei besitzt das Chlordioxid mindestens 100-mal mehr Energie als Sauerstoff, schädigt aber keine gesunden Zellen und auch nicht die gesunde Bakterienflora. Oder, um es genauer zu sagen, es konnte bis jetzt nicht beobachtet werden, dass das Chlordioxid in der von Jim Humble angewendeten Konzentration und Dosierung mit gesunden Zellen reagiert. Jim Humble vermutet, dass das daran liegt, dass gesunde Zellen ihre Elektronen besser festhalten können, weil sie oxidative Prozesse gewohnt sind. Dadurch sind sie nicht so leicht zu oxidieren wie die instabileren pathogenen Erreger und sauren Elemente.

Chlordioxid kann nicht nur Erreger abtöten, sondern auch „Giftstoffe" neutralisieren; da die meisten für den menschlichen Körper schädlichen Substanzen sauer sind, wirkt es in dem Ausmaß entgiftend, wie es auf die sauren Substanzen trifft.

Metalle werden oxidiert.

Gibt es Erkenntnisse, warum es bei Schwermetallen wirkt? Metalle werden leicht oxidiert. Denken Sie an Eisen, das der Luft ausgesetzt ist, ein schmiedeeisernes Tor oder Ähnliches. Wenn es nicht speziell behandelt ist, z. B. durch Feuerverzinkung, wird es langsam vor sich hin rosten. Der Rost entsteht als Abbauprodukt der Oxidation von Eisen. Er ist nicht mehr so fest und stabil wie Eisen selbst und kann leicht entfernt werden. Es liegt in der Natur der Metalle, sich oxidieren zu lassen, und es liegt in der Natur von Chlordioxid zu oxidieren. Nach der Oxidation haben die Metalle ihre Stabilität verloren und können vom Körper eliminiert werden.

Falls Chlordioxid im Körper weder auf Erreger noch auf eine saure Substanz trifft, zerfällt es laut Jim Humble langsam. Dabei nimmt es ein bis maximal zwei Elektronen auf. Dadurch entsteht ein Zwischenprodukt, aus dem der Körper hypochlorige Säure herstellt, eine der Säulen des Immunsystems. Hypochlorige Säure braucht der menschliche Organismus, um Krankheitserreger und sogar auch Krebszellen abzutöten. Bei jeder Krankheit, die eine Immunantwort des Körpers erfordert, kann

Das Immunsystem wird unterstützt.

das Chlordioxid den menschlichen Organismus also auf die eine oder andere Weise unterstützen, so wie es aussieht sogar äußerst wirksam.

Obige Ausführungen beruhen auf den Angaben, die Jim Humble aufgrund seiner umfangreichen Nachforschungen und Versuche gemacht hat. Natürlich konnte er als einzelner Mensch nur im Rahmen seiner Möglichkeiten arbeiten. Ein Anspruch auf Wissenschaftlichkeit im heute üblichen Sinne wurde nicht gestellt. Die erzielten Resultate jedoch sind für die meisten Anwender mehr als überzeugend.

Selbstverständlich wäre weitere Erforschung der Wirkung von Chlordioxid im Biosystem Mensch wünschenswert. Die Frage ist, wer das in Zukunft leisten kann und will. *Überzeugende Resultate*

Ein solches Forschungsprojekt benötigt zwingend gut ausgebildete Spezialisten, ein paar Jahre Zeit und die entsprechenden Versuchsbedingungen. Denn im menschlichen Organismus laufen Vorgänge wesentlich komplexer ab als im Bereich der anorganischen Chemie, in dem sich einzelne Reaktionen isoliert durchführen und darstellen lassen.

Erfreulicherweise hat sich der in Spanien lebende Biophysiker Andreas Kalcker dafür interessiert. Er hat damit begonnen, im universitären Rahmen mit MMS bzw. Chlordioxid wissenschaftlich zu arbeiten. Er vermutet, dass die Hauptwirkung von Chlordioxid auf physikalischen Phänomenen beruht, weswegen es auch bei vielen Indikationen erfolgreich wirken konnte. Wir dürfen auf die Ergebnisse seiner Forschungen gespannt sein.

Für den praktischen Gebrauch allerdings ist es nicht unbedingt erforderlich, genau zu wissen, warum und wie es wirkt. Das ist übrigens bei vielen Pharmazeutika auch nicht immer erforscht. Wenn die Erfahrung zeigt, dass ein Präparat gut wirkt und nicht schadet, ist es durchaus sinnvoll, es zum Einsatz zu bringen, auch wenn noch Forschungsbedarf besteht, weil der genaue Wirkmechanismus noch nicht in allen Punkten schlüssig erklärt werden kann.

Thomas Lee Hesselink kommt jedenfalls zu dem Schluss, dass der Einsatz von Natriumchlorit in der von Jim Humble empfohlenen Weise sehr nützlich ist, da die Methode leicht anzuwenden ist, schnell und erfolgreich wirkt, offenbar völlig ungiftig und zudem noch kostengünstig ist.

4

SENSATIONELLE HEILERFOLGE

Als 2002 die Originalausgabe seines Buches „Breakthrough, The Miracle Mineral Supplement of the 21st Century" herauskommt, liegen Jim Humble bereits zahlreiche Berichte von Heilungen an Malariaerkrankten vor.

In der deutschen Übersetzung der Publikation „MMS: Der Durchbruch" (hrsg. vom Mobiwell Verlag) wurden beispielhaft einige von vielen Schreiben abgedruckt, die Jim Humble im Laufe der Zeit zugingen. Sie alle berichten von schneller Heilung zahlreicher an Malaria erkrankter Menschen, denen seine „Malarialösung" verabreicht wurde. Zum Beispiel erhielt Jim Humble ein Schreiben von Ev. John Tumuhairwe aus Uganda, in dem ihm mitgeteilt wird, dass HIV-positive Soldaten erfolgreich mit seiner „Malarialösung" behandelt wurden. (Quelle: Jim Humble, „MMS: Der Durchbruch", Mobiwell Verlag, 10. Auflage 2010, ISBN 978-3-9810318-4-3)

Auch Manfred Romann, ein Deutscher, der als Soldat in russischer Kriegsgefangenschaft im Sumpfgebiet der Wolga mit Malaria infiziert wurde und seitdem darunter litt, ist durch MMS in Kürze genesen (siehe Erfahrungsbericht „Malaria" Seite 81).

Film „MMS verstehen" Im Film „MMS verstehen" aus dem Daniel-Peter-Verlag kommen einige Zeitgenossen zu Wort, die bezeugen, dass MMS ihren Patienten geholfen hat bzw. dass sie selbst von Krankheitssymptomen befreit wurden. Aber hören wir zuerst noch einmal, was Jim Humble im Dokumentarfilm erzählt.

Jim Humble: „In den vergangenen Monaten habe ich am Telefon mit Hunderten Menschen gesprochen und ich habe Tausende E-Mails bekommen und so bin ich immer überzeugter davon, dass die Mikroorganismen den Körper viel stärker beeinflussen, als wir glauben – weit stärker, als selbst die Gesundheitsinstitutionen glauben. Zu uns kommen Menschen, die ein paar Dosen MMS nehmen und innerhalb von zwei, drei Stunden ihre Schmerzen los sind, die sie zwanzig Jahre lang gequält haben. Ich habe es schon erlebt, dass jemand mit einem Gehstock kam und kaum laufen konnte und zwei, drei Stunden später seinen Stock fortwarf. Und das nur, weil Mikroorganismen abgetötet worden waren, die sich in verschiedenen Gelenken und Muskeln eingenistet hatten. Sind diese Organismen verschwunden, verschwinden auch die Schmerzen und der Körper kann seine Funktion wieder erfüllen.

„… Wir sind hier in Kino Bay, Mexico, und ganz in der Nähe gibt es ein kleines Restaurant, das einer Mexikanerin gehört. Einmal hatte sie die Grippe und ich gab ihr eine Flasche MMS und sagte: ‚Hier, nehmen Sie das.' Ich erklärte ihr, dass sie es mit Zitronensaft aktivieren müsse. Ich hatte weder ein Buch noch sonst irgendetwas dabei. Ich sagte es ihr nur, hier, nehmen Sie das. Und sie nahm es. Sie hatte auch stark Diabetes. Jeden Tag musste sie sich Insulin spritzen und nachdem sie einige Wochen lang das MMS genommen hatte, hörte sie mit dem Spritzen auf. Sie hatte keinerlei Diabetessymptome mehr. Ich weiß nicht, ob sie damit zu einem Arzt gegangen ist, aber jedenfalls braucht sie sich nicht mehr zu spritzen und fühlt sich gut."

Diabetes

Auch der US-amerikanische Arzt Dr. Humiston, der in Mexiko praktiziert, äußert sich im Film zu Wirkspektrum und Wirkweise von MMS:

„Bei Medikamenten oder Therapien geht es zuerst um Sicherheit und dann um Effizienz. Ist das Medikament sicher? Das ist immer das Allerwichtigste. In der vorgeschriebenen Dosierung ist das MMS für niemanden gefährlich. Ich habe alle meine Kinder damit behandelt. Sie sind zwischen zwei und siebzehn Jahren alt. Ich glaube, unserem Zweijährigen haben wir es gegeben, noch bevor er zwei Jahre alt war."

Ist MMS gefährlich?

Professor Antonio Romo Paz, Chemiker an der Universität von Sonora, Mexiko, schildert seine Erfahrungen mit MMS.

„Mein Name ist Antonio Romo Paz und ich bin Chemiker. Ich bin Professor an der Universität von Sonora. Ich habe von Clara Beltronez von diesem Produkt erfahren und es hat mich von Anfang an interessiert. Ich hatte schon in Seminaren an der Universität von Mexiko davon gehört, in dem es um Produkte ging, die das Immunsystem stärken. Mein Interesse war sofort geweckt, als sie sagte: Es reguliert die Immunabwehr. Da begann ich zu recherchieren, um mehr über das MMS zu erfahren, das ja Chlordioxid ist. Ich durchstöberte die Quellenangaben und mein Interesse wuchs, weil das MMS das Immunsystem reguliert. Dann nahm ich es schließlich selbst, weil ich eine Erkältung und zudem eine Kehlkopfentzündung hatte, und sofort ging es mir besser. Am nächsten Tag war ich wieder wohlauf. Also nutzte ich das Chlordioxid, dieses starke Oxidationsmittel, weiterhin und empfahl es auch anderen, brachte auch Bekannte dazu, es zu nehmen. Eine Bekannte von mir, eine Frau von vierzig Jahren, litt an Darmparasiten, sogenannten Giardien. Mir war dieser Parasit schon im Rahmen meiner Arbeit begegnet und so hatte ich einige Erfahrungen mit ihm. Ich wusste, dass Chlordioxid hier sehr wirkungsvoll ist, aber noch nie war es am Menschen getestet worden. Ich beschloss, Jim Humbles Methode anzuwenden, einige Tropfen Chlordioxid mit Zitronensäure zu versetzen und der Person, die positiv auf den Parasiten, auf diese Amöbe, getestet worden war, eine Dosis von zweimal täglich sechs Tropfen zu empfehlen, vier Tage lang. Nach vier Tagen wollten wir eine weitere Analyse durchführen. Die Frau wurde negativ getestet und ist sehr froh darüber. Die herkömmliche Behandlung erfolgt mit Metronidozol, einer krebserregenden Substanz mit zahlreichen Nebenwirkungen. Das Medikament ist von der amerikanischen Zulassungsbehörde FDA genehmigt und Menschen, die es nehmen, zittern stark. Einige reagieren sogar mit Krämpfen. Ich riet meiner Bekannten von diesem Medikament ab und empfahl ihr stattdessen, das mit Zitronensäure versetzte Chlordioxid – und die Analyse am vierten Tag war tatsächlich negativ. Sie fühlte sich gut. Sie bekam eine Darmkolik und blutete, war dafür aber am vierten Tag vollständig geheilt. Ich zweifelte die Ergebnisse an, denn so etwas hatte ich noch nie erlebt. Ich hatte gedacht, ich müsse die Dosis erhöhen, aber das war nicht nötig. Zweimal täglich sechs Tropfen vier Tage lang befreiten sie von dem Parasiten, von dem hartnäckigen Parasiten, wobei die herkömmliche Medikation starke Nebenwirkungen gehabt und den Magen sowie die Schleimhaut des Darms angegriffen hätte.

Kehlkopf-
entzündung

Darmparasiten

Tuberkulose

… Viele Insassen dieses Gefängnisses (Bundesstaat Sonora; Anmerkung der Autorin) leiden an Tuberkulose. Ich empfahl dem medizinischen Personal dort, neben den herkömmlichen Medikamenten, die sie normalerweise verwendeten, auch das MMS auszuprobieren. Weil es aufgeschlossene Menschen sind, erklärten sie sich bereit, es an den Patienten auszuprobieren,

die auf die traditionellen, weltweit eingesetzten Medikamente nicht richtig ansprachen. Sie testeten es an jemandem, der überaus resistent gegenüber jeglichem Antibiotikum war … Wenn ein Mensch sich als resistent erweist, ist Tuberkulose nur schwer heilbar. Er nahm also die Tropfen (MMS-Tropfen; Anmerkung der Autorin) und keine allzu hohe Dosis – nur acht Tropfen pro Tag. Wir gaben ihm die Tropfen also eine Zeit lang, weniger als einen Monat und dann führten wir eine Analyse durch, die nachweist, ob noch immer die für Tuberkulose verantwortlichen Mykobakterien da sind. Das Ergebnis der Analyse war negativ. Alle, auch die Ärzte, waren sehr überrascht darüber, dass der Mann von der Krankheit befreit war. Zwar nimmt er die Tropfen weiterhin, doch ist er jetzt schon sehr zufrieden und erzählt jedem, dass es das MMS war, das ihn geheilt hat.
Das sind meine Erfahrungen mit Chlordioxid."

Genero Ignacio Argunio hat keine Schuppenflechte mehr.

„Ich hatte Schuppenflechte. Schuppenflechte ist eine unheilbare Krankheit. Sie ist erblich. Ich hatte die Plaque-Ausprägung der Schuppenflechte. Die Hautstellen waren entzündet, rötlich, bluteten schnell und reichten bis in tiefere Hautschichten. Man schickte mich zum Arzt, der mir Cortison verschrieb, das einzig effektive Medikament gegen diese Hautprobleme. Der Dozent Antonio Romo Paz, Chemiker, Dozent an der Universität von Sonora, empfahl mir, das MMS auszuprobieren. Er erklärte mir, wie ich es zubereiten müsse. Es handelt sich um Natriumchlorit und durch Zugabe von Zitronensäure erzeugt das Chlor freie Radikale, die auf der Haut eine antiseptische, antibakterielle Wirkung entfalten. Bis dahin waren meine Gliedmaßen, meine Ohren (die Ohrmuschelknorpel), meine Ellbogen und Knie stark betroffen. Als ich aber das MMS auftrug, heilte alles ab. Es sind noch Male und Narben zu sehen, Anzeichen der Krankheit sind noch sichtbar, aber die Schuppenflechte wurde stark eingedämmt. Es brannte, ich hätte schreien können vor Schmerzen und es blutete. Doch jetzt ist es vorbei."

Schuppenflechte

Im weiteren Verlauf des Films berichtet Adriana Cosme Duarte, dass bei ihr Zahnschmerzen, die sie seit vier Monaten hatte, verschwanden, nachdem sie zweimal täglich vier Tage lang MMS angewandt hatte. Jim Humble legt dar, dass eine Frau, die an Lungenkrebs im Endstadium erkrankt war (die Ärzte hatten ihr etwa noch zwei Wochen ge-

Zahnschmerzen

Lungenkrebs

geben), nach acht Tagen das Bett verlassen konnte und nach elf Tagen bereits einen langen Spaziergang unternahm sowie ihre Arbeit wieder

Blinddarm- aufnahm. Auch Clara Beltrones erzählt, dass MMS die akute Blind-
entzündung darmentzündung ihrer Tochter beseitigte sowie ihrer Mutter bei einer

Ischialgie starken Ischialgie half. Dennis Richard teilt uns mit, dass nach Zähneputzen mit MMS innerhalb weniger Tage seine locker sitzenden

Prostatakrebs Zähne wieder fest saßen und Melvin Randolph mit Prostatakarzinom, dass sein PSA-Wert durch MMS in nur sechs Monaten dauerhaft von 48,7 auf 1,29 sank.

Das sind einige der Menschen, die sich im Film „MMS verstehen" vor laufender Kamera begeistert geäußert haben.

4.1 Erfahrungsberichte aus Belgien, Dänemark, Deutschland, England, Österreich, der Schweiz und Mexiko

Die folgenden MMS-Erfahrungsberichte stammen von selbstverantwortlichen Anwendern, die mit oder ohne ärztliche Begleitung MMS eingenommen oder äußerlich eingerieben haben. Die wenigsten, die freundlicherweise bereit waren, ihre Krankheitsgeschichte publik zu machen, möchten mit vollem Namen genannt werden. Deswegen sind oft nur die Anfangsbuchstaben angegeben. Aber ich kann Ihnen versichern, dass hinter allen Initialen ein realer Mensch steht, der genau das erlebt hat, was Sie hier lesen. In Einzelfällen habe ich die Berichte etwas gekürzt, ohne jedoch den Sinn zu verändern.

4.1.1 Erfahrungsberichte von selbstverantwortlichen Anwendern

09.12.2009: Frau S.

Stielwarzen/ Hallo, nehme seit einer Woche MMS 1 und habe mit einem Tropfen morgens
Altersflecken und abends angefangen. Bin jetzt bei fünf Tropfen – keine Nebenwirkungen. Nehme sie auch nicht so regelmäßig, da ich Schichten arbeite. Heute muss ich feststellen, dass sowohl meine Stielwarzen wie auch meine angerauten Altersflecken verschwunden sind. Ich bin gespannt, was noch mit meinem Körper passiert!

10.12.2009: Frau I. Z., Schweiz

Eine Erfolgsgeschichte: Resistentes Darmbakterium ESBL durch MMS 1 beseitigt. Ich (78 Jahre alt) wurde durch deutsche Freunde auf MMS 1 aufmerksam gemacht. Ich musste mich vor fünf Jahren einer Bandscheibenoperation unterziehen. Leider erlitt ich eine Nervenschädigung. Bis heute muss ich starke Medikamente nehmen, um einigermaßen beweglich zu bleiben. Das MMS 1 hat bis jetzt dafür noch nicht geholfen. Während des Krankenhausaufenthaltes erwischte ich das antibiotikaresistente Darmbakterium ESBL, das nach Aussage der Ärzte nicht mehr zu beseitigen sei. In den fünf Jahren hatte ich 34-mal Blaseninfektionen plus 34-mal Antibiotika bekommen. Im Oktober 2009 verwendete ich erstmals MMS 1. Nach 14 Tagen war die an das Labor der Infektiologie eingeschickte Kotprobe frei von dem Bakterium ESBL – das Resultat schlug im Labor „wie eine Bombe ein" – unerklärlich. Bis heute habe ich noch Probleme mit der Blase, aber sie ist „bakterienfrei". Für mich ist eine große Belastung weggefallen. Ich konnte bisher so gut wie keine Ferien machen. Jetzt müsste noch das Problem, nämlich mein Nervenschaden im Bandscheibenbereich L 4/5, gelöst werden. Ob das möglich ist? Vielleicht sollte ich zusätzlich MMS 2 nehmen? Ich bin von MMS 1 begeistert und von der vielseitigen Wirkung überzeugt.

Darmbakterium (ESBL)

01.09.2010: für dieses Buch freigegeben von Lothar Paulus

Bericht von Herrn D. aus Geislingen
Gern dürfen Sie meinen „Vorzeigefall" veröffentlichen – nur war er eben nicht der einzige, ich mach es mal im Telegrammstil:
- Junge, 6 Jahre, 22 kg, Asthma, 3 Jahre erfolglos mit Antibiotika behandelt: Nach 1 Woche MMS praktisch gesund, das erste Mal nach Jahren Eis und kalte Cola – ohne Anfall.
- Zwei Mädchen, 6 Jahre, 18 kg, nach 1 Woche asthmafrei.
- Mann, ca. 70 Jahre, seit etlichen Jahren Durchblutungsstörungen in der rechten Körperhälfte, nach einer Woche (starke Dosis!) nichts mehr, konnte wieder laufen, Schuhe ohne Beschwerden anziehen.
- Frau, 70 Jahre, kein Augenarzt konnte helfen, keine Brille war stark genug. Nach 4(!) Tagen konnte sie die Beipackzettel von Medikamenten OHNE Brille lesen. Und nach einer Woche keine Mühe mehr beim Treppensteigen, sie fühlte sich wie „neugeboren".

Asthma

Durchblutungsstörungen

Sehschwäche

Hämorrhoiden
- Frau, 47: entzündete Hämorrhoiden, nach einer Woche weg.
- Mädchen, 18 Jahre, seit der Kindheit Asthma, schwere Anfälle, teilweise monatlich, mit Notfallversorgung im Krankenhaus. Nach zwei Wochen mit niedriger Dosis nichts mehr, sie ist seitdem gesund.

Zyste
- Und der beste Fall bin ich selbst, mit meiner hühnereigroßen Zyste am Rücken. Innerhalb von zwei Wochen verschwunden. Ich kann es mir absolut nicht erklären, weil eine Zyste keine Entzündung oder dergleichen ist –, aber sie war eben weg.

14.12.2009: Frau S.

Asthma
Fußpilz
Arthritis
Ausfluss

Ich nehme MMS 1 seit etwa sechs Wochen. An dem Tag, als ich mit 2 x 6 Tropfen anfing, brauchte ich meine Asthmapumpe nicht mehr, die ich zuvor zweimal täglich benötigte. Auch meinen Stützverband am rechten Armgelenk, den ich wegen meiner Arthritis benutzen musste, konnte ich nach zwei Tagen ablegen. Ich bade auch mit MMS und mein Fußpilz verschwindet allmählich, ebenso ist der Ausfluss weg, den ich hatte. Habe einem Freund MMS empfohlen, der auch ganz begeistert davon ist. Fliege im Januar nach Südafrika, wo meine Kinder leben, und hoffe, dass ich da viele unterstützen kann, sich selbst mit MMS 2 zu helfen, da die Schwarzen es einfacher kaufen können und es dort billiger ist. Jim Humble, you are a STAR!

11.01.2010: Peter Schneider aus Spalt

Chronische
Rhinitis

Die Vorgeschichte klingt fast wie im Märchen, aber nicht so lustig. Es war einmal im Jahre 1966, als ich mir bei einem Arbeitsunfall das Nasenbein gebrochen hatte. Es war nicht so gravierend, da es nur die Scheidewand betraf (dachte ich). Im Laufe der Jahre – ich war bereits bei der Bundeswehr – bekam ich Probleme mit der Luft. Irgendwie war immer ein Nasenloch zu. Man schickte mich damals zu einem HNO-Arzt, der jedoch nichts feststellen konnte!? Und so plagte ich mich mit einer immer öfter verstopften Nase durchs Leben. 1985 war es wieder so schlimm, dass ich nochmals zum HNO-Arzt ging, da auf Dauer Nasensprays nicht so gesund sind. Aber nach diversen Allergietests – alle negativ – und Untersuchungen (die gebrochene Nase war kein Thema) bekam ich eine selbst gemixte Salbe vom Arzt, die die Schleimhaut wieder regenerieren sollte. Der Erfolg war durchschlagend, jetzt bekam ich überhaupt keine Luft mehr! Also entsorgte ich die Salbe und den Arzt gleich mit. Ich stieg wieder auf Nasensprays um – und das die letzten 25 Jahre. Ich hatte immer eine Sprühflasche dabei, damit meine Stimme nicht so „französisch" klang. Und jetzt wird's spannend.

Irgendwann im Jahre 2009 las ich im Nexus-Magazin etwas über Jim Humble und sein MMS. Da ich schon immer ein Anhänger der alternativen Medizin war, besorgte ich mir das Buch und bestellte kurz darauf die MMS-Basis und als Aktivator die Zitronensäure. Dabei dachte ich aber nicht an meine Nase. Ich begann mit zwei Tropfen und am nächsten Tag mit vier und dann mit sechs Tropfen – dabei blieb ich eine Woche, weil Jim ja für Leute über 60 täglich sechs Tropfen empfiehlt. Es traten keinerlei Nebenwirkungen auf und es ging mir gut. Eine Woche später habe ich mir irgendwie einen Zug eingefangen: Nase zu, Kratzen im Hals. Wehret den Anfängen – es war um die Mittagszeit, als ich mir zehn Tropfen MMS gönnte und um 16.00 Uhr nochmals zwölf Tropfen. Ab 17.30 Uhr war ich beschwerdefrei und maßlos erstaunt über die rasante schnelle Wirkung. Am nächsten Morgen nahm ich nochmals zehn Tropfen zur Vorsorge. Es war mir nicht aufgefallen, dass ich den ganzen Tag kein Nasenspray gebraucht hatte. Am Abend, als ich ins Bett ging und mir meine Dosis Spray verpassen wollte, um schlafen zu können, war die Nase immer noch frei, also ließ ich es, nahm die Flasche aber mit ins Schlafzimmer. Am Morgen bekam ich immer noch Luft, jetzt wurde es mir unheimlich, da ich es mir nicht erklären konnte, woher diese plötzliche Genesung gekommen war.

Mittlerweile weiß ich es: Es lag am MMS. Martin Frischknecht vermutete einmal in einem Gespräch, dass es eine Schwermetallbelastung sowie eine Verpilzung gewesen sein könnte. Vermutlich hatte er recht und die Wirkung von MMS hat ganze Arbeit geleistet. Ich brauche wohl nicht zu erwähnen, dass ich täglich meine sechs Tropfen nehme und seitdem keinerlei Beschwerden jedweder Art mehr hatte. Viele meiner Familienmitglieder sowie Bekannte haben sich schon von diversen Wehwehchen in kürzester Zeit kuriert. Wer heute noch ohne MMS durchs Leben geht, ist selbst schuld!!

12.10.2010: Weiterhin Peter Schneider

Laut Statistik hat jeder 5. Bundesbürger Nagelpilz!! Das sind in etwa sechzehn Millionen. Und ich war auch dabei. Es ist schon merkwürdig, dass der Pharmaindustrie außer extrem teuren Mitteln wie Nagellacke oder Ähnlichem sowie Medikamente, deren Nebenwirkungen dich früher oder später einem sozialverträglichen Ableben näherbringen, nichts dazu einfällt. (Warum

Nagelpilz

auch?) Aber Gott sei Dank gibt es MMS 1! Und jetzt zu meiner Wenigkeit: Vor vielen Jahren hatte ich ein paar Pferde, von einem wurde ich auf meiner linken großen Zehe getreten. Nachdem die Verletzung wieder verheilt war, bemerkte ich Monate später eine Stelle, die sich gelblich verfärbte und bei der sich unter dem Nagel eine hohle Stelle bildete. Ich ging zum Arzt und bekam die üblichen Mittel.

Der Erfolg – gleich null!! Das ging einige Jahre so weiter, die Stelle wurde immer größer. Ich versuchte es jetzt mit Essigessenz (Tipp eines Freundes) und hatte momentan Erfolg. Der Pilz wuchs nicht mehr weiter. Leider ging es einige Zeit später wieder los und nichts half mehr. Ich entfernte teilweise die hohlen Nagelteile, es blieb nur noch ein Drittel vom Nagel übrig. Allein vom ästhetischen Standpunkt aus musste etwas passieren. Zu dieser Zeit hatte ich schon mit MMS Bekanntschaft gemacht und auch schon erste Erfolge verbucht. Da ich in Jims Buch auch über äußere Anwendungen gelesen hatte, fing ich an zu experimentieren. Was gegen innerliche Bakterien, Viren und Pilze half, das musste auch äußerlich wirken. Ich sollte hier vorausschicken, dass ich ein relativ rustikaler Mensch bin, was den Umgang mit meiner Gesundheit betrifft, – und was hier folgt ist nicht in jedem Fall zur Nachahmung empfohlen.

Ich mischte mir zwei Tropfen MMS und zog sie nach der Aktivierung auf eine kleine Spritze auf – unverdünnt! Jetzt spritzte ich mir die Lösung unter die verbliebenen hohlen Stellen im Nagel. Es ist schmerzfrei, wenn man sich nicht sticht. Das ganze Nagelbett wurde weiß und sah aus wie gekalkt. Sechs Wochen lang wiederholte ich die Behandlung täglich, entfernte nach Fußbädern alle losen Haut und Nagelteilchen. Nach dieser Zeit stellte ich die Behandlung ein, da ich bemerkte, dass aus der Nagelwurzel wieder ein Nagel nachwuchs, der nicht hohl war. Seitdem sind jetzt sieben Wochen vergangen, das Nagelbett hat wieder die normale Farbe und der Nagel wächst weiter.

Jetzt hoffe ich, dass es so bleibt und der Nagel in seiner alten Größe nachwächst; dann wäre es ein weiterer Sieg für MMS.

Fazit: Man kann MMS auch ruhig unkonventionell verwenden, an MMS ist bekanntlich noch niemand gestorben! An den Pharmaprodukten sehr wohl!

02.06.2010: Sophia P. aus Bayern berichtet von ihrer Familie und ihren Erfahrungen mit Kindern.

Keuchhusten   Achtmonatiger Säugling, 7,5 kg, hatte Kontakt mit zwei an Keuchhusten infizierten Kindern. Drei Tage später hohes Fieber (bis 39 °C), Unruhe, beginnender Husten. Dosis: 2 x 1 Tropfen MMS pro Tag über fünf Tage.

Bereits zwei Stunden nach der ersten Gabe fällt das Fieber, zwölf Stunden später ist es weg. Der Husten geht schon am ersten Tag zurück, Verlauf insgesamt wie eine leichte Erkältung.

Achtjähriges Mädchen mit Windpocken, 28 kg; seit zwei Tagen Fieber, starker, sehr juckender Ausschlag, unruhige, wache Nächte. Nimmt 1 x 2 Tropfen MMS, nach drei Stunden fällt das Fieber ab, nach fünf Stunden kann sie schlafen. Nach nochmaliger Einnahme von einem Tropfen MMS Aufhören des Juckreizes.

Windpocken

Prellungen

Platzwunden

Zwölfjähriger Junge, 45 kg; fällt beim Fußballspielen aufs Gesicht. Prellung und Platzwunden mit starker Schwellung im Gesichtsbereich. Nimmt über drei Tage je 2 Tropfen MMS. Rückgang der starken Schwellung und der Schmerzen innerhalb von drei Tagen.

Allgemein sehr gute Verträglichkeit und sehr gutes Ansprechen der Säuglinge und Kleinkinder auf MMS. Kurze Zeit nach der Einnahme ist die Wirkung bei ihnen schon bemerkbar.

Weiterhin schreibt Frau Sophia P.:

Erfahrungen mit Erwachsenen:

37-jährige Schwangere mit mittelstarken Ödemen der Beine im neunten Monat. Lediglich durch Zähneputzen mit je sechs Tropfen MMS an zwei Tagen (3–4 x/Tag) gehen die Ödeme fast ganz zurück!

Ödeme

68-jährige Frau, 62 kg, hatte selbst nach jahrzehntelanger Einnahme von Schlafmitteln weiterhin Schlafstörungen. Seitdem sie vier Tropfen MMS zur Nacht nimmt und sich die Zähne damit putzt, stellte sich weitgehend konstant ein guter Schlaf ein.

Schlaf-störungen

Durch das Putzen der Zähne mit MMS erfolgte ein Rückgang der Empfindlichkeit mancher Zähne auf Kaltes und Süßes …

Empfindliche Zähne

Grundsätzlich empfiehlt Sophia P.:

… statt dem 6-plus-6-Schema also zusammen zwölf Tropfen oder etwa noch höhere Dosen – wenn es nicht unbedingt sein muss – lieber 4 x 3 = auch 12 Tropfen, über den Tag zu nehmen; das heißt, lieber die gleiche Tropfenanzahl über den Tag verteilen, aber schauen, dass man in dem 12-Stunden-Fenster bleibt, damit die Menge auch gleichzeitig wirkt.

11.06.2010: Frau A. – Erfolgsfall bei Morbus Crohn

Morbus Crohn

Sehr geehrter Herr, hab noch einige Tage gewartet, weil hier gerade einiges in Sachen MMS in Bewegung ist. Der größte Erfolgsbericht ist für mich, dass eine Freundin von mir – an Morbus Crohn erkrankt (Morbus Crohn gilt als unheilbar) – nach Einnahme der MMS-Kur vollkommen befundfrei war. Sie hatte schon monatelang Infusionen und Cortison bekommen, die jedoch irre viele Nebenwirkungen haben, aber nichts gegen die Koliken gebracht hatten. Nach der MMS-Kur ging sie noch einmal zum Arzt und war befundfrei. Leider hat nach ein paar Wochen, da sie wieder voll im Alltagsstress eingetaucht war, ihr Körper wieder reagiert. Sobald sie wieder eine kleine Dosis von sechs Tropfen einwirft, verschwinden die Koliken sofort. Es zeigt sich, dass es wohl auch darum geht, nicht nur die Symptome zu bekämpfen, sondern auch zu prüfen, weshalb die Krankheit entstanden ist und was ich in meinem Leben ändern sollte. Ich bin dennoch sehr beeindruckt, da Morbus Crohn ja als unheilbar gilt und MMS innerhalb von einer Woche alle Symptome besiegt hat. Ich persönlich kann schon von etlichen Virusinfektionen berichten, die ich im Keim mit lediglich 1 x 6 Tropfen ersticken konnte. Sollte dann noch nicht alles verschwunden sein, nach einer Stunde noch mal sechs Tropfen und dann ist alles wieder o.k. Noch ein Tipp zur Einnahme: Hab es mit vielen Säften probiert, um den Chlorgeschmack zu überdecken. Am besten vertrage ich Bananensaft, da alle Säfte, die selbst noch einen eigenen Säuregehalt haben, den Chlorgeschmack doch nicht so gut überdecken. Ich selbst habe auch vor zwei Jahren mit der Kur angefangen. Bis 2 x 15 Tropfen täglich und dann eine Woche eingehalten. Einige Freunde von mir hatten schon nach der Kureinnahme einige „Wunderheilungen".
Einer hatte keinen Heuschnupfen mehr, die andere (Raucherin) konnte wieder besser durchatmen. Bei äußerlicher Anwendung sind ihre Warzen verschwunden und ich habe einen dick entzündeten Insektenstich am Fuß auch nach einem Tag kurieren können.

24.06.2010: Britta E.

Pilzinfektion
Fibromyalgie

MMS half Klein und Groß. Gern erzähle ich Ihnen, wie MMS mir und meiner Familie geholfen hat. Hatte Pilzinfektion im Vaginalbereich. Frauenarzttermin war in zwei Tagen. Ich nahm morgens, mittags und abends vor dem Essen je sechs Tropfen MMS. Beim Frauenarzt wurde keine Pilzinfektion mehr festgestellt. Ich hätte nie gedacht, dass MMS auf Pilze wirken kann.

Bekam erneut Fibromyalgie mit Schmerzen rund um die Uhr. Da ich noch stillte, konnte ich keine Medizin nehmen. Ich nahm MMS, nach drei Tagen waren die Schmerzen völlig verschwunden. Beweglichkeit um 60 % besser. Nun mache ich die zweite Phase mit 4 x 6 Tropfen am Tag. Werde berichten.

Bei Kindern: Schnupfen und Husten

Meiner zweijährigen Kleinen gab ich ein Vollbad mit 15 Tropfen MMS, wenn sie hustete oder schnupfte. Unmittelbar danach ging es ihr gut. Sie bekommt auch mal einen Tropfen MMS + Zitrone mit Apfelsaft.

Schweinegrippe

Meine Tochter hat sich bei ihrer Schulkameradin mit Schweinegrippe angesteckt. Sie bekam sofort sechs Tropfen MMS, nach einer Stunde erneut und wieder vor dem Schlafengehen. Am nächsten Tag ging es ihr schon viel besser. Sie nahm weiterhin dreimal sechs Tropfen MMS. Am dritten Tag ging sie wieder zur Schule. Ihre Schulkameradin kämpfte drei Wochen lang gegen die Schweinegrippe und wurde erst dann wieder gesund.

Zahnschmerzen

Ich bekam durch die Zahnarztbehandlung eine Zahnfleischwunde, die sich entzündete. Nachts pochte es so arg, dass ich kein Auge zudrücken könnte. Ich sah dann im Video von Jim Humble, dass MMS sehr gut auf das Zahnfleisch wirkt, in diesem versprach er, dass nach einer Stunde die Schmerzen verschwunden sein müssten. Ich nahm 15 Tropfen MMS und spülte damit. Nach einer Stunde konnte ich seine Aussage bestätigen und konnte endlich die Nacht ungestört durchschlafen. Die Entzündung ging gleich weg.

Zahnfleisch-entzündung

Bei einer Freundin aus Trossingen wurde Zahnfleischentzündung festgestellt. Sie sollte sich einer Behandlung unterziehen für 80 Euro und vereinbarte einen festen Termin in zwei Wochen. In dieser Zeit riet ich ihr, MMS zu nehmen, im Mund zu spülen und mit der Zahnbürste einzureiben. Sie nahm zehn Tropfen. Nach zwei Wochen beim Zahnarzt sollte er mit großen Augen feststellen, dass die Entzündung weg war, und fragte, wie sie das angestellt hatte. Sie erzählte ihm von MMS. Er schüttelte nur mit dem Kopf.

Asthma

Bei einer Freundin verschwand Asthma. Sie hatte noch nie so tief frei atmen können, seit ihr MMS geholfen hat. Winter ohne Grippe und Asthma!

Verdauungs-probleme

Einer Freundin machte die Verdauung Probleme. Sie hatte zwei Wochen lang keinen Stuhlgang. Ich bot ihr MMS an. Sie nahm tägl. nur sechs Tropfen. Am folgenden Tag hatte sie sofort Stuhlgang und ist seitdem von Verdauungsproblemen befreit.

Juli 2010: Nurhan B. aus NRW behandelt Nagelpilz mit MMS.

Nagelpilz

Liebe Antje, meine Kunden im Nagelstudio haben von MMS sehr profitiert. Ich habe einige Tropfen MMS aktiviert und mit wenig Wasser vermischt am Fuß aufgetragen. Fußpilz hat da keine Chance gehabt. Auch bei hartnäckigem Nagelpilz habe ich bei vielen gute Erfolge, wenn sie es wenigstens dreimal täglich äußerlich angewandt und zweimal am Tag je sechs Tropfen getrunken hatten.

Schuppen-
flechte

Bei Schuppenflechte in der Handfläche und der Fußsohle haben Bäder (30 Tropfen MMS) gut geholfen, begleitet von zweimal am Tag jeweils mit sechs Tropfen MMS als Getränk. Ich bin von MMS total begeistert.

07.07.2010: Johanna S. aus Bielefeld hat wieder freie Atemwege.

Allergische
Rhinitis im
Wechsel mit
wieder-
kehrenden
Stirnhöhlen-
entzündungen

Lange litt ich unter Verschleimung meiner Atemwege:
Eine allergische Rhinitis im Wechsel mit wiederkehrenden Stirnhöhlenentzündungen, manchmal auch noch kombiniert mit Bronchitis erschwerten mir das Leben. Ich begann am 16.05.2010 mit drei Tropfen aktiviertem MMS täglich, weil ich gerade einen starken Infekt der oberen Luftwege hatte. Als Reaktion verstärkten sich (erst einmal) Husten und Heiserkeit, außerdem schwitzte ich stärker und sonderte viel gelben Schleim ab. Schon am nächsten Abend hatte ich kaum noch Husten und die Nase war frei. Am 18.05. nahm ich morgens vier Tropfen MMS. Danach war ich auffallend erschöpft und schlief mittags zwei Stunden, flüssiger Stuhlgang. Am 19.05. nahm ich mittags noch einmal vier Tropfen MMS, der Stuhl war wieder normal. Die Wirkung auf die Atemwege ist sehr gut. Ich habe die nächsten Tage langsam auf sieben Tropfen erhöht. Das bekam mir gut, hin und wieder Schleimabsonderung. Am 30.05. pausierte ich bis zum 02.06., weil ich wieder stark schwitzte und viel hustete wie vor dem 16.05. Ab dem 03.06. nahm ich wieder sieben Tropfen und erhöhte langsam bis auf 18 Tropfen, die ich jetzt seit zehn Tagen einnehme. Es kam zu Hautreaktionen: kleine Eiterpickel im Gesicht und ein roter Fleck auf der Wade. Innerlich geht es mir sehr gut, seit Langem habe ich mal wieder frei atmen können.
Nachtrag vom 26.10.2010: Mit der Wirkung von MMS bin ich sehr zufrieden, meine Atemwege sind immer noch frei.

20.07.2010: Udo B. (63 Jahre alt), Düsseldorf

Am 29.06.2010 erhielten wir MMS. Ohne mich groß vorher informiert zu haben, nahm ich nur einen Tropfen (1:1), aus Neugier, nachmittags mit einem Glas Wasser ein. Eine leichte Müdigkeit setzte ein und ich legte mich zu einem ca. 15-minütigen Schläfchen hin. Regelrecht erfrischt erwachte ich und im wahrsten Sinne des Wortes waren meine heftigen arthritischen Beschwerden „wie weggeblasen": Seit über sieben Monaten litt ich sehr unter starken Gelenkschmerzen an beiden Knien und Ellbogen. Ich hatte Angst, wegen der Schmerzen, mich hinzulegen oder vor dem Aufstehen, da sich dann die Schmerzen von den Gelenken weiter in die Glieder fortsetzten – und jetzt, von einer Minute zur anderen befreit, es war unglaublich! An den nachfolgenden Tagen steigerte ich die Dosis bis zum jetzigen Standard auf sechs Tropfen.

Seit über zwei Jahren musste ich täglich das Neuroleptikum „Dipiperon, 40 mg" zur Anwendung gegen Schlafstörungen und psychomotorische Erregungszustände einnehmen. Ich habe es, seitdem ich MMS nehme, abgesetzt. Der Erfolg ist überwältigend, endlich normaler Schlaf ohne Überhang in den Tag, leicht und erfrischend, äußerst ausgeglichen und nicht mehr bedrückt tagsüber. Eine neue Freiheit!

Gelenk-schmerzen – Schlafstörungen

22.07.2010: Eva R., Altheim

Meine Tochter (10 Jahre alt) hatte über zwei Jahre hinweg eine ca. 1,5 cm große Wunde auf der Kopfhaut; es war eine Stelle, an der sie oft gedankenverloren herumkratzte. Mal war die Wunde verkrustet, mal war sie aufgekratzt und teils entzündet. An der gesamten Stelle wuchsen keine Haare mehr. Dann sind mir die MMS-Tropfen in die Hände gekommen. Ich mischte die Tropfen mit dem Turbo-Aktivator und habe einmal täglich zwei Tropfen unverdünnt direkt auf die Wunde gegeben. Es brannte nur leicht auf der Kopfhaut und meine Tochter ließ es ohne viel Murren über sich ergehen. Das machte ich dann ca. vier bis fünf Tage. Die Kruste löste sich auf, die Wunde hatte saubere Wundränder und nach ca. zehn Tagen war die Wunde mit einer schönen dünnen Haut verheilt. Kurze Zeit später kratzte meine Tochter die Stelle wieder auf, wahrscheinlich aus Gewohnheit. Für zwei Tage träufelte ich die Tropfen nochmals auf die Wunde und sie ging problemlos wieder zu – und ein paar Tage später sah man bereits, wie die Haare wieder zu wachsen anfingen. Seitdem war überhaupt nichts mehr und man sieht nicht mal eine Narbe.

Juckendes Kopfekzem

18.08.2010: zugesandt von Stefan M., Bayern

Ischias

Depressionen

Unklare Weich-teilentzündung

Neurologische Symptomatik

Der Leidensweg von Frau M. begann bereits vor Weihnachten 2007, als die Schmerzen am rechten Fuß mit einem Kribbeln begannen und ein Auftreten nur mit Schmerzen verbunden war. Das war nicht einfach, zumal Frau M. einen Haushalt mit zwei Grundschulkindern zu führen hatte.

Im Januar 2008 wurden die Schmerzen so stark, dass kein Auftreten und Abrollen des rechten Fußes mehr möglich war. Die Schmerzen steigerten sich ins Unerträgliche. Die Einweisung in die Neurologie eines Krankenhauses war notwendig geworden.

Befund: Eine Ischiadicusparese rechts, das heißt eine Entzündung und teilweise Lähmung des Ischiasnervs rechts. Eine Hebung und Senkung des rechten Fußes war nicht mehr möglich. Es wurden verschiedene Untersuchungen durchgeführt wie Lumbalpunktion, MRT der unteren Extremitäten, Neurografien, EMG usw. Die Therapie wurde mit starken Schmerzmitteln (hohe Dosen Gabapentin und Morphin) und Antidepressiva durchgeführt. Frau M. wurde entlassen mit „... reduzierter Schmerzsymptomatik mit Parästhesien des rechten Fußes sowie Gangunsicherheit ...".

Nach weiteren Versuchen mit Heilpraktiker und Co., die Pathologie in den Griff zu bekommen, wurde Frau M. vom Neurologen Dr. K. angeraten, sich in die Neurologie des Bezirkskrankenhauses zu begeben, da dort das nötige Equipment vorhanden sei, um dieser Krankheit auf den Grund zu kommen ...

So kam Frau M. im August 2008 stationär in die neurologische Abteilung des Bezirkskrankenhauses, wo weitere Untersuchungen wie MRT der gesamten Wirbelsäule und anderes durchgeführt wurden.

Diagnosen:

- Neuropathie des Nervus tibialis und Nervus peronaeus rechts,
- unklare Weichteilentzündung im Bereich der rechten Kniekehle.

Therapie:

- operative Exploration des rechten Nervus tibialis und fibularis bzw. des Nervus ischiadicus.

Frau M. wurde zur Durchführung des operativen Eingriffes in die neurologische Abteilung des Universitätsklinikums weiterverlegt.

- Intraoperativ fand sich keine Läsion, keine entzündliche oder tumoröse Formation.
- Neurologische Symptomatik unverändert.

Therapie und Verlauf:

- Anpassung und Rezeption einer Peronaeusschiene (wegen Fußheberschwäche)

- Physiotherapie
- Schmerzmedikation und Antidepressiva

Die Schmerzen blieben und mit dem Gehen wurde es auch nicht besser ...
Als Frau M. beim Schuhtechniker, Herrn R., war, wo für ihre Kinder spezielle
Einlagen angefertigt werden sollten, bemerkte dieser, warum Frau M. die
Peronaeusschiene trage. Nach Schilderung der Krankengeschichte unter-
suchte der sehr gewissenhafte Schuhtechniker R. den rechten Fuß von Frau
M. und empfahl, sofort diese Schiene beiseitezulassen, da sich sonst der
vordere Schienbeinmuskel noch weiter zurückbilde, als ohnehin schon geschehen. Der Techniker empfahl weiter, sich beim Orthopäden ein Rezept
für medizinische Schuhe zu besorgen, wegen des Senk-Knick-Spreizfußes
und drohender Arthrose.
Im Dezember 2008 bekam Frau M. die medizinischen Schuhe und von da
an ging es mit dem Gehen aufwärts. Aber die Schmerzen blieben bestehen
und waren zeitweise unerträglich.
Der Arzt verschrieb Matrifen-Schmerzpflaster, um die Schmerzen in den
Griff zu bekommen. Wirkstoff: Fentanyl mit sehr unangenehmen Nebenwirkungen, unter anderem Suchtgefahr. Ein Medikament, das sonst nur zur
Behandlung sehr schwerer Schmerzzustände verabreicht wird, vor allem Tu-
morschmerzen, bei denen andere Schmerzmittel nicht mehr wirksam sind.
Durch puren Zufall kam Frau M. mit jemandem zusammen, einer Frau, die
von unerträglichen Arthroseschmerzen befreit worden war. Sie sagte zur
Frau M., sie solle sich mit Herrn G. in Verbindung setzen. Daraufhin kontak-
tierte Frau M. den Herrn G., der ihr genau die Anwendung und Wirkungs-
weise von DMSO (Dimethylsulfoxid) und von MMS (Master Mineral Solution) erklärte und verabreichte. Herr G. war nicht kommerziell interessiert,
er wollte an dieser Sache nichts verdienen. Er war selbst auch einmal sehr
schwer erkrankt und will auch anderen Menschen helfen, genau wie Jim
Humble, dessen Buch zu lesen er dringendst empfahl.

Seit der Anwendung von **DMSO und MMS** ging es spürbar bergauf. Schon
nach wenigen Anwendungen von DMSO auf die Schmerzstelle verschwanden die Schmerzen. Durch das MMS ist eine weitere Verbesserung des Befindens eingetreten. Die Arbeiten im Haushalt konnte Frau M. mühelos wieder aufnehmen. Die ganzen Schmerztabletten und Antidepressiva sowie die
Matrifen-Schmerzpflaster benötigt Frau M. nicht mehr ...
Vielen herzlichen Dank an Herrn G. und an Jim Humble; jeder sollte sein
Buch lesen.

02.08.2010: Helga Scheibe aus Lemgo. Besserung diverser Beschwerden

Schlafstörungen

Zahnfleisch-
probleme

Bauch-
schmerzen

Husten

Bienenstich

Ich habe MMS drei Monate lang eingenommen, zum Schluss zehn Tropfen täglich (nach einem Monat ca. zwei Wochen lang 13 Tropfen).
Begonnen habe ich am 26. April und habe die Einnahme vorläufig am 24. Juli 2010 beendet.
Anfangs deutliche Besserung:

- Ich konnte besser schlafen.
- Das Zahnfleisch festigte sich.
- Der Kopf wurde klarer.
- Diffuse Schmerzen im Bauchraum (Unterbauch und Nierengegend) verringerten sich.
- Der ein Jahr lang währende Husten wurde schwächer.

Mein 11-jähriger Enkel wurde während eines Besuchs bei mir zweimal von Bienen unten am Fuß gestochen. Sofortige Besserung: Ich habe die Stelle mit 30 Tropfen auf 100 ml Wasser betupft.

Ich habe die Einnahme beendet, weil mir davor ‚graute'. Der Geruch wurde unerträglich und die Säure war ekelerregend. Ich habe nie Säfte dazugemischt, ich wollte meine Sinne nicht ‚betuppen'. Ich hatte das Gefühl, dass die Säure im Muskelgewebe kristallisierte, ich bekam Schmerzen in der rechten Schulter; das konnte aber auch von der Gartenarbeit herrühren. Die Schmerzen sind weg, aber die Arbeit geht weiter.

Jetzt fühle ich mich relativ wohl (im Vergleich zu vorher, sprich: vor der Einnahme).

28.08.2010: Barbara Berends, 53 Jahre, aus Emden

Juckreiz am
After

Ich hatte seit einigen Wochen einen wahnsinnigen Juckreiz in der Aftergegend. Vor allem nachts im warmen Bett überkam es mich und ich konnte mich dann nicht mehr beherrschen und kratzte mich wund. Nachdem ich mit den MMS-Tropfen eine Probemischung erstellte, schluckte ich diese. Es war eine Mischung mit drei Tropfen je Flasche. Nach 24 Stunden war mein Juckreiz verschwunden und kam bis heute nicht wieder. Nach einer Woche hatte ich eine eigene Portion MMS und habe diese nun über zehn Tage langsam steigernd geschluckt. Zur Körperreinigung quasi. Nun mache ich gerade eine Pause, weil ich mit meiner Atmung Probleme habe und momentan nicht besonders gut schlafe. Nach einer Pause werde ich es noch mal einnehmen.

Am 13.01.2011 fügte sie hinzu:

Auf meinem Dekolleté hatte sich eine dicke Warze breitgemacht. Ich nahm *Warze*
je einen Tropfen aus den beiden Flaschen und ließ sie sich entwickeln. *Virus*
Dann nahm ich die gelbe Flüssigkeit mit einem Watteträger auf und betupfte die Warze. Dieses machte ich jeden Morgen nach dem Duschen
und nach zehn Tagen ist von der Warze nur noch ein ganz kleiner Fleck
übrig geblieben.
Mein Schwiegersohn hatte sich eine Erkältung eingefangen. Der Arzt
sagte, dies sei ein Virus. Nun bekam er dreimal täglich MMS, jeweils vier
Tropfen, und nach drei Tagen konnte er wieder riechen, schmecken und
war gesund.

06.09.2010: Monika K., Bayern

Ich hatte in einer abwehrschwachen Phase mehrere Erreger. Candida, To- *Harnwegs-*
xoplasmose und noch Reste von Borrelien und einem Virus, der in der Harn- *infektion*
röhre saß. Nach drei Wochen Einnahme von MMS im ersten Selbstversuch *Candida*
konnte meine Ärztin zu ihrem größten Erstaunen nichts davon mehr ent- *Toxoplasmose*
decken. Subjektiv fühlte ich mich jedoch erst Wochen später wieder gut. *Borrelien*

12.09.2010: Ulla M., München

Ich habe an zwei Wochenenden, an denen ich nichts vorhatte, versucht, *Schilddrüsen-*
zwei Tage morgens hintereinander nüchtern eine Mischung aus je 16 Tropfen *knoten*
(aufgeteilt in 2 x 8 Tropfen wegen des Geschmacks) auf einmal einzunehmen. *Muskel-*
Die Wirkung, besonders auf meine Muskelverspannungen, war zwar sehr *verspannungen*
positiv, aber extrem unangenehm, sodass ich Tage nach dieser „geballten" *Zahnfleisch-*
Einnahme noch mit schlimmem Durchfall und Blähungen zu kämpfen hatte. *entzündungen*
Nun bin ich wieder auf täglich je acht Tropfen morgens und abends überge- *Zahnbelag*
gangen, was mir auch spürbar hilft, nur etwas langsamer. Dafür sind die
Bauchbeschwerden um einiges geringer und damit erträglich.
Im Mund hatte ich diese Woche eine starke Entzündung am Gaumen und
am Zahnfleisch in den Zwischenräumen. Die Anwendung von Zahnseide
bereitete mir üble Schmerzen. So machte ich mir eine Mischung aus je sechs
Tropfen, gab etwas Wasser dazu und nahm hintereinander drei Mundvoll,
die ich jeweils ca. eine Minute im Mund „bewegte". Nach zwei Tagen war

die Entzündung verschwunden, nur noch eine Stelle am letzten Backenzahn schmerzt ein wenig. Als angenehme Nebenwirkung entdeckte ich, dass meine dunklen Zahnbeläge an den Rändern weniger geworden sind. Nun werde ich diese Mundspülungen morgens und abends nach dem Zähneputzen beibehalten. Mal sehen, wie weit ich damit noch komme.

Mein Schilddrüsenknoten schwindet weiter. Nächste Woche habe ich einen Termin beim Internisten zum Check-up, bin gespannt, was dabei herauskommt. Ich werde gern berichten.

Der einzige Wermutstropfen sind meine Hände. Leider kann ich keine weitere Besserung an meinen Verknotungen feststellen. Aber selbst wenn es so bleibt wie jetzt, kann ich ohne Operation auskommen, was mir schon enorm hilft.

06.10.2010: John G. aus Großbritannien betete für seine krebskranke Freundin und hörte von MMS.

Lymphkrebs Meine Freundin litt an Lymphkrebs. Sie war schon fast tot, lebte nur noch aufgrund ihrer Willenskraft und positiven Haltung. Sie durchstand die ganze Chemotherapie, war aber voller Schmerzen. Ihr Zustand war so schlecht, dass nach dem 8. Chemotherapiezyklus die Ärzte sagten, sie sollte sich scannen lassen, um zu sehen, wie es aussieht, und dann eine Strahlentherapie beginnen. Ich erzählte ihr von MMS und sie begann mit 5 x täglich 5 Tropfen nach ihrer letzten Chemotherapie. Als sie dann einen Monat später gescannt wurde, waren die Ärzte, die die Untersuchung vornahmen, sehr erstaunt. Sie konnten nichts mehr finden. Es gab nichts mehr, was hätte bestrahlt werden sollen. Es war nichts mehr übrig vom Krebs.

Täglich fühlte sie sich besser und die Schmerzen in ihrem Körper wurden Tag für Tag weniger. Im Krankenhaus konnte es keiner glauben und in ihrer Familie auch nicht. Sie war so glücklich!

Schließlich hatte sie sich mental schon darauf vorbereitet, dass es ein schlimmes Ende nehmen könnte. Ich möchte Dir in ihrem Namen danken und Dir sagen, wie verpflichtet ich Dir bin, denn ich liebe diese Frau so sehr, dass ich zu Gott gebetet habe, er möge ein Wunder geschehen lassen und sie gesund machen. Ganz sicher werde ich anderen von MMS erzählen. Ich hörte von einer Verwandten, die Ärztin ist, dass der Inhalt von MMS harmlos ist im Vergleich zu anderen nebenwirkungsreichen Medikamenten, die wir sonst so benutzen.

01.10.2010: Zugesandt von Ann Schneider-Cullen; Leon E. aus Großbritannien fühlt sich wie neugeboren.

Ich kaufte mir MMS 1 und begann, die Tropfen morgens und abends zu nehmen. Ich wollte mich wirklich entgiften, deswegen steigerte ich schnell. Das war nicht gut, weil zu viele Gifte in Bewegung kamen. Mir war oft übel und ich hatte jede Menge Durchfall. Als ich bei sechs bis sieben Tropfen angelangt war, hatte ich drei Tage heftigen Durchfall und war ziemlich schwach. Ich weiß jetzt, dass ich mich zu sehr vorangetrieben hatte und dass es so nicht hätte sein müssen. Kürzlich habe ich mir MMS-Pillen mitgebracht und machte eine viel bessere Erfahrung: kein Durchfall und keine Übelkeit.

Jetzt, nachdem alles vorüber ist, fühle ich mich sehr, sehr gut, sowohl physisch als auch mental und spirituell. Ich fühle mich definitiv gereinigt, mein Energielevel ist gewachsen und meine Sinneswahrnehmung gesteigert. Ich bin mir bewusster, was ich alles an schlechtem Zeug in mich hineintue, wie zum Beispiel, wenn ich Wasser aus unserer Leitung trinke, das nach Chlor riecht. Das habe ich vorher gar nicht wahrgenommen. Ann hat mir erklärt, dass dies durch die Reinigung meines Körpers kommt. Mein Körper ist jetzt sensibler. Ich empfehle jedem auf diesem Planeten, MMS zu gebrauchen. Das Gefühl, nachdem ich mich erholt hatte, kann ich nur als Neugeborensein beschreiben. Ich fühlte mich wie neugeboren!!

Generelle Entgiftung

10.10.2010: Ursula Tasche, Heiden

Mehr als zehn Jahre lang hatte ich ständige Bauchschmerzen, mal mehr, mal weniger heftig – kaum beeinflussbar durch Therapien. Nach einigen Wochen der Einnahme von MMS sind sie verschwunden. Ich begann mit drei Tropfen und steigerte innerhalb von 14 Tagen auf 15 Tropfen.

Chronische Bauchschmerzen

16.10.2010: Frau E. S., Lippe

Ich hatte jahrelang Bronchitis, im Sommer wie im Winter. MMS hat auf folgende Weise bei mir gewirkt:
3 Wochen Einnahme morgens und abends. Angefangen mit einem Tropfen, gesteigert in der Zeit bis acht Tropfen, aber nur einmal acht Tropfen genommen, mehrere Tage nur sechs Tropfen genommen, da sich Widerwillen gegen die Einnahme breit machte. Täglich weichen Stuhlgang bis hin zu

Chronische Bronchitis

Risse

Wunden

Magenschmerzen

Durchfall und Übelkeitsgefühl. Resultat: Bronchialhusten hat sich sehr gebessert, da die Bronchien frei wurden. Jetzt, ein Jahr danach, hat sich nichts verschlechtert. Alle zwei bis drei Monate nehme ich für drei bis fünf Tage drei Tropfen abends und morgens vorbeugend.

Zur Mundhygiene spüle ich meinen Mund morgens aus und gurgele mit ein bis zwei Tropfen.

Sämtliche Wunden, Risse oder Abschürfungen behandele ich mit einem Tropfen verdünnt mit einem Viertelglas Wasser, beste Heilerfolge. Juckende Lidränder behandele ich ebenso.

Magenschmerzen nach Milchgenuss sind bei meiner Freundin nach 14 Tagen Einnahme total verschwunden. Und viele andere kleine Beschwerden. Ich kann MMS nur wärmstens empfehlen und experimentiere weiter!

20.10.2010: Heidrun Eibl, Kempten

Diabetes

Bein-, und Rücken-schmerzen

Arthrose

Zahnfleisch-entzündungen

Seit wenigen Tagen nehme ich nun MMS und bin von seiner Wirkung sehr begeistert.

Ich habe seit 43 Jahren (seit meiner 1. Schwangerschaft) Diabetes und muss seit 15 Jahren Insulin spritzen (3–4 x täglich): ein schnell wirkendes Insulin und nachts ein Verzögerungsinsulin. Seit einigen Wochen habe ich starke Schmerzen in den Beinen, entweder eine der Spätfolgen meines Diabetes oder Ausstrahlung vom Rücken her (ich habe seit vielen Jahren Rücken-schmerzen und Arthrose in mehreren Gelenken). Auf jeden Fall konnte ich gestern zum ersten Mal seit Wochen ohne Schmerzen in den Beinen einschlafen – ein wunderbares Gefühl. Zudem habe ich vorsichtshalber statt 15 Einheiten Verzögerungsinsulin nur 13 Einheiten gespritzt und hatte morgens trotzdem gute Werte. Heute Morgen habe ich auch eine Einheit schnell wirkendes Insulin weniger gespritzt und bereits 1½ Stunden vor dem Mittagessen fast einen Unterzuckerwert. Das finde ich ganz prima. Heute am Morgen bin ich ungewöhnlicherweise ganz frisch aufgewacht und hatte auch etwas weniger Rückenschmerzen als sonst. Auch sonst fühle ich mich wohler. Ich muss allerdings zugeben, dass ich von Anfang an zwei Tropfen genommen habe. Es ist noch eine weitere positive Wirkung von MMS eingetreten. Ich habe öfter Zahnfleischentzündungen und es auf Anraten meines Zahnarztes einige Wochen lang mit „Ölziehen" versucht, das heißt, dass 1–3 x täglich ein Esslöffel Sonnenblumenöl ca. ¼ Stunde im Mund hin- und herbewegt und dann ausgespuckt wird, um die Bakterien in der Mundhöhle zu verringern. Es hat auch einigermaßen geklappt, aber seit ich MMS nehme, sind die Entzündungen weg.

22.10.2010: E. S., Schleswig-Holstein

Mitte März wurde bei meinem Mann Wilfried ein hepatisch metastasiertes Rectumkarzinom diagnostiziert. Es folgte eine Operation und mein Mann erhielt einen künstlichen Darmausgang. Aufgrund der Metastasen in der Leber bekam mein Mann Chemo verordnet. Geschwächt vom operativen Eingriff, wurde durch die Chemo der Zustand meines Mannes immer bedenklicher. Er traf die Entscheidung: keine Chemo mehr! Zum gleichen Zeitpunkt erfuhren wir von MMS und für uns steht fest: Das *ist* eine Alternative. Er startete am 19.07.2010 mit 3 x täglich 2 Tropfen und steigerte bis zum 02.08. auf 4 x täglich 7 Tropfen. Danach erhöhte er täglich um zwei Tropfen, bekam dann aber Durchfall. Jetzt bleibt er bei 28 Tropfen und nimmt sie seit September nach dem neuen Protokoll auf einen Liter Wasser über den Tag verteilt.

Heute, nach 4-monatiger Einnahme von MMS, befindet sich mein Mann in einem stabilen Zustand. Das letzte CT am 22.09.2010 zeigt einen Stillstand des Wachstums der Tumorzellen in der Leber. Ein Bluttest am 30.09.2010 zeigt ein verbessertes Blutbild mit einem Rückgang der Werte des Tumormarkers von 730 auf 330. Mein Mann gewinnt zunehmend an Kraft und hält sein Gewicht.

Metastasiertes Rektumkarzinom

21.11.2010: H. R., Schweiz

Ich benutze MMS seit mehr als einem Jahr für mich und meine Familie mit drei Kindern im Teenageralter. Die MMS-Lösung beeindruckte auch einige meiner Freunde, die sie zu ihrem persönlichen Gebrauch einsetzten. Ich führe hier einige der Krankheiten auf, für die wir MMS sehr erfolgreich nutzten:

1. Beginnende Erkältungen und grippale Infekte ein bis zwei Behandlungen mit drei Tropfen aktiviertem MMS und ein guter Schlaf unterbrechen jede Entwicklung einer Erkältung.
2. Chronisch rezidiver Hexenschuss seit neun Monaten wurde durch chiropraktische Behandlung nicht wirklich gebessert. Zwei Dosen MMS brachten Stuhlgang und Ausscheidung und das Ende der Rückenschmerzen!!
3. Mein Mann hatte Zahnschmerzen seit der letzten Zahn-OP verbunden mit Infektionen in der Tiefe der operierten Nerven. Zwei Tage Mundspülungen mit MMS verbunden mit oraler Einnahme brachten endgültige Befreiung von Schmerzen wie sonst eine einwöchige Einnahme rezeptpflichtiger Schmerzmittel.

Grippe
Erkältung
Hexenschuss
Zahnschmerzen

4. Wir behandelten unseren Hund zur Krebsprophylaxe. Ein Tumor war vor vier Monaten entfernt worden. Die Chance, dass Metastasen in Leber oder Milz entstehen, ist ziemlich hoch. Wir geben MMS ins Trinkwasser als Vorsorge und hoffen das Beste.

28.11.2010: Franz und Marianne Salinger, Paderborn

Erhöhte Blutsenkung

Taubheits-gefühle (Karpaltunnel-syndrom)

Nasenneben-höhlen-entzündung

Schnarchen

Hoher Blut-druck

Im Mai dieses Jahres habe ich das erste Mal von MMS gehört. Nach kurzer Information darüber habe ich es wieder aus den Augen verloren. Nach ca. einem halben Jahr wurde ich wieder mit Informationen über MMS kon-frontiert. Diesmal beschäftigte ich mich ausführlicher damit und habe mir dann MMS-Tropfen besorgt. Ebenso das Buch von Jim Humble. Mein Mann begann es ausführlich zu lesen. Ebenfalls haben wir sofort angefangen, die Tropfen einzunehmen (mit einem Tropfen täglich gesteigert). Täglich zwei-mal, wobei abends jeweils ein Tropfen mehr genommen wurde. Sie bekamen uns gut und wir fühlten uns bestens. Mein Mann steigerte die Tropfen auf 3 x 15 pro Tag und das acht Tage lang. Hierbei trat etwas Durchfall auf, der aber zu ertragen war. Wir nahmen MMS weiter, da stets ein gutes Gefühl der Reinigung entstand. Wir nehmen nun jeden Abend 15 Tropfen und sind erstaunt über die Entgiftung, die über Nacht geschieht. Mein Mann hatte vor der Einnahme eine Untersuchung beim Hausarzt, bei der eine er-höhte Blutsenkung festgestellt wurde. Gleichzeitig hatte er in den Händen Taubheitsgefühle. Diagnose: Karpaltunnelsyndrom.

Nach drei Wochen Einnahme der Tropfen, ließ er wieder sein Blut untersu-chen. Diesmal war die Senkung in Ordnung und alle anderen Werte okay. Der Hausarzt konnte sich nicht erklären, wodurch sich die Werte verbessert hatten, und vermutete einen Laborfehler. Das Taubheitsgefühl in den Händen hat auch nachgelassen, wobei bei Einnahme in den ersten Tagen ein Wär-megefühl in den Handgelenken auftrat.

Mein Mann hatte häufiger Last mit Nasennebenhöhlenentzündungen und Erkältungen. Hiergegen nahm er Meditonsin ein. Nach kurzer Einnahmedauer der MMS-Tropfen ließen die Symptome vollständig nach. Das Schnarchen hatte auch ein Ende. Der dauerhaft leicht erhöhte Blutdruck meines Mannes sank auf Normalwerte.

12.01.2011: Susanne Schüttler

Als ich vor 1 ½ Jahren das erste Mal auf MMS aufmerksam wurde, ahnte ich noch nicht, wie sehr dieses Produkt mein Leben und das meiner Familie verändern würde. Damals war es für mich das letzte Fünkchen Hoffnung, an das ich mich klammerte, um einer Tonsillenentfernung zu entgehen. Für manche Leser mag das zwar eine Routineoperation sein, die nicht der Rede wert ist, aber ich wollte „die Polizei des Körpers" nicht auf diese Weise verlieren. Wer schon einmal eine solch chronische Mandelentzündung hatte, weiß, wie unangenehm das Gefühl ist, ständig zu empfinden, als hätte man einen Kloß im Hals, jede Nacht aufzuwachen durch trockenen Reizhusten und fast jeden Monat sich mit einer Erkältung herumzuärgern. Als ich dann noch eine offene Stelle in meinem Hals knapp über der entzündeten Mandel sah, wurde es höchste Zeit zum Handeln. Antibiotika schlugen schon lange nicht mehr an und homöopathische Mittel brachten zwar etwas Linderung, jedoch keinen durchschlagenden Erfolg. Dann bestellte ich mir einen Generator zur Herstellung von kolloidalem Silberwasser und sah in einem beigefügten Werbeblättchen das erste Mal Jim Humbles Buch „MMS: Der Durchbruch". Nachdem ich das Buch gelesen hatte, musste ich einfach das Mittel einmal ausprobieren, schlimmer konnte es schließlich nicht werden.

Und so begann ich im Juli 2009 mit der Einnahme von MMS. Damals gab es noch nicht die neuen Einnahmeprotokolle, sodass ich mit einem Tropfen abends anfing und mich dann langsam steigerte. Morgens und abends nahm ich das vorschriftsmäßig aktivierte MMS ein und bekam bei fünf Tropfen zum ersten Mal die unangenehmen Seiten von MMS zu spüren. Dadurch merkte ich aber auch, wie dringend nötig mein Körper die Entgiftung brauchte. Als Erstes fiel mir auf, dass ich nicht mehr so oft erkältet war, es ging also aufwärts. Im Sommer letzten Jahres konnte ich an einer blühenden Wiese vorübergehen und musste nicht einmal niesen. Da wurde mir dann erst so richtig bewusst, dass meine Pollenallergie verschwunden war, die ich schon fast 25 Jahre hatte. Mittlerweile wechselte ich zu dem Einnahmeprotokoll, demzufolge man innerhalb von acht Stunden achtmal eine geringe Dosis MMS zu sich nimmt. Und ich besorgte mir einen Tensor (auch als Einhandrute bekannt). Diese Anschaffung war ihr Geld mehr als wert. Ich kann jetzt meine Dosierung sehr präzise durch einfaches Abfragen ermitteln. Damit stellte ich dann auch fest, dass nicht nur meine Tonsillen mit Bakterien verseucht sind, sondern auch meine Leber, mein Herz und meine Lunge.

Chronische Mandelentzündung

Reizhusten

Erkältung

Pollenallergie

Neurodermitis

Nahrungsmittelunverträglichkeit

Übergewicht

Seit kurz vor Weihnachten kann ich alles wieder essen (hatte auch eine Nahrungsmittelunverträglichkeit) und bin wieder allergiefrei. Die bakterielle Belastung von Herz und Lunge ist auch schon verschwunden und die Leber- sowie Tonsillenbelastung wird immer geringer. In etwa vier Monaten wird mein Körper dann vollständig entgiftet sein. Ganz nebenbei nähert sich mein Gewicht auch wieder einem, für meine Größe entsprechenden Wert an. Und das ganz ohne „Wunderdiät". Daran merkt man, wie die überlasteten Organe, vor allem die Leber, wieder ihrer eigentlichen Tätigkeit nachgehen können.

Meiner Tochter (7 Jahre alt) gab ich auch nach Abfrage MMS und sie ist schon in ein paar Tagen entgiftet, ist alle ihre Allergien losgeworden, hat keine Neurodermitis mehr und ist topfit.

Selbst mein Sohn (2 ½ Jahre alt) bekommt schon MMS, um die ganzen Giftstoffe von den vielen Impfungen auszuleiten.

Meinem Mann habe ich jetzt auch dreimal drei Tropfen MMS „verordnet", damit er seinen hartnäckigen Helicobacterkeim entsorgen kann.

Ich kann also jedem nur empfehlen, nicht gleich aufzugeben, wenn sich nicht innerhalb einiger Wochen ein Erfolg einstellt. Unser Körper ist ja schließlich auch ein Gesamtkunstwerk und bis wir eine Krankheit wirklich spüren, sind schon so viele kleine Sachen in Mitleidenschaft gezogen worden, ohne dass wir so etwas sofort merken. Aber was sind schon ein oder zwei Jahre im Verhältnis zu lebenslanger Abhängigkeit von Apotheken, Ärzten und chemischen Medikamenten, die den Menschen nicht wirklich gesund machen?

Übrigens ist MMS wirklich nur für die schlechten Dinge im Körper schädlich (bei angemessener Dosierung). Meine Darmflora ist völlig in Ordnung, was bei Antibiotika schon nach ein paar Tagen nicht mehr der Fall ist.

12.01.2011: Elke S., 46 Jahre, Bad Oeynhausen

Asthma
Neurodermitis

Seit ca. 6 Wochen nehme ich die MMS-Tropfen – ich bin erstaunt, wie schnell sich Erfolge abzeichnen. Seit Jahren leide ich unter Bronchialasthma und kann eigentlich ohne mein Inhalat das Haus nicht verlassen – bereits kurz nach Beginn der Einnahme haben sich deutliche Besserungen gezeigt: Die Anzahl der Inhalatschübe hat sich bereits um die Hälfte verringert. Auch das Hauterscheinungsbild durch meine Neurodermitis beginnt sich jetzt deutlich zu bessern – vormals trockene, juckende Hautstellen sind verschwunden oder haben sich deutlich verringert.

14.12.2010: Claudia Siedl

Ich bin 44 Jahre alt und hatte seit ca. drei Jahren Lichen Sklerosus – eine laut Schulmedizin unheilbare autoimmune Hauterkrankung, bei der sich Hautgewebe selbst zerstört, porzellanartig, dünn, weißlich wird und mit Juckreiz verbunden ist …

Lichen Sklerosus

Juckreiz

Kann am gesamten Körper sein oder auf den Genitalien – ich hatte die weißlich-juckenden Hautstellen an der Klitoris … Hab es mit Mandelöl, gemischt mit Teebaum und Lavendelöl ganz gut im Griff gehabt … Musste ca. viermal täglich die Stellen mit dem Öl einschmieren, um den Juckreiz zu vermeiden, in der Nacht verbunden mit der Wärme unter der Decke stärker, manchmal bin ich nachts aufgewacht …

Seit ca. fünf Wochen wende ich MMS an: Ich habe MMS gesteigert eingenommen bis zu acht Tropfen wie im Buch beschrieben … Gleichzeitig eine dünnere Sprühlösung aufgesprüht, gab schon Linderung … Hab dann viermal MMS pur auf die Scheide aufgetragen, hat sehr gebrannt, war aber irgendwie angenehmer als der Juckreiz … Ich war dann schon ein wenig aufgeätzt … und seither bade ich nur noch zweimal die Woche in 30 Tropfen MMS mit der doppelten Menge Aktivator (von 10 weg gesteigert, 20, dann 30) – ich habe das Gefühl, dass das MMS auch so über die Haut in meinen Körper kommt … Bin danach immer müde … entgiftet wahrscheinlich …

Mein Juckreiz ist seither völlig verschwunden!!

Ich kann wieder alles essen, denn Zucker, Scharfes, Salziges – all das hat den Juckreiz sofort verstärkt!! Meine Verdauung hat also auch davon profitiert … Ich habe an meinen Augenwinkeln allerdings trockene, juckende Stellen bekommen – in der chinesischen Medizin stehen die Augen für die Leber – und ich habe das und auch meine vermehrten Tränensäcke (Niere) während der intensiven Einnahme als Entgiftungsprozess erlebt … Jetzt, wo ich nur noch zweimal pro Woche darin bade, ist es wieder weg …

Nach acht Tropfen Einnahme habe ich übrigens aufgehört, weil es mich dann geekelt hat …

Habe versucht, in Kapseln zu füllen und zu schlucken, das hat sich in meinem Magen aber auch „scharf" angefühlt …

Wieder alles essen zu können und ohne Juckreiz zu leben, ist eine enorme Steigerung meiner Lebensqualität!!

Ob ich geheilt bin, weiß ich nicht, es gibt da nur Stanzbiopsien, die ich niemals machen lassen würde. Im Blut ist es jedenfalls nicht nachzuweisen …

Ich bin wieder juckreizfrei und bade nur noch wegen allgemeiner Entgiftung darin … Die weißlichen Stellen sind noch da, vielleicht ein bisschen schwächer –

das wird sich noch zeigen ... Ich nehme kein Shampoo mehr und meine Haare und Kopfhaut sind auch anders durch MMS ... Ich halte lange ohne Haarwäsche aus – kein Kopfjucken.

28.11.2010: zugesandt unter den Initialen „E. M.“

Offene Beine (Ulcus cruris)

Herz-insuffizienz

Hoher Blut-druck

Vor zehn Jahren wurden bei meinem Mann (70 Jahre) die ersten Krampfadern gezogen mit dem Erfolg, dass er wahrscheinlich MRSA hatte; das Bein heilte nicht mehr zu und wenn, dann war es nach spätestens einem Jahr wieder offen. Vor fünf Jahren wurde der erste Defibrillator eingebaut, wegen Herzinsuffizienz, angebliche Herzfunktion von nur noch 20 %. Im Frühjahr dieses Jahres kam er in die Klinik. Es sollten auf zwei offenen Stellen am Bein Hauttransplantationen vorgenommen werden. Das Ergebnis nach fünf Wochen: Fest liegen, sechs offene Stellen am Bein, nach dem ersten Aufstehen schwollen die Füße stark an und wurden dunkelblau. Meinung der Ärzte: „Wir können nichts mehr tun.“ Er bekam einen Rollstuhl und das sollte es dann wohl sein. Da ich selbst (70 Jahre) seit vielen Jahren einen großen Bogen um jede Arztpraxis mache, überzeugte ich meinen Mann, alle „blutdrucksenkenden“ Medikamente dem Arzt zurückzugeben, recherchierte im Internet und kam so auf die Seite von MMS und Strophanthin. Seitdem verwenden wir es und geben unserem Hund täglich MMS, Strophanthin und Weißdorntee. Meinem Mann und unserem Hund geht es prächtig, mir sowieso. Der Ulcus cruris ist komplett verschwunden. Hoher Blutdruck ist unbekannt. Wir machen täglich Spaziergänge von mindestens einer Stunde, fahren mit dem Wohnmobil durch Europa.

12.02.2011: zugesandt von Elisabeth W.

Diagnose „Rollstuhl“

Vor zehn Jahren hatte ich starke Probleme in meinen Lendenwirbeln (Gleitwirbeln) und man sagte mir, dass eine Operation nicht infrage kommt, da es inoperabel ist, und ich würde zwischen 50 und 60 Jahren sowieso im Rollstuhl landen.

Jetzt bin ich über 50 Jahre und mein Problem machte sich im Oktober 2010 wieder sehr stark bemerkbar. Hatte beim Aufstehen und beim Weggehen starke Schmerzen und konnte nur langsam gehen. Auch das Treppensteigen war schon sehr schmerzhaft.

Mitte Jänner 2011 erzählte mir meine Freundin über MMS – sie hatte darüber auch erst jetzt erfahren. Da sie selbst seit ihrem 14. Lebensjahr mit ihrem Kiefer und ihren Zähnen (ständiger Eiterherd) zu kämpfen hatte, versuchten wir beide, jede Stunde je sechs Tropfen (2 x) MMS einzunehmen. Wir beide waren sehr unsicher dabei, aber wenn es helfen sollte, sagten wir uns, müssten wir es einige Tage durchziehen.

Am nächsten Tag spürte ich schon eine Verbesserung und das Treppensteigen ging super. – Bei meiner Freundin floss der Eiter nur so herunter und die Schmerzen waren schwächer.

Dann kaufte ich mir das Buch von Leo Koehof „MMS – Krankheiten einfach heilen". Ich war und bin total begeistert und ich beschloss, die dreiwöchige Kur (jede Stunde 3 Tropfen. MMS + 3 Tropfen. 50%iger Zitronensäure – 8 Stunden lang) durchzuführen. Heute ist der 11. Tag und ich bin begeistert. Bevor ich die Lösung trinke, tauche ich meine gereinigten Finger in das Glas, massiere die Nägel – sie werden fester.

Auch das Nägelbeißen, das ich seit meiner Kindheit hatte, ist vorbei.

Es hat sich so viel getan, seit ich MMS zu Hause habe und es würde den Rahmen sprengen, Ihre kostbare Zeit zu sehr in Anspruch nehmen, wenn ich Ihnen alles schreiben würde; darum bedanke ich mich sehr, sehr herzlich für Ihre Hilfe und begrüße es, wenn das MMS von Jim Humble in die Welt hinausgetragen wird.

Noch ganz kurz: Meine Freundin rauchte – seit sie MMS nimmt, hat sie aufgehört, weil es ihr nicht mehr schmeckt – sie ist total begeistert. DANKE, JIM HUMBLE! Danke für Ihre Arbeit!

Nachtrag vom 14.02.2011

Noch kurz zum MMS: Es ist traumhaft – täglich merke ich, wie die Schmerzen weniger werden!

18.11.2010: Monika S., Lippe

Im Frühjahr begann ich zum ersten Mal, prophylaktisch MMS zu nehmen. Ich begann mit jeweils einem Tropfen bis zu zehn Tropfen und wieder täglich ein Tropfen zurück bis auf einen Tropfen. Dann machte ich eine Pause von ca. zwei Wochen und nahm dann noch einmal zwei Wochen täglich sechs Tropfen. Während der Zeit bestrich ich eine Warze zweimal mit MMS und vergaß das Ganze. Nun, drei Monate später, stelle ich mit Erstaunen fest, dass es die Warze, die ich jahrelang im Schambereich hatte, nicht mehr gibt.

Warze

16.02.2011: Antonia Socher, 85 Jahre

Lungen-
tuberkulose

Asthma

Vor 60 Jahren habe ich Lungentuberkulose bekommen. Mit der Zeit zersetzte sich die linke Lunge. Sie löste sich auf und ich habe regelrecht Dreck gespuckt. Die Ärzte haben in einer OP sieben Rippen entfernt und mir eine Wachsplatte eingesetzt. Dann habe ich viele Penizillinspritzen bekommen. Mittlerweile hat sich die linke Lunge ganz zersetzt und ist nicht mehr da. Vor einigen Jahren habe ich zusätzlich noch Asthma bekommen.

Als das Asthma unerträglich wurde, wurde ich auf MMS aufmerksam gemacht. Ich nahm es acht Tage lang. Ich steigerte mich langsam von zwei auf 15 Tropfen. In dieser Zeit bekam ich heftigen Durchfall, Schleim kam aus der Nase. Es war eine totale Reinigung des Körpers. Nach zehn Tagen ließ ich mich sicherheitshalber von meinem Arzt untersuchen. Er hörte mich vorn ab, dann hinten, dann wieder vorn und schüttelte den Kopf. Schließlich fragte ich besorgt, was denn los sei, und er sagte: „Was haben Sie gemacht? Ihre Lungen waren seit Jahren nicht mehr in so einem guten Zustand wie jetzt! Was auch immer Sie gemacht haben, machen Sie weiter!"

Fallberichte aus Arztpraxen

Oktober 2010: Sabine G., 47 Jahre, Bayern

Chronische
Obstipation

Schlechtes
Hautbild

Vor Einnahmen von MMS nur ca. jeden 4. bis 5. Tag Stuhlgang (chronische Obstipation). Einnahme von Schüssler-Salzen und anderem: hat nichts geholfen. Seit täglicher Einnahme von zweimal je vier oder sechs Tropfen hat die Patientin normalen täglichen Stuhlgang ohne zusätzliche Hilfsmittel. Das Hautbild des Gesichtes verbesserte sich ebenfalls.

Oktober 2010: Martin S., 49 Jahre, Bayern

Chronische
Knieschmerzen

Herr S. erlitt vor acht Jahren einen Autounfall mit schwerer Verletzung des rechten Knies mit freiliegenden Knochen. Seither leidet er an chronischen bewegungsabhängigen Knieschmerzen. Nach ca. zwei Monaten täglicher Einnahme von 2 x je 6 Tropfen MMS sind keine Schmerzen mehr spürbar. Auch die Schmerzen in den Schultergelenken – vor allem beim Volleyballspiel – sind vollständig abgeklungen.

Oktober 2010: Fritz G., 73 Jahre, NRW

Vor zwei Jahren wurde bei ihm ein Basaliom am Nasenrücken von einem   *Basaliomtumor*
Dermatologen exzidiert. Gemäß der postoperativen Histologie war die Exzi-
sion leider unvollständig. Das Rezidiv zeigte sich klinisch, sodass eine erneute
Operation anstand. Aufgrund der kritischen Lokalisation des Tumors war er
bereit, die Behandlung des Tumors mit MMS auszuprobieren. Hierfür nahm
er je drei Tropfen, verdünnte diese im Verhältnis 1:1 mit Wasser, tränkte
etwas Watte damit und ließ es auf dem betroffenen Nasenrücken 15 Minuten
einwirken, danach wusch er die Nase gründlich mit Wasser ab. Nach sieben
Tagen war die Veränderung verätzt und die Haut stieß sich ab.
Nach 14 Tagen ist der pigmentierte Tumor verschwunden, die Vernarbung
der Vor-OP-Narbe ist ästhetisch verbessert.

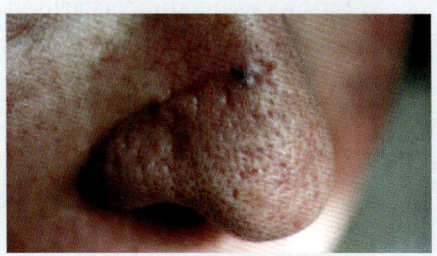

F. G., Basaliom Nase

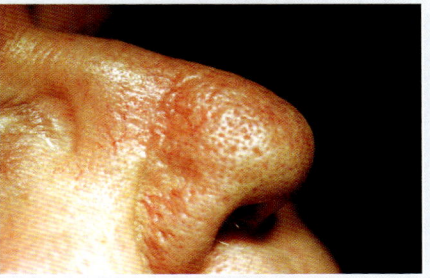

F. G., 16 Tage später

Oktober 2010: Frau H. H., 70 Jahre, NRW

Frau H. ist eine schwerstbehinderte Frau, die mit einer Mundschleimhaut-   *Aphthen*
aphthe vorgestellt wurde. Durch lokale Behandlung mit verdünntem MMS
mehrmals täglich war nach drei Tagen keine Besserung subjektiv feststellbar.
Aus diesem Grunde nahm sie 4 x täglich je 2 Tropfen MMS mit Wasser oral
ein. Nach drei Tagen (das heißt Einnahme von insgesamt 24 Tropfen) war
Frau H. beschwerdefrei und die Aphthen laut der Betreuerin abgeheilt.

Oktober 2010: Lara S., 11 Jahre, NRW

Hundebiss   Die Wunden wurden primär unfallchirurgisch versorgt und anschließend antibiotisch prophylaktisch behandelt. Nach 14 Tagen hatte sich der Zustand des Kindes sehr verschlechtert. Die verletzte Wange einschließlich Oberlippe und rechtem Augenlid waren stark gerötet und stark angeschwollen. Sie bot das Bild einer klassischen ausgedehnten Gesichtsphlegmone.
Am nächsten Tag wurde das Kind von einem Gesichtschirurgen erneut operativ nachbehandelt. Die chirurgischen Nähte wurde entfernt, Eiter aus den Wunden ausgespült und ein Abstrich aus dem Wundbett zur bakteriologischen Untersuchung eingesandt. Mikroorganismen konnten nicht nachgewiesen werden. Trotz dreitägiger intravenöser Antibiose mit Clindamycin bildete sich die Entzündungssymptomatik nicht zurück. Es bestand eine Leukozytose. Das Wundbett wurde täglich ausgespült und mit einer desinfizierenden Jodoformgaze drainiert. Trotzdem besserte sich der Zustand des Kindes nicht. Nach Anwendung von MMS (1. Tag 1 Tropfen, 2.Tag 2 Tropfen, 3.Tag 4 und 6 Tropfen, ab dem 4. Tag 2 x 6 Tropfen täglich) bildete sich die Entzündungsproblematik schnell zurück und normalisierte sich nach zehn Tagen.

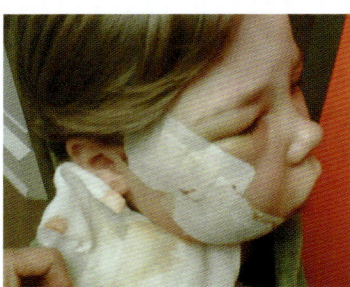

Lara, Hundebiss rechte Wange

Lara, nach zehn Tagen

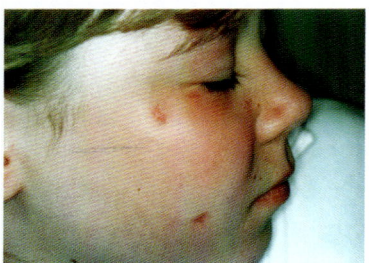

Oktober 2010: F. T., 5 Jahre, NRW

Das Kind wurde ebenfalls im Bereich der rechten Wange von einem Hund gebissen. Hier wurde die Bisswunde ohne chirurgische Intervention und ohne weitere Medikation nur mit MMS lokal (je 4 Tropfen auf 10 ml stündlich mit einem Wattestäbchen auf die Bissstellen aufgetragen) und innerlich behandelt (6 x 2 Tropfen täglich). Die Bisswunden verheilten entzündungsfrei innerhalb einer Woche.

Oktober 2010: Christoph S., 30 Jahre, Bayern

Herr S. litt an Übergewicht und hat nach Einnahme von 2 x je 6 Tropfen täglich innerhalb von zwei Monaten 13 kg abgenommen ohne Veränderung seiner Essgewohnheiten. Insgesamt fühlt er sich viel besser und hatte seither auch keine Erkältung mehr.

Übergewicht
Erkältung

Oktober 2010: Frau Brigitte S., 59 Jahre, NRW.

Frau S. nahm wegen monatelanger chronischer Schulterschmerzen MMS ein (je 8 Tropfen abends). Nach drei Tagen waren die Schmerzen vollständig abgeklungen. Als Nebenbefund beobachtete sie die Rückbildung ihrer Rosacea der Wangen, die Verbesserung ihres Schlafrhythmus und des Allgemeinbefindens („Ich fühle mich jetzt sauwohl"). Das Zahnfleischbluten im Oberkiefer ist abgeklungen (im Unterkiefer ist sie schon seit zehn Jahren zahnlos wegen Parodontose und bedauert, dass sie die Tropfen nicht schon vor über zehn Jahren kennenlernte). Weil es ihr gut ging, setzte sie MMS ab. Drei Tage danach begannen die fibromyalgischen Symptome erneut. Natürlich wurde dadurch auch ihr Schlaf beeinträchtigt. Also nahm sie wieder MMS. Das Resultat: Die Schmerzen gingen sofort zurück. Ein paar Wochen später machte sie noch einmal den Versuch, MMS abzusetzen. Wieder kehrten die Schmerzen zurück. Jetzt hat sie sich entschlossen, bis auf Weiteres regelmäßig abends MMS einzunehmen, weil sie dadurch beschwerdefrei ist und weiß, dass das MMS dies bewirkt. Vor Kurzem hat sie eine Schiffsreise unternommen. Bei aufkommender Übelkeit (Seekrankheit) nahm sie fünf Tropfen MMS und war nach 30 Minuten wieder wohlauf.
Ende November berichtet sie, dass sie unter regelmäßiger Einnahme von MMS jetzt überhaupt keine fibromyalgischen Symptome mehr bekommt.

Fibromyalgie
Chronische Schulterschmerzen
Rosacea
Schlafstörungen
Zahnfleischbluten
Parodontose
Seekrankheit

Oktober 2010: Herr J. D., 19 Jahre, NRW

Mittelohr-entzündung

Herr D. leidet seit seiner Kindheit an rezidivierenden Mittelohrentzündungen, die immer wieder trotz antibiotischer Behandlung zwei bis drei Wochen anhielten. In seinem Urlaub bekam er eine heftige Mittelohrentzündung. Die Mutter gab ihm abends acht Tropfen MMS und er verspürte nach drei Stunden schon eine deutliche Besserung. Die beiden Folgetage nahm er über den Tag verteilt insgesamt 24 Tropfen täglich; am 3. Tag war die Mittelohrentzündung vollständig abgeklungen – und er konnte seinen Taucherurlaub beschwerdefrei genießen.

Die Mutter, Frau Brigitte D., 44 Jahre, NRW

Virusinfekt

Aphthen

Frau D. hatte einen schweren Virusinfekt und konnte trotz intensiver dreitägiger antibiotischer Behandlung nicht vom Sofa aufstehen, da der Allgemeinzustand sehr schlecht war. Sie erfuhr von ihrem Mann von MMS und nahm acht Tropfen ein. Schon nach vier Stunden besserte sich ihr Zustand. Drei Tage danach (mit Einnahme von je 24 Tropfen über den Tag verteilt) war sie wieder wohlauf.
Beim Ehemann dauerte es eine Woche bis zum Abklingen.
Frau D. leidet auch öfter an Aphthen (Normaldauer ca. zwei Wochen; nach Mundspülungen mit acht Tropfen MMS und Einnahme von acht Tropfen MMS waren die Aphthen nach zwei Tagen weg) und Blasenentzündungen vor allem im Urlaub auf fremden Toiletten. Nach Einnahme von acht Tropfen MMS war sie nach zwei Tagen beschwerdefrei und konnte ihren Urlaub genießen.

Oktober 2010: Frau Dr. U. P. aus NRW arbeitet als Ärztin in einem Krankenhaus.

Chronischer Infekt mit Antibiotikaresistenz

Frau P. litt drei Wochen lang an einem chronischen Infekt mit Beteiligung der Stimmbänder und Bronchitis. Diverse Antibiotika haben ihr keine Linderung gebracht. Sie hörte von MMS, erkundigte sich im Internet und entschied sich zu einer Einnahme von 24 Tropfen über den Tag verteilt. Bereits 24 Stunden später war die verwaschene Sprache wieder normalisiert und ihr Allgemeinbefinden so weit verbessert, was sie nicht für möglich gehalten hätte. Daraufhin empfahl sie die MMS-Tropfen weiteren Kollegen ihrer Abteilung. Sie stellte auch fest, dass sich ihr Immunsystem aufgebaut hatte.

Oktober 2010: Jannik G., 11 Jahre, NRW

Jannik litt häufiger an ausgedehnten Herpesinfektionen, die den gesamten Mund-, Rachenraum und die Lippen betrafen. Er hütete etwa zwei Wochen das Bett und schlief fast nur, konnte kein Buch lesen und hatte Mühe mit Sprechen, Essen und Trinken. Vorwiegend nahm er Salbeitee zu sich und behandelte auch die Lippen mit Salbeikompressen.

Bei einem erneuten Herpesinfekt wurde das Kind mit einer Frequenztherapie behandelt, die den gesamten Gesichts- und Rachenraum einschloss und anschließend versuchte er, eine Mundspülung mit vier Tropfen MMS hinzubekommen. Die Menge von ca. zwei Tropfen MMS hat er geschluckt. Nach Aussage des Vaters war drei Stunden später die Oberlippe schon sehr gut abgeschwollen. Das Kind sollte täglich je zwölf Tropfen MMS über den Tag verteilt in einem Liter Wasser verdünnt trinken. Am Folgetag nahm das Kind am Familienleben teil und hütete nicht mehr das Bett. sechs Tropfen MMS wurden mit ca. 100 ml Wasser verdünnt und in eine Sprühflasche gegeben, damit der befallene Genitalbereich und auch die Hände desinfiziert werden konnten. Am 5. Tag bereits besuchte das Kind wieder die Schule und ging zum Fußballtraining, die Lippe war noch nicht ganz abgeheilt.

Ausgedehnte Herpesinfektion

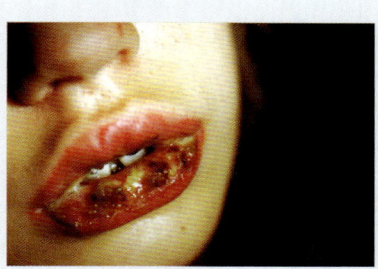

Jannik G., Herpes Lippe

Jannik G., 7. Tag

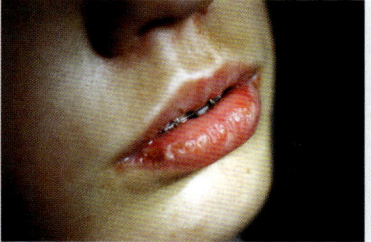

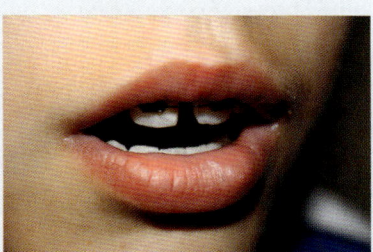

Jannik G., 14. Tag

Oktober 2010: Siegfried L., 57 Jahre, NRW

Prostatakrebs

Schmerzen in den Beinen

Schlafstörungen

Bisphosphonat

Osteonekrose

Herr L. ist ein 57-jähriger Patient, der wegen Knochenmetastasierung eines operativ sowie chemotherapeutisch behandelten Prostatakarzinoms intravenös mit Bisphosphonat über mehrere Monate behandelt wurde. Bei Herrn L. entwickelte sich eine Nekrose des Unterkieferknochens links regio 36 bis 38. Nach erfolgloser zahnärztlicher Behandlung wurde er an einen Kieferchirurgen überwiesen. Wegen Becken-Oberschenkel-Schmerzen war er auf Gehstöcke angewiesen. Herr L. wurde über MMS informiert und nahm 30 Tropfen täglich drei Wochen vor der geplanten kieferchirurgischen Intervention. Der nekrotische Unterkieferknochen wurde entfernt und der restliche Knochen mit ortsständiger Schleimhaut plastisch verschlossen. Es erfolgte keine antibiotische Nachbehandlung. Die Nähte wurden 14 Tage postoperativ entfernt. Die Wunde war störungsfrei bzw. dehiszenzfrei verheilt. Auch die Schmerzen im Bereich von Becken und Beinen waren abgeklungen, sodass Herr L. ohne Schmerzen und Gehstöcke laufen kann. Zu seiner Freude sank auch der PSA-Wert langsam. Er berichtet ferner, dass er sich jetzt viel wohler fühlt, wie schon lange nicht. Sein Schlaf hat sich deutlich gebessert, da er nicht mehr durch Extremitätenschmerzen gestört wird. Er nimmt jetzt täglich 50 Tropfen MMS über den Tag verteilt und verträgt das gut, allerdings hat er von Anfang an MMS nur mit Apfelsaft getrunken, denn wenn er es mit Wasser mischt, wird ihm übel.

22.11.2010: Frau Rita H., 55 Jahre, Bad Oeynhausen

Trigeminus-neuralgie

Extreme Schmerzen

Depressionen

Frau H. hat seit sechs Jahren eine rechtsseitige Trigeminusneuralgie des 2. Aster (Nervus infraorbitalis) in Form von regelmäßigen „Einschlägen". Normalerweise hatte sie drei bis vier Einschläge am Tag mit großen Schmerzen gehabt, seit acht Monaten, ab März 2009, war es aber dann so heftig geworden, dass diese Einschläge stark gehäuft ca. 20-mal am Tag salvenartig auftraten und zu Depressionen führten. Die Schmerzen, die bei Trigeminusneuralgie auftreten, gehören zu den stärksten Schmerzen überhaupt. Medikamentöse (starke Schmerztabletten) und physiotherapeutische Therapie waren ohne wesentlichen Erfolg. Fußreflexzonenmassage war sehr schmerzhaft. Die Schmerzen waren so stark, dass man ihr im Klinikum Heidelberg und im Klinikum Minden vorschlug, den Nerv durch eine OP zu durchtrennen. So eine OP ist sehr risikoreich.

Die Patientin nahm zwei Wochen lang zwölf Tropfen MMS über den Tag verteilt und nahm einmal pro Woche ein Vollbad mit 15 Tropfen MMS. Nun ist sie beschwerdefrei und überglücklich.

Nach Kontaktaufnahme seitens des Verlages fügte Sie am 24.01.2011 selbst noch hinzu:

Bin bis jetzt ohne „Einschläge". Ich muss jetzt erst wieder lernen, meine ständige Angst vor neuen Einschlägen zu vergessen.

Ich konnte während der akuten Phasen wochenlang weder trinken, essen, Zähne putzen, Gesicht eincremen noch meine Nase putzen, ohne jederzeit mit einem „Einschlag" rechnen zu müssen.

Lachen hatte ich mir abgewöhnt, Haustürklingeln und das Telefon überhörte ich, da Mimikbewegungen zu Einschlägen führten. Das Haus habe ich monatelang nicht verlassen, da ein kleiner Windhauch eine Explosion im Gesicht auslöste.

Unternehmungen mit der Familie beschränkten sich auf ein Minimum. Die ständige Angst, dass mich diese salvenartigen Einschläge in der Öffentlichkeit ereilten, konnte ich nur mit noch mehr Tabletten überstehen, die mich ruhigstellten.

Bei kaltem und windigem Wetter bin ich immer noch vorsichtig.

Ich genieße es, jetzt wieder mit meinem Mann auszugehen und mit meinem Enkel zu spielen, ohne Angst, dass er mir ins Gesicht fasst.

Weiteres von Frau Rita H. aus Bad Oeynhausen:

Mein Vater ist seit zehn Jahren ein Pflegefall.

22 Stunden am Tag verbringt er im Bett. Ernährt wird er durch eine Magensonde. Eigentlich ein zufriedener älterer Herr, wenn nicht diese ständige Übelkeit wäre. Nachdem ich gute Erfolge mit MMS gemacht hatte, haben wir ihm seit sieben Wochen zweimal täglich drei Tropfen durch die Magensonde verabreicht.

Nach vier Wochen war seine Übelkeit weg und er konnte wieder mehr am Familienleben teilnehmen.

Am letzten Montag ist er 80 Jahre alt geworden und hat mit seinen 55 Gästen seinen Geburtstag gefeiert.

Übrigens hat mein 3-jähriger Enkel das letzte Kindergartenjahr nur mit Husten, Erkältung und Fieber verbracht. Jede mögliche Krankheit hat er mitgebracht. Seit November 2010 nimmt er täglich abends drei Tropfen und hat seither nicht einmal eine tropfende Nase gehabt.

August 2010: Frau C. B., NRW

Parodontose
Wackelzahn

Frau B. klagte, dass der 4er-Backenzahn links oben wie ein Kuhschwanz wackelte und am seidenen Faden hinge. Sie glaubte, es gäbe nur die Möglichkeit, ihn ziehen zu lassen. Sie konnte überhaupt nichts Festes mehr essen, da jede Kaubewegung stark schmerzte. Das Zahnfleisch war entzündet. Nachdem ich ihr von MMS erzählt hatte, wollte sie einen Versuch wagen. Sie begann sofort mit der Einnahme von zweimal täglich zwei Tropfen. Dreimal täglich spülte sie zusätzlich ihren Mund mit zwei Tropfen aktiviertem MMS in ca. 10 ml Wasser.

Schon nach der ersten Spülung ließ der Schmerz spürbar nach. Am zweiten Tag konnte Frau B. bereits wieder vorsichtig und vor allem fast schmerzfrei zubeißen. Nach ein paar Tagen kaute sie wieder normal, der Zahn wackelte deutlich weniger und von Zähneziehen war keine Rede mehr. Frau C. B. war freudig überrascht, da sie sich wegen ihrer ausgeprägten Parodontose wenig Hoffnung gemacht hatte.

November 2010: Mexiko

Autismus

Eine Dame aus Mexiko, die mit autistischen Kindern arbeitet hat 55 Kinder in Beobachtung, die MMS nehmen. Schon innerhalb von 70 Tagen begannen einige, zu sprechen oder andere Dinge zu tun, die sie vorher nicht getan haben.

Über die Website www.autismo2.com besteht die Möglichkeit, mit ihr auf Spanisch oder Englisch in Kontakt zu treten, falls Sie Bedarf haben.

11.02.2011: Hans M. aus Glückstadt, nächtlicher Harndrang

Harndrang

Liebe Antje, wegen nächtlichen Harndrangs begann ich mit MMS Anfang Juli 2010, aufsteigend mit ein bis acht Tropfen zweimal täglich. Nach etwa einem Monat ließ der Harndrang nach. Statt dreimal muss ich nachts maximal zweimal auf die Toilette, in Verbindung mit einem Teelöffel Kürbiskernöl abends sogar nur einmal.

17.02.2011: Diethelm Schmittat aus Kaufbeuren

Meine Frau und ich machten einen Versuch mit MMS: Wir begannen mit zwei Tropfen, steigerten bis zum 7. Tag auf sieben Tropfen – und das zweimal am Tag – und beendeten diesen ersten Versuch nach 18 Tagen. Ich war sehr überrascht, als meine Frau mir ihre Beine zeigte. Seit über 30 Jahren hat sie Krampfadern, eine davon in der Kniekehle war 8 mm hoch. Es war für uns beide eine so große Überraschung und Freude, dass ich gleich vorhatte, das gute Ergebnis Herrn Peter mitzuteilen, und so kommt es heute zu diesem Brief. Eine nachteilige Erscheinung hat sich gezeigt: Und zwar hat sich der Darm nicht mehr so regelmäßig geleert wie vor der Kur, doch das haben wir auch schon wieder in den Griff bekommen – und zwar mit Glaubersalz. Wenn Sie in dieser Richtung schon einmal etwas erfahren haben, dann wäre ich Ihnen sehr dankbar, wenn Sie mich dieses wissen ließen. (Anmerkung der Autorin: Von Obstipation nach MMS habe ich bis jetzt nichts gehört.) Ich wünsche Ihnen viel Erfolg, damit MMS einen größeren Interessentenkreis findet, als es bisher der Fall ist.
Die hochstehenden Adern an den Beinen meiner Frau waren nach 18 Tagen alle flach!

Krampfadern

10.12.11: Nachtrag Diethelm Schmittat aus Kaufbeuren

Berücksichtigen Sie bei einer Veröffentlichung meines Briefes, dass es darauf ankommt, in welcher Verfassung sich die einzelne Person befindet. Ich würde auf jeden Fall dazu raten, bei drei bis vier Tropfen in den 18 bis 28 Tagen zu bleiben und genau zu beobachten, wie MMS bei einem selbst wirkt.
Ich hoffe, Ihnen mit meinen Erfahrungswerten gedient zu haben!

23.02.2011: Angelika Vanden Broucke Bergemann aus Brüssel

Seit nun fast drei Jahren behandele ich meine ganze Familie, mich selbst, Freunde, Tiere und Pflanzen mit MMS. Zu den Erfolgen, die ich in den vergangenen Jahren erzielt habe, zählen die folgenden:
Bei meinem Mann und mir selbst habe ich Zahnwurzelentzündungen nebst Abszess behandelt. Der Zahn hatte sich jeweils aus der Zahnreihe gehoben und schien auch nicht mehr fest verankert im Kiefer. Normalerweise stehen

Zahnwurzel-entzündung nebst Abszess

dann Zahnarzt und Wurzelbehandlung auf dem Programm. Wir behandelten zwei bis drei Wochen mit MMS, der Zahn sitzt wieder fest und der Abszess hat sich aufgelöst.

Blutige Blasenentzündungen

Eine unserer Hündinnen wurde schon jahrelang mit schweren Medikamenten gegen immer wiederkehrende blutige Blasenentzündungen behandelt. Da sie die Chemie auf Dauer nicht mehr vertrug, wurde sie damals mein erster Patient, den ich mit MMS behandelte. Da ich zwar viel über MMS gelesen hatte, aber persönlich niemanden kannte, den ich hätte fragen können, schlotterten mir doch die Knie, als ich den ersten aktivierten Tropfen mit der Pipette in das Hundemaul gab. (Da ich mein MMS aus einem erstklassigen Labor beziehe, in dem es nur Wasserreiniger gibt, wurde ich ja auch mit der knallroten Warnung – „lebensgefährlich bei [unverdünnter] Einnahme" – konfrontiert). Schon nach zwei Tagen war die Hündin wieder völlig gesund – und dies ohne Nebenwirkungen. Nach Tabletteneinnahme stellte sie immer das Essen ein und magerte danach ziemlich ab.

Lippenherpes

Super Erfolge habe ich bei Lippenherpes erzielt. Mein Mann und meine Tochter leiden von Zeit zu Zeit darunter und ich bewahre einen kleinen Vorrat an medizinischen Salben dafür im Kühlschrank.

Leider helfen die auch nicht so wirklich und so nimmt die Bläschenentwicklung eben ihren entzündlichen Lauf: Bis alles wieder gut verheilt ist, geht normalerweise mehr als eine Woche ins Land.

Nicht aber mit MMS: Eine Mischung von vier Tropfen plus 20 Tropfen Aktivator (10%ige Zitronensäure), nach drei Minuten aufgefüllt mit zwei bis drei Zentimeter Wasser, die man mithilfe eines Q-Tipps immer wieder auf die betroffene Stelle aufträgt, bringt das Ganze schnell zu einem guten Ende. Meistens ist nach zwei Tagen schon nichts mehr zu sehen.

Das Glas decke ich immer mit einer Untertasse ab, so bleibt der Inhalt länger aktiv.

Schuppen

Bei Schuppen und Ekzemen hilft MMS auch ganz hervorragend. Nach dreimaliger Behandlung „rieselt" es nicht mehr auf den Kragen. Da haben die vielen Spezialshampoos nicht die geringste Chance …

Dickdarmentzündung

Meine liebe Nachbarin, gerade 90 Jahre alt geworden, hatte vor einer Woche noch eine Dickdarm- und Blasenentzündung. Da sie mir vertraut und alternativen Behandlungsmethoden sehr aufgeschlossen gegenübersteht, nahm sie MMS. Heute ist sie wieder topfit. (Hatte diese Nacht jedoch Krämpfe und starken Durchfall, fühlt sich aber gut.) Auch ihre seit Jahren dicken Füße sind von MMS viel schmaler geworden, selbst die rötliche Farbe ist fast verschwunden!

Mein schöner, großer Ficus benjamini hatte auf einmal Läuse (klebrige Absonderungen an den Blättern). Also schnell eine Lösung von zwölf Tropfen angesetzt, mit 1/4 Liter Wasser aufgefüllt, in eine Sprühflasche gegossen und etwa dreimal in Abständen den Baum besprüht. Soweit ich das beurteilen kann, kleben die Blätter nicht mehr.

Läuse

07.03.2011: Dr. Luise Stolz, 33098 Paderborn

Ich bin Ärztin für Allgemeinmedizin, Homöopathie und Psychotherapie, genau wie die Verfasserin des Ihnen vorliegenden Buches. Jeder von uns hat ja so etwas wie innere Überzeugungen oder Grundsätze. Eine wichtige Richtschnur für mich ist: Was ich anderen empfehle, probiere ich selbst aus. Das gilt nicht nur für schulmedizinische Medikamente, die ich sparsam einsetze, auch für so gut wie alles im alternativ-medizinischen und komplementärmedizinischen Bereich. So habe ich u. a. vor einiger Zeit täglich eine größere Anzahl bitterer Mandelkerne zu mir genommen und zwar über fast zwölf Monate. In den Medien und im Internet wird dieses „Lebensmittel" kontrovers diskutiert: Die einen loben es als hochwirksam gegen Krebs – die anderen halten es für höchst giftig. Mir ging es vor, in und nach dieser Zeit körperlich prächtig. Einen Teil meiner Erfahrungen finden Sie im Internetauftritt der Biologischen Krebsabwehr Heidelberg (auch die Verzehrempfehlungen, was die Dosis betrifft).

Reinigung

Nun zu MMS. Von mehreren Seiten hatte ich bereits von den Wundertropfen gehört und eines Tages sprach ich auch mit Frau Dr. Antje Oswald darüber und dass sie dieses Buch schreiben werde. Durch ihre Erfahrungen ermutigte sie mich, MMS an mir selbst zu testen. Ich machte mir meine eigene Mischung fertig. Während meines Praxistages trinke ich 1,5 bis 2 l Wasser und da ich nicht jedes Mal die Prozedur der Aktivierung machen wollte, stellte ich eine Lösung mit je zehn Tropfen her, füllte sie in einer dunklen Flasche mit Wasser auf und goss je eine Portion zu meinem normalen Trinkwasser. Das lief problemlos über etwa vier Wochen. Eines fiel mir allerdings auf: Nach etwa ein bis zwei Wochen hatte ich massivsten Ausfluss aus der Scheide, der mich zunächst etwas beunruhigte, da ich aus einer „Krebsfamilie" stamme. Mein Herz- und Bauchgefühl aber sagte mir, das sei im Rahmen eines Reinigungsprozesses zu verstehen. So war es auch, denn nach zehn Tagen war alles wieder normal wie vorher.

Dann kam mein Urlaub. Meine Freundin, die ebenfalls mit MMS vertraut ist – offensichtlich anders informiert als ich – erklärte mir, dass ich die Mischung mit Wasser verdünnt, unmittelbar nach der Zubereitung zu trinken hätte. Da ich ja Urlaub hatte und mich als schon gut eingewöhnt empfand, machte ich mir zweimal täglich eine Mischung mit acht Tropfen. Da durfte ich die Kraft dieser unscheinbaren Tröpfchen erleben: massive Bauchschmerzen und stinkenden, wässrigen Durchfall. Zunächst dachte ich gar nicht an MMS – aber am 3. Tag wurde mir der Zusammenhang zwischen MMS-Einnahme und meinen Beschwerden deutlich. Ich ließ die Tropfen für vier Tage weg, bis sich der Darm beruhigt hatte, und begann dann wieder mit einer Dosis von zwei Tropfen zweimal täglich, die problemlos vertragen wurde. Diese steigerte ich dann wieder langsam – nach „Bauchgefühl" – und das passte. Meine Erfahrung: Es kommt eventuell zu deutlichen „Reinigungssymptomen", d. h. zu vermehrter Ausscheidung von Schleim, Urin, Stuhlgang, was aber naturheilkundlich absolut erwünscht und notwendig ist für Heilungsprozesse.

Und ein Zweites: Sollten Sie wie ich unvernünftig „überdosiert" haben – ein paar Tage aussetzen, vorsichtiges Wieder-neu-Starten und alles läuft problemlos und im Sinne Ihrer Gesundheit vorteilhaft ab. Ich bin mit der Wirkung, die MMS in meinem Körper entfaltet hat, sehr zufrieden. Da es mir auch vorher gut ging, kann ich nicht über Verschwinden von Krankheitssymptomen berichten. Aber ich habe mich danach sehr gut gefühlt.

Mai 2011: Frau Joneikies aus Düsseldorf

Bauchspeichel-
drüsenkrebs

Frau Joneikies ist eine Krankenschwester, die viele Jahre in der Onkologie gearbeitet hat. Ihre negativen Erfahrungen mit Chemotherapie veranlassten sie dazu, nach einer Alternative zu suchen, als sie selbst an Krebs erkrankte, und sie entschied sich für das MMS. Im Januar 2009 wurde der Bauchspeicheldrüsenkrebs mithilfe einer Computertomografie (CT) festgestellt. Im Mai 2009 begann sie mit der Einnahme. Sie startete langsam mit einem Tropfen und steigerte sich bis auf täglich einmal abends zehn Tropfen und tagsüber noch einmal sechs Tropfen.

Nach neunmonatiger Einnahme von MMS wurde erneut ein CT durchgeführt. Der Bauchspeicheldrüsenkrebs konnte nicht mehr nachgewiesen werden.

Bereits einen Monat zuvor hatte sie gespürt, dass es ihr besser ging und die Schmerzen verschwanden. Außer MMS hat sie in dem Zeitraum keine weiteren Therapien durchgeführt. Bis zum heutigen Zeitpunkt (Dezember 2011) geht es ihr gut.

20.06.2011: Carolyn Czichos und Reinhard Kalus aus Bamberg

Wir nehmen MMS regelmäßig ein für verschiedene kleinere Gesundheits-situationen wie Parodontose, Haut- oder Darmprobleme und merken, wie es in uns wirkt.

Paradontose Haut- und Darmprobleme

Der erste intuitive Eindruck von mir ist, dass MMS nicht allein auf der phy-sischen Ebene, sondern zuerst auf einer höher schwingenden mentalen Ebene oder auch auf der Ebene des Elementes Luft wirkt. Dies entspricht meiner Wahrnehmung nach dem Chakrasystem (im Vergleich z. B. mit den Meridianen oder dem Astralleib) auf einer menschlichen Lichtanatomie-schwingungsskala. MMS scheint speziell die individuellen Chakren und mit regelmäßigem Gebrauch anschließend das gesamte Chakrasystem zu erhellen und von der Schwingung her zu erhöhen.

Erhellung der Chakren

Da MMS also möglicherweise von einer mentalen Schwingungsebene aus wirkt, habe ich weiter den Eindruck, dass dieses Mittel zu einer positiven, klaren, leuchtenden mentalen Anhebung des eigenen Aurafeldes sowie der menschlichen Kollektivenergie beitragen kann. Meinen inneren Bildern nach könnte MMS über den Kopf gesprüht oder aber als Flüssigkeit mit der Haut in Kontakt gebracht werden. Diese Art der Wirkung könnte Klärung und Gelöstheit im mentalen Anteil des Aurafeldes bewirken, sodass die eigenen Gedanken reiner und leichter werden könnten, vergleichbar etwa der Wir-kung eines längeren Aufenthalts am Meeresstrand, der das Aurafeld gründ-lich reinigen kann. Solche Klärungen des Mentalanteils des Aurafeldes könn-ten dazu beitragen, positive Lichtwesen wie Engel eher wahrzunehmen. Wenn diese Idee weitergesponnen wird, könnte beispielsweise das MMS-Spray speziell für alle Luftverstimmtheiten und -verunreinigungen benutzt werden, in der Außenanwendung z. B. kann es zur Klärung von Chemtrails und Pestiziden sowie von alten angesammelten Gedankenformen – wie dis-harmonische gedankliche Stimmungen in Innenräumen, auf einem Grund-stück, in der Nachbarschaft, in der man wohnt, sowie zur energetischen Anhebung von Kraftplätzen genutzt werden.

04.07.2011: Nina Rohlmann aus Münster

2008 ist unsere Meditationsgruppe zu MMS gekommen. Wir haben alle MMS als kleine Kur eingenommen und die meisten hatten Durchfall oder Er-brechen. Nur ich bekam Zwischenblutungen, was uns alle sehr verwunderte. Bei einer Routineuntersuchung beim Gynäkologen wurde dann Gebärmut-

Gebärmutter-halskrebs

terhalskrebs diagnostiziert und ich sollte am Unterleib operiert werden. (Wobei zudem unklar war, wie viel weggenommen werden müsste.) Ich war zu diesem Zeitpunkt 28 Jahre alt und hatte noch keine Kinder. Ich sprach mit meiner Ärztin und erbat sechs Wochen Zeit, um eine MMS-Behandlung durchzuführen. Falls danach kein wesentlicher Unterschied im Gewebe festzustellen sein würde, ließe ich mich operieren ...

Mir war jetzt klar, dass das MMS bereits zuvor Krankheitserreger durch die Blutung ausscheiden wollte.

Meine Mutter und ich verordneten uns ein ganzes Wochenende Zeit und ich nahm zwei Tage lang alle zwei Stunden [eine hohe Dosis] MMS (nachts jedoch nur, wenn ich aufgestanden bin, ansonsten gönnte ich meinem Körper Ruhe).

Am dritten Tag nahm ich dann alle drei Stunden, alle vier Stunden, alle fünf Stunden usw. [eine hohe Dosis] MMS und schlich mich damit so raus. Ein paar weitere Tage nahm ich noch morgens und abends elf Tropfen MMS. (Dabei machte ich sieben Tage lang dreimal am Tag von Peter Jentschura basische Vaginalspülungen.)

Als kleine Bemerkung möchte ich hinzufügen, dass man hohe Mengen an MMS immer mit einer begleitenden Person durchführen sollte, denn es ging mir zwischenzeitlich schlecht und ich war dadurch auch sehr kraftlos. Deshalb habe ich die Behandlung auch mit und bei meiner Mutter gemacht!

Nach sechs Wochen war meine Ärztin erstaunt, wie sehr sich das Gewebe positiv verändert hatte – kurze Zeit später war alles wieder gesund. Jetzt werde ich wieder als gesunde Patientin geführt.

Das Ganze ist nun drei Jahre her. Mir geht es sehr gut und ich bin froh, dass ich um die Operation herumgekommen bin. Zudem ist organisch alles in mir geblieben, sodass ich eine Familie gründen kann!

06.07.2011: Peter Schmidt aus Goldbach

Schmerzhafte Arthrose

Ich nahm MMS entsprechend der Empfehlung von Jim Humble auf eine bestimmte Zeit. Ich konnte es einfach nicht wahrhaben und nicht glauben, was dieses MMS bewirkte. Ich merkte nach ein paar Tagen, fast täglich, wie meine arthrosebedingten Schmerzen in den Knien und Fußgelenken nachließen. Das war im Sommer 2010 – etwa sechs Wochen nach Beginn der Einnahme. Seitdem bin ich beschwerdefrei und kann mit knapp 60 Jahren die Treppe hochrennen! Natürlich konnte ich auch mit anderen Wehwehchen positive Ergebnisse erzielen!

Ich kann es heute noch nicht fassen! MMS ist für mich persönlich mehr wert als ein Barren Gold. Eine Empfehlung für jeden, auch für Menschen, die sich gesund fühlen, zur Vorsorge.

Luca S., 17 Jahre alt aus NRW

Am Dienstag, 19. Juli, bekam mein Sohn morgens starke Halsschmerzen und Fieber, das noch während der Nacht auf 41,3 Grad anstieg. Trotz Waden-wickeln und Fiebersaft blieb die Temperatur bis Freitag um die 40 Grad und darüber. Es ging ihm sehr schlecht, er übergab sich mehrmals, konnte kaum noch sprechen und ihm machte der Schleim im Halsbereich sehr zu schaffen. Vor der ersten MMS-Tropfeneinnahme erfolgte eine Frequenztherapie gegen Viren und Bakterien. Am Freitag begann er mit den MMS-Tropfen, am Sonn-tag war das Fieber auf unter 39 Grad gesunken und er spürte Appetit auf Eis, das er trotz Halsschmerzen als erste Nahrung wieder zu sich nehmen konnte – zuvor hatte er nur Tee und Wasser schlückchenweise getrunken. Die Halsschmerzen klangen im Verlauf des Sonntags immer weiter ab, sodass er abends bereits wieder feste Nahrung in Form von Pasta essen konnte. Am Montag war das Fieber auf unter 38 Grad gesunken und er war in der Lage, wieder aufzustehen, um zu essen. Am Dienstag, dem 19.07.2011, waren Fieber und leicht erhöhte Temperatur so gut wie weg. Was blieb, waren eine gewisse Schlappheit und Erschöpfung. Ich gab ihm jeden Tag dreimal jeweils vier Tropfen in einem Glas, vier Wochen lang. Ab Samstag badete er jeden zweiten Tag zusätzlich in den Tropfen. Beim Kinderarzt erfolgte nach Blutab-nahme am Donnerstag, dem 21. Juli 2011, und am Dienstag, dem 26. Juli 2011, die Bestätigung: Pfeiffersches Drüsenfieber (mit 99%iger Sicherheit). Der Kinderarzt wunderte sich sehr über die schnelle Heilung. Dank MMS war Luca schon nach wenigen Tagen (Ende Juli) wieder richtig fit.

Pfeiffersches Drüsenfieber

04.08.2011: Beatrix Krause aus Gräfelfing

Ich mache seit etwa zwei Wochen eine Nierenreinigung, das heißt, ich trinke einen Nierenreinigungstee nach Andreas Moritz. Seit acht Tagen nehme ich MMS und habe die Tropfenzahl ohne Übelkeit jeden Tag erhöht. Ich bin heute bei dreimal zwölf Tropfen und habe nur leichten Durchfall. Am Wo-chenende ist dann die Parotis (Speicheldrüse) angeschwollen, und zwar des-wegen, weil ich darin Steine hatte – die sind von alleine herausgekommen.

Speichelsteine

Das ist doch eine fantastische Reaktion!

Ich bin gespannt, was noch so alles passiert bzw. von was sich mein Körper noch so alles befreit!

12.08.2011 Dr. Wolfgang Storch aus Hermsdorf/Bad Klosterlausnitz, www.malaria-hilfe.de;

Beobachtungen zu schwarzen Hautflecken

Auf meiner Rückenhaut bildeten sich langsam drei untereinanderliegende braune Flecken, die ich in unregelmäßigen Abständen mit Chlordioxidwasser besprühte. Daraufhin legte ich etwa 24 Stunden eine Kompresse auf, die ich ständig mit 0,3 %igem Chlordioxidwasser feucht hielt. Das führte zu einer starken Hautreizung, die fast einer Verätzung gleichkam. Die Hautregion regenerierte sich innerhalb einer Woche vollständig. Danach beobachtete ich ein stetiges Verblassen von zwei Flecken und eine immer dunklere Färbung des mittleren Fleckes (ca. 6 mm Durchmesser). Dieser Fleck begann relativ schnell innerhalb von drei Wochen zu wachsen. Im Normalfall wäre das ein Fall für einen Hautarzt gewesen, der diesen Fleck mit Sicherheit operativ entfernt hätte.

Ich betupfte den Fleck weiterhin mit einer 0,3 %igen Chlordioxidwasserlösung und badete am 04. August 2011 in einer 12 %igen Salzsole im Kristallbad Bad Klosterlausnitz (20 Minuten) und anschließend 20 Minuten in einem Natronbad.

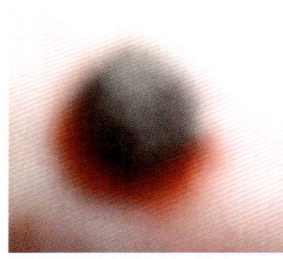

Bild 1

Danach legte ich erneut Chlordioxid-Wasserkompressen auf. Am 07. August 2011 bemerkte ich das Ablösen des schwarzen Fleckes. Diesen Zustand versuchte ich selbst zu fotografieren. Abends konnte ich die schwarzen Hautbestandteile entfernen, was mit leichten Hautblutungen verbunden war (Bild 1). Die Blutungen konnte ich durch Chlordioxidwasser stoppen. Die Haut heilte dann. Nach erneuten Bädern in der Klosterlausnitzer Salzsole und im Natronwasser entstand das Bild 2. Es ist jetzt lediglich noch eine leichte Rötung der Hautstelle zu beobachten.

Im Bild 3 ist das ehemalige Hautmaterial dargestellt.

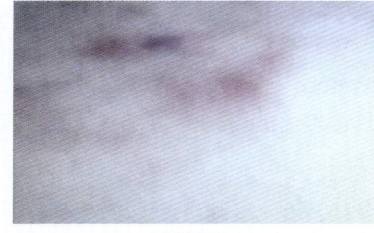

Bild 2

Trotz der mangelhaften Bildqualitäten kann somit eine erfolgreiche Selbst-

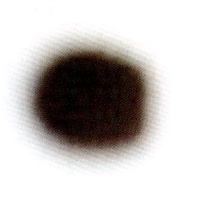

Bild 3

behandlung mit Salzwasser und Chlordioxidwasser nachgewiesen werden.

Die von mir beobachteten Erscheinungen dek-
ken sich mit anderen Beobachtungen zu der
Entwicklung von Hautflecken, die ich als „
Müllkippen" der Haut betrachte. Die Haut besitzt anscheinend einen Selbstschutzmechanis-
mus und lagert unliebsame Stoffwechselprodukte, die nicht anderweitig ausgeschieden werden können, in besonderen Stellen, die sie durch braune oder
schwarze Farbe kennzeichnet. Wenn jetzt das immer bestehende Bedürfnis
nach einer Selbstreinigung der Haut unterstützt wird, dann ist sie in der Lage,
die gesammelten Schadstoffe abzustoßen, was ich selbst beobachten konnte.
Obwohl mir bereits andere von solchen Erscheinungen berichtet haben,
glaubte ich bisher nur „halbherzig" an derartige Wirkungen von Chlordioxidwasser. Wahrscheinlich sollte ich durch eigene Erfahrungen von den er-
staunlichen Wirkungen des Chlordioxidwassers überzeugt werden.

Diese selbstständige Hautreinigung erfolgt sehr langsam. Manche verlieren
die Geduld und lassen sich die dunklen Flecken herausschneiden. Die Flecken
sind dann zwar weg, aber der notwendige Selbstreinigungsprozess funktioniert deshalb noch lange nicht. Ob er bei mir wieder harmonisch abläuft,
weiß ich noch nicht. Jedenfalls ist es für mich beruhigend, dass ein schnell
wachsender schwarzer Hautfleck mithilfe von Chlordioxidwasser von meiner
Haut verschwand.

28.09.2011: Anita Carapina aus Voerde, Mittelohrentzündung

Mein Sohn, 13 Jahre alt, hatte nachts eine Mittelohrentzündung entwickelt,
die mit nichts in den Griff zu bekommen war. Wärme, Zwiebelsäckchen,
warmes Olivenöl ins Ohr träufeln – alles blieb ohne Erfolg.

*Mittelohr-
entzündung*

Irgendwann gegen 3 Uhr nachts fragte ich ihn, ob wir vielleicht das neue
Mittel MMS probieren sollten. Er stimmte sofort zu: Ich aktivierte einen
Tropfen und tropfte ihm diesen mit etwas Wasser verdünnt ins Ohr. (Ein
wenig Angst hatte ich, da ich nirgendwo gelesen hatte, dass man MMS als
Ohrentropfen benutzen konnte – dachte mir aber dann: Wenn man MMS
trinken kann, wieso nicht ins Ohr tröpfeln?) Ein Tropfen genügte. Es dauerte,
glaube ich, nicht mal fünf Minuten: Als ich nachfragte, wie es sei, erhielt ich
die Antwort: „Ist ganz weg!"

Nach einer 14-tägigen Kur mit MMS im vorigen Jahr (morgens und abends steigende Tropfenzahl) hatte ich selbst rund zehn Monate lang keine Migräne und seltener Kopfschmerzen als früher.

Oktober 2011 Harm-Wulf Sluyterman aus Dänemark

Meine direkten Erfahrungen mit MMS:

Aphthen

- Ich hatte oft Aphthen im Mund: MMS half innerhalb eines halben Tages.

starke Schmerzen

- Starke Schmerzen im großen Zeh, wahrscheinlich Gicht, hatte mein Vater auch, waren weg nach einer Stunde.

Gicht

- Zum gelegentlichen Zähneputzen und gegen Mundgeruch.

Mundgeruch

- Bei äußerlichen Verletzungen, z. B. entzündeter Splitter.

Candida

Genitalherpes

- Zwei bis drei Tropfen auf einen Liter Wasser für meine Blumen, die wachsen ganz fantastisch.

- Ein Freund aus Kopenhagen hatte einen Pilz (Candida) im Magen, zehn Minuten nach der MMS-Einnahme war er symptomfrei und auch nach 1 1/2 Jahren hat er noch keinen Rückfall bekommen.

- Zwei Freunde meines Kopenhagener Freundes hatten Genitalherpes, nach drei Tagen geheilt. Das ist ein Jahr her und sie sind immer noch beschwerdefrei.

01.11.11: Familie Rasch aus Bad Wörishofen

Nagel- und Hautpilz

Wir kennen MMS seit etwa zwei Jahren. Seitdem nimmt unsere ganze Familie MMS bei den unterschiedlichsten Erkrankungen (Nagel- und Hautpilz, Hautunreinheiten, Hautausschlag, Narben- und Wundheilung, Erkältung, Candidapilz, Zahnfleischentzündungen) und daher haben wir bereits ein breites Wirk- und ebenso Erfolgsspektrum in der Anwendung mit MMS gesammelt.

Haut- unreinheiten

Hautausschlag

Narben- und Wundheilung

Unsere Haus- und Reiseapotheke hat sich quasi auf ein Mittel, das alles kann, reduziert.

Erkältung

Candidapilz

Zahnfleisch- entzündungen

Doch nicht nur in der Notfallbehandlung setzen wir MMS ein, sondern auch für unsere allgemeine Körperentgiftung. Wir befassen uns schon sehr lange und intensiv mit Gesundheit und wissen daher um die Wichtigkeit der Ausleitung von Stoffen, die unseren Körper belasten.

Wir sind absolut von der Wirkung des MMS überzeugt und haben uns deshalb vor einigen Wochen getraut, auch unserem kleinsten Familienmitglied

MMS zu verabreichen. Die Belastung durch Umweltgifte, Parasiten und Schlacken ist nicht nur bei uns Menschen ein großes Thema, sondern ebenso bei unseren geliebten Haustieren.

Jessy, unsere zehn Jahre alte West-Highland-Terrierhündin, bekommt nun seit drei Wochen täglich morgens und abends aktiviertes MMS in ihr normales Futter gemischt.

Jessy hat noch nie Fertigfutter, sondern stets liebevoll zubereitete hundegerechte Nahrung erhalten. Im Laufe der Zeit hat sich eine gewisse Trägheit bei unserem Hund eingestellt. Wir haben es auf das zunehmende Alter geschoben, doch wir wurden eines Besseren belehrt.

Seit Jessy MMS bekommt, geschehen fantastische Dinge und wir freuen uns sehr über diese positive Entwicklung: Alle vermeintlichen Alterserscheinungen sind verflogen und Zecken, die sich bei ihr angeheftet haben, saugen sich nur wenig voll und sterben dann ab. Ebenso können wir getrost die Entwurmungsgaben weglassen, da wir ja MMS zur Beseitigung von Parasiten haben.

04.11.11: Josef Neuhold, St. Nikolai ob Draßling, Österreich

Ich habe nun doch schon einige Erfahrung mit MMS und empfehle es auch regelmäßig weiter. Neben einer ausgewogenen vitaminreichen Ernährung inklusive Rohkost lässt sich damit so ziemlich jede Krankheit oder Beschwerde unter Kontrolle bringen.

Ich habe im Frühjahr 2008 erfahren, dass ich eine Laktose-Intoleranz habe, und dementsprechende sofort die Zunahme von Milchprodukten vermieden. Mit diesem Wissen und der Vermeidung dieses Stressors haben sich für mich innerhalb weniger Tage einige Dinge sehr zum Positiven verändert: Senkung meiner Pulsschlagrate, Entspannung, besserer Schlaf, Ausgeglichenheit, reine Haut ...

Laktoseintoleranz

Auch im Beruf konnte ich einige Dinge wieder wesentlich entspannter erledigen, da mein Stresspegel sich allein durch das Weglassen verschiedener Lebensmittel wesentlich reduziert hat.

Anfangs war es absolut kein Problem, da der Zugewinn an Lebensqualität meine Naschfreuden leicht aufwog. Irgendwann im Sommer 2008 habe ich dann wieder einmal eine Schokolade (natürlich Vollmilch!) probiert. Da mein Körper diese (täglichen) Belastungen nicht mehr gewohnt war, habe ich um so intensiver reagiert und bin am nächsten Tag mit einem glühenden Kopf, schmerzhaften Schwellungen im Gesicht und Nacken aufgewacht. War echt schlimm – daher war ich von der Schokolade wieder für eine Weile geheilt.

Im September 2008 bin ich auf Jim Humble bzw. MMS gestoßen und habe relativ schnell mit Selbstversuchen begonnen. Mein logischer Hintergrund: Durch die Stimulation des Immunsystems bis zum 100-Fachen – und dies über etwa 24 Stunden bzw. die entzündungshemmende Wirkung – sollte sich die Wirkung von Milchprodukten (im Speziellen bei mir von Schokolade und Eis) aufheben. Ich begann mit sechs Tropfen und steigerte mich wie im Buch beschrieben auf etwa zwölf Tropfen und hielt diese Dosis über ein paar Wochen, um meinen Körper gründlich zu reinigen. Danach reduzierte ich wieder auf etwa sechs Tropfen jeden zweiten Tag (präventiv) und bei Bedarf, d. h., wenn ich Schokolade oder Eis esse, nehme ich MMS, sobald ich nach Hause komme.

Die Dosierung liegt zwischen 12 und 15 Tropfen, je nachdem, wie lange ich keine Tropfen genommen habe. (Überdosierung ist nicht schädlich, führt aber zu Übelkeitsempfinden bzw. kann abführend wirken.) Im Unterschied zu vorher bzw. bei niedriger Dosierung fange ich nun nahezu alle Beschwerden ab. D. h., ich schlafe trotz Schokoladenkonsum die Nacht hindurch gut, ich wache ohne Schwellungen auf und es kommt maximal zu einer leicht verunreinigten Haut für wenige Tage.

Hab mich mittlerweile schon daran gewöhnt und MMS bringt mir einen enormen Zuwachs an Lebensqualität. Mit MMS kann ich nun alles, was mir schmeckt, ohne Bedenken annehmen und genießen.

Allergie gegen diverse Sträucher und Gräser

Ganz nebenbei hatte ich auch seit einigen Jahren eine leichte Allergie gegen diverse Sträucher und Gräser und wollte im November/Dezember 2008 nun mit einer Allergiebehandlung in Tropfenform beginnen, diese dauert etwa drei Monate und ich sollte bis zur neuen Pollensaison resistent sein. Dementsprechend war ich kürzlich bei meinem HNO-Arzt. Um die für mich speziellen Tropfen zu bestellen, machten wir einen erneuten Allergietest: Das Ergebnis war verblüffend – ich habe auf keine der noch vor drei Jahren positiv getesteten Gräser und Sträucher mehr angesprochen. Absolut null! Nach dem Überprüfen der Datenbank musste ich die Frage, ob ich in der Zwischenzeit irgendwelche Immunpräparate genommen hätte, natürlich mit NEIN beantworten – die Heilung war somit nicht erklärbar.

Da ich natürlich vollkommen von diesen Tropfen überzeugt bin und mich freue, wenn ich auch anderen damit weiterhelfen kann, haben sich in der Zwischenzeit zahlreiche Bestätigungen ereignet.

Schmerzhafte Entzündung,

Ein guter Bekannter (45 Jahre alt, starker Raucher) hatte im Dezember 2008 einen Knöchelbruch. Die Heilung verlief nicht ganz nach Plan und die Gipsabnahme verzögerte sich immer weiter nach hinten. Zusätzlich bekam er dann auch noch eine schmerzhafte Entzündung und er konnte seinen Fuß auch nach gut zwei Monaten immer noch nicht belasten. Nachdem er vorher sehr skeptisch die MMS-Tropfen abgelehnt hatte, versuchte er sie schließlich doch. Auch hier war es wieder absolut faszinierend: Nach zwei Tagen war die Entzündung weg und er konnte seinen Fuß belasten.

Weiterer Fall:

Meine Tante (über 60, pensionierte Krankenschwester) hat seit einigen Jahren sehr starke Gelenksbeschwerden (Gicht) und nimmt entsprechend viele Medikamente dagegen. Leider nur mit sehr mäßigem Erfolg, sodass sie häufig nicht einmal die Wohnung verlassen kann. Sie ist mittlerweile sehr offen für alternative Möglichkeiten und hat die Tropfen auch versucht (Dezember 2008). Da sie die MMS-Tropfen aufgrund des nicht besonders angenehm riechenden Chlorduftes nur teilweise herunterbekam, konnte sie die Dosis nur auf etwa acht Tropfen steigern. Dennoch hatte sie nach rund zwei Wochen schon eine starke und bis dato gleichbleibende Verbesserung. Ihre Gelenke wurden freier und sie kann speziell die Finger wieder einigermaßen gut bewegen – das Schmerzniveau ist auf ein erträgliches Maß gesunken. So ergaben sich mittlerweile schon viele – durchgehend positive – Ereignisse, z. B. Korrektur eines sehr kritischen Blutwertes im Bezug auf Schilddrüse oder in einem anderen Fall bezogen auf Prostata usw.

So einfach und doch so effektiv!

Starke Gelenksbeschwerden (Gicht)

07.11.11: Fallberichte aus der Praxis von Heilpraktiker Dr. rer. nat. Hartmut Fischer, Lauterbach

Ludwig Sch. (6 Jahre) war am 06. August 2011 von einem Bienenschwarm angegriffen worden und hatte etwa zehn Einstiche. Alle betroffenen Körperstellen und vor allem Gesicht/Hals schwollen rasch bedenklich an, weil Ludwig sowieso eine allergische Neigung hat. Die Familie suchte gleich darauf Rat bei mir, weil der Junge auch psychisch sehr erregt war. Ich empfahl die stündliche Einnahme nach dem MMS-1000-Protokoll mit insgesamt zehn Tropfen (auf einen Liter Wasser). Zusätzlich sollten die geröteten Stichstellen besprüht werden. Schon wenige Stunden später rief mich die Mutter an und berichtete vom deutlichen Rückgang der Schwellungen und der Erleichterung ihres Sohnes, der gerne seine stündliche Portion getrunken hatte.

Bienenstiche

Frau Miriam T. (29 Jahre) suchte im August 2011 Rat in meiner Praxis wegen

Chronische Verstopfung

jahrelanger chronischer Verstopfung. Viele Laxantien hatte sie erfolglos ausprobiert und die schmerzhafte Obstipation führte bei ihr gewissermaßen zu einer Mangelernährung mit verstärkter Hautschuppung an den Händen und zu Amenorrhoe. Ich erklärte ihr, dass es sicher sinnvoll sei, ihren Körper nach dem langen Abführmittelgebrauch erst einmal zu entgiften. Entsprechend der Empfehlung trank die Patientin daraufhin eine MMS-1000-Lösung (langsame Aktivierung nach Fischer) mit drei Tropfen pro Stunde und entwickelte nach wenigen Einnahmen starke Übelkeit und Durchfall. Danach war die Verdauungs- und Darmtätigkeit zu ihrer eigenen Überraschung völlig normalisiert. Die Patientin gestand mir danach, dass sie zunächst überhaupt nicht an die Wirksamkeit der Lösung geglaubt hatte, und berichtete nun hocherfreut von ganz neuem Appetit und Essgenuss. Etwa drei Wochen später flog sie in den Sommerurlaub und nach der Rückkehr klagte sie erneut über starke Darmträgheit, die schon beim Einstieg in das Flugzeug begonnen hätte. Sie wollte wieder die Lösung einnehmen und ich empfahl ihr diesmal eine geringere Menge, um die Übelkeit zu vermeiden – es zeigte sich jedoch nicht die vorherige Wirkung. Erst bei nochmaliger Einnahme der ursprünglichen Dosis kam es zum erhofften zweiten Behandlungserfolg und zum Verschwinden der chronischen Verstopfung. Wir sind gespannt, wie sich die weiteren Symptome verbessern werden, denn diese zweite Einnahme fand erst vergangene Woche statt.

Prostatakrebs

Herr Karl Ludwig (64 Jahre) kam im Juni in meine Praxis, weil er nach zwei Jahren Kampf gegen Prostatakrebs als austherapiert galt. Das Szintigramm zeigte multiple Metastasen in Skelett und Lunge. Viele Lymphknoten waren verhärtet/vergrößert tastbar und der PSA-Wert lag zu Anfang bei 1562 mg/mL (Normwert 0–4 mg/mL). Herr Ludwig war in einem desolaten Zustand und hatte Mühe, die drei Treppenstufen vor meiner Eingangstür zu meistern. Er begann auf meine Empfehlung hin mit der täglichen Einnahme einer MMS-1000-Lösung (langsame Aktivierung nach Fischer), die er schnell auf acht Tropfen pro Trinkportion steigerte. Dies führte jedoch zu starken wandernden Schmerzen. Obwohl parallel leberunterstützende Maßnahmen sowie eine Ernährungsumstellung/Entsäuerung und angemessene Bewegung in der Natur durchgeführt wurden, musste die Dosis deshalb wieder stark vermindert werden. Er vertrug im weiteren Verlauf eine MMS-1000-Lösung (langsame Aktivierung nach Fischer) mit je zwei Tropfen pro Trinkportion sehr gut. Nach etwa 2 ½ Monaten wurde am 08. September 2011 der PSA-Wert zu 193 mg/mL bestimmt. Zu dieser Zeit fuhr Herr Ludwig längst wieder Fahrrad, machte

Urlaubspläne und kaufte neue Möbel – kurzum, er hatte seine Lebens-
perspektive wiedererlangt. Die Atmung verbesserte sich zusehends und
die meisten Lymphknoten im Kopf-Hals-Bereich und in der Leiste waren
inzwischen unauffällig. Inzwischen ist der PSA-Wert unter 100 mg/mL
gesunken und der Patient nimmt weiterhin die angegebene MMS-Lösung
– und zwar je fünf Tage lang mit anschließender ein- bis zweitägiger
Pause, so wie es in seine Tagespläne passt.

21.11.2011: Heike und Manfred Romann aus Wittlich

Ich habe MMS eigenverantwortlich eingenommen und gute Erfolge erzielt.
So habe ich es auch meinem Freund, heute meinem Mann, empfohlen. Er
hat aus dem Krieg Malaria „mitgebracht" und hatte viele Anfälle in den   *Malaria*
letzten 50 Jahren. Er hat es selbst aufgeschrieben:

„Mein Name ist Manfred Romann und ich bin 87 Jahre alt. Mit 18 Jahren
wurde ich Soldat und nach kurzer Ausbildungszeit an die Front nach Russland
kommandiert. Im Frühjahr 1944 begannen an allen Fronten die Rückzüge.
Dabei geriet ich in russische Gefangenschaft. Wir wurden in Güterwagen
verladen und kamen nach tagelangen Fahrten im Lager an. Unser Lager lag
am Rande von Stalingrad. Dort arbeitete ich als Maurer und auch als Elek-
triker. Wenn keine Bauarbeiten zu verrichten waren, setzte man uns bei
allen möglichen Arbeiten ein. So kam ich eines Tages zu einem Waldkom-
mando. Unsere Arbeit war das Bäumefällen. In diesem Wald waren noch
die Gräben und Bombentrichter erhalten. Wenn bei der Schneeschmelze
die Wolga über die Ufer trat, füllten sich die Gräben und Trichter mit Wasser.
Diese waren die geeigneten Brutstätten für die Stechmücken. Ich wurde
von unzähligen Mücken gestochen und erkrankte im Winter 1948, ich war
gerade 24 Jahre alt, an Malaria. Als ich nicht mehr arbeitsfähig war, wurde
ich nach Hause entlassen.
In den folgenden Jahren bekam ich regelmäßig Malariaanfälle, und zwar
zwei- bis dreimal im Jahr. Ich hatte Schüttelfrost, Fieber und fieberfreie Zeit.
Dieses alles im Wechsel. Mit der Zeit schwächten sich die Anfälle ab, aber
ab dem 70. Lebensjahr wurden sie von Mal zu Mal stärker. Ich wurde sie
einfach nicht los.
Eines Tages sagte eine liebe Bekannte – die jetzt meine Frau ist – dass es ein
Mittel gegen diese Krankheit gäbe. Sie nannte das Mittel MMS. Am Anfang
war ich skeptisch, doch als ich das Buch von Jim Humble gelesen hatte,
habe ich mich von dem MMS überzeugen lassen. Ich machte eine Kur, fing

mit einem Tropfen täglich an und endete mit 15 Tropfen. Diese 15 Tropfen nahm ich acht Tage lang ein und setzte sie dann ab. Das geschah vor etwa zwei Jahren. Ab diesem Zeitpunkt wartete ich auf einen Anfall, aber bis heute geschah nichts. Also war die Einnahme von MMS ein voller Erfolg. Ich bin davon überzeugt, dass das Mittel auch bei anderen Krankheiten hilft. Die Malaria ist jedenfalls besiegt."

05.12.2011: Reinhard Kalus aus Bamberg; www.lichtwegegehenrkcc.de

Erneut möchte ich besonders darauf hinweisen, dass die Verträglichkeit von MMS durch Zugabe von Natron erheblich verbessert wird. Folgenden Erfahrungsbericht über MMS habe ich von einer Indienreisenden erhalten:

„Vielen Dank für die Hinweise zu MMS. Wir haben bei unserer Indienreise 2009 sehr gute Erfahrungen mit MMS gemacht, wir haben das Wasser damit aufbereitet und auch Obst mit diesem Wasser gewaschen. Wir haben die Reise gesundheitlich gut überstanden. Mitreisende, die nicht so achtsam waren, sind zum Teil krank geworden. Sie hat dann MMS wieder auf die Beine gebracht."

Weiterhin viel Erfolg bei der Verbreitung und Aufklärung der Menschen bezüglich allem, was diese zu sich nehmen!

05.12.2011: Paula aus Bayern,

Staphylococcus haemolyticus

Staphylococcus epidermidis

Wundheilungs-störung

starke Schmerzen

Am 09. Dezember 2010 stürzte ich bei Glatteis und brach mir das Sprunggelenk. Daraufhin wurde ich operiert. Die OP verlief gut, allerdings stellte sich nach drei bis vier Tagen eine Wundheilungsstörung ein. Die Operationswunde wollte einfach nicht zuheilen. Die Ärzte erklärten mir, dass das Gewebe abgestorben sei. Ich wurde monatelang ohne Erfolg mit starken oralen Antibiotika behandelt (dreimal täglich 600 mg Clindamycin-Wirkstoff), habe starke Schmerzen gehabt und fast nicht mehr gehen können. Durch Zufall habe ich über einen Bekannten Herrn G. kennengelernt. Er erklärte mir die Anwendung von MMS und DMSO. Ich aktivierte nach seiner Anweisung 30 Tropfen MMS und gab diese in die Badewanne. Schon nach dem ersten Bad stellte sich eine Besserung ein. Ich wendete das MMS-Bad drei- bis viermal wöchentlich an, zweimal täglich bestrich ich die Wunde mit 80%igem DMSO. Innerhalb von 14 Tagen heilte die Wunde komplett zu. Ich möchte mich herzlich dafür bedanken und das MMS und DMSO jedem weiterempfehlen.

27.01.2012: Dipl.-Ing. Ali Erhan, 48 Jahre, Hannover

Seit über fünf Jahren litt ich unter einer Lactoseintoleranz, schwerer Glutenunverträglichkeit, sehr schwerer Histaminintoleranz mit großen braunen Flecken auf der Haut (Mastozytose = kristalliner Einschluss von überschüssigem Histamin in Mastzellen), ständiger starker Übersäuerung und vielen Darmpilzen. Nach zwei bis drei Tagen mit stündlich steigender Dosis von MMS-Tropfen konstatierte ich den Rückgang aller Beschwerden und Schmerzen um 95 %, ich esse wieder Brot und auch Schokolade! www.HeilenmitMMS.de

Nahrungs-mittelunverträg-lichkeiten

Übersäuerung
Darmpilze

Februar 2012: Frau Sophia P., telefonisch

Einem zwei Jahre alten Kind mit Borreliose wurden zehn Tage am Stück dreimal drei Tropfen am Tag (Tagesdosis acht bis neun Tropfen) in Hafermilch gegeben. Danach war das Kind von den Symptomen befreit.

Kind mit Borreliose

4.1.2 Erfahrungsberichte von Tierhaltern

29.01.2010: Frau P.

Mein drei Jahre alter Zwerghase hat sich einen Kaninchenschnupfen eingefangen. Ständiges Niesen und tränende Augen. Ich hab dem Kleinen einen Tropfen in seinen Trinknapf verabreicht und siehe da, nach drei Tagen wurde es besser und nun sind die Augen wieder fit. Er niest ab und zu mal, dafür bekommt er das MMS aber noch 'ne Woche. Schmecken tut es ihm wahrscheinlich auch, denn sein Wasser ist alle zwei Tage leer. Bin begeistert!!! Ich bin zur Zeit auch stark erkältet und nehme es auch seit einer Woche (sieben Tropfen) und es wird langsam, aber sicher besser; vor allem kann ich endlich abhusten. Ich kann MMS nur empfehlen!!! Danke!

Zwerghase mit Schnupfen

09.06.2010: freigegeben von Lothar Paulus

Tumor bei Rexmaus

Ich habe seit ca. einem halben Jahr zwei Rexmäuse bei mir zu Hause und einer der kleinen Racker hat einen Tumor bekommen (passiert bei den Rexmäusen oft). Meine Bekannte meinte schon, dass ich ihn wohl einschläfern lassen muss, aber so einfach wollte ich meinen Braini (Pinky und Brain heißen die zwei) nicht aufgeben, denn er ist mir schon sehr ans Herz gewachsen. Da ich selbst schon einige positive Erfahrungen mit MMS verbuchen konnte, wie zum Beispiel das Besiegen meines dauerhaften Reflux, hab ich mir gedacht, ich versuch es einfach mal. Der Tumor meiner Maus hatte schon sehr gewuchert und man konnte ihn deutlich sehen und ertasten. Dazu ist meinem Kleinen Blut aus den Augen gelaufen; weil der Tumor in der Halsgegend lag, nehme ich an, lag es daran. Seit ca. zwei Wochen gebe ich ihm nun in sein Trinkwasser MMS und ich konnte es kaum glauben, als nach einer Woche schon fast nichts mehr sichtbar war und er auch wieder normal sehen konnte, da das Blut aus den Augen verschwunden war. Zudem nimmt er wieder fleißig Nahrung zu sich, was er davor fast gar nicht mehr gemacht hat. Jetzt sieht man fast gar nichts mehr und ich denke, dass ich diesen Tumor in den nächsten Tagen voll besiegt habe und mein Braini noch eine ganze Weile bei mir bleiben darf. Ich danke Ihnen von ganzem Herzen für dieses bahnbrechende Mittel. Es hat mir und meiner Maus viel Leid erspart. Meine Lebensqualität ist dank Ihnen um einiges gestiegen. Acht Jahre Reflux mit extremem Sodbrennen ist Geschichte. Da, wo alles Schulmedizinische versagt hat, gab mir MMS meine Gesundheit zurück.

24.06.2010: zugesandt von Britta E.

Kater mit Augenentzündung

Unser Kater bekam MMS, als unser Hund ihm nur noch jaulend hinterherlief. An einem Auge befand sich eine Entzündung. Ich gab ihm nur 1 Tropfen MMS + 1 Tropfen 50 %iger Zitronensäure. Er wurde am nächsten Tag sofort gesund. Dank MMS gehe ich nicht mehr zum Tierarzt und impfe auch gar nicht mehr. Gebe meinen Tieren jede Woche einen Tropfen zur Vorbeugung.

15.06.2010: freigegeben von Lothar Paulus

Gerettete Ente

Danke, MMS 1!
Als ich eines Sonntags an einer Straße vorbeifuhr, sah ich Leute um eine große weiße Ente herum; sie schüttelten ihren Hals. Grüner Schleim kam heraus. Sie war am Ersticken! Ich hielt an und fragte, was sie haben könnte. Keiner wusste was. Ich dachte gleich an MMS und fuhr schnell nach Hause. Füllte Wasser in die Flasche – Tasse – MMS – und los. Dort angekommen mischte ich MMS. Füllte mit Wasser auf – nahm mir den Schnabel – goss langsam rein – sie war schon zusammengesackt. Ich gab ihr drei Tropfen – nach zehn Minuten taumelte sie hoch, hob ab und watschelte in Richtung Weiher zurück. Ich war so happy an diesem Sonntag. Gab meine Telefonnummer; falls was wäre, würde ich ihr nochmals MMS geben. Habe später nachgefragt, der Ente geht's blendend. Mich sandte Gott, sagten die Leute, und ich antwortete, danken Sie Jim Humble. ;-) Seitdem lasse ich MMS immer in meinem Auto für alle Fälle!

29.07.2010: Margita P., Lage

Augeninfektion bei Kater

Unser Kater Wob hatte sich beim Toben versehentlich einen Weidenstock durch das Auge gezogen – Netzhautriss. Medikation: Ruta als homöopathisches Mittel, antibiotische Augensalbe und Augenheilsalbe. Nach einer Woche wurden Bakterien (Klamydien) festgestellt. Nach einer weiteren Woche war der Riss geschlossen und nur noch ein Punkt zu sehen. Die Tierärztin wollte sofort ein bakteriologisches Gutachten erstellen, weil sie mit der Wirkung der Salbe nicht zufrieden war und es mit dem Auge nicht voranging. Da kam mir MMS in den Sinn. Ich setzte die anderen Mittel alle ab.
Dreimal täglich gab ich dem Kater 1 ml oral und tupfte das geschlossene Auge vorsichtig mit MMS ab. Nach fünf Tagen ergab die Untersuchung, dass alles okay ist.

September 2010: Kerstin Depping, Lage

Wackliger Schneidezahn bei Hund

Meiner 13 Jahre alten Hündin Lucky drohte ein sehr wackeliger Schneidezahn herauszufallen. Ich gab ihr eine Woche lang MMS, angefangen mit einem Tropfen MMS und fünf Tropfen Aktivator und gesteigert bis auf fünf Tropfen. Sie hat es problemlos vertragen und der Zahn sitzt wieder fest in seiner Reihe.

Außerdem ist sie seitdem wacher, freudiger und im Ganzen fitter als vorher, sodass wir wieder ausgedehnte Spaziergänge unternehmen können dank MMS.

08.09.2010: Emma aus England

Tumor bei Hund

Am 10.08.2010 begann ich meinen neun Jahre alten Hund mit MMS zu
behandeln, weil er einen Tumor im Abdomen hatte. Ein paar Wochen zuvor war mir nach Labortests, Röntgen und Röhre gesagt worden, dass
mein Hund nur noch Wochen, maximal ein paar Monate zu leben hätte
wegen seines Tumors im Abdomen und der Lungenmetastasen. Ich gab
ihm acht Stunden lang stündlich eine Zwei-Dosenpille (Anmerkung der
Autorin: Es handelt sich um MMS C30 als homöopathisches Mittel in
Globuliform, hergestellt von Firma Ainsworth, aus Natriumchloritlösung
28 % technischen Reinheitsgrades mit 10%iger Zitronensäure – wahrscheinlich synthetisch hergestellt – als Aktivator). Dann machte ich weiter
mit 4 x 3 Dosen und dann mit 4 x 4 Dosen pro Tag. Als ich anfing, aß er
nicht normal, er vertrug nur gekochten Reis mit Leber und Huhn. Er
konnte kaum gehen und hatte viel Gewicht verloren, war lethargisch und
hatte Durchfall. Nun, einen Monat, nachdem ich mit MMS begonnen
habe, frisst er wieder normal wie vorher und hat zugenommen. Er ist sehr
glücklich und hat die Spaziergänge mit normaler Länge wieder aufgenommen. Er hat wieder all die Energie, die er vor seiner Krankheit hatte,
und wenn er nicht den geschwollenen Bauch hätte, würden wir sagen, er
ist derselbe wie früher. Der Tumor war sehr hart, nun ist er definitiv weicher. Bei einem kürzlichen Besuch beim Tierarzt war dieser sehr überrascht
und wies mich an, weiterzumachen, womit auch immer, was ich natürlich
sowieso mache. Ich bin voller Zuversicht in Bezug auf sein zukünftiges
Leben und dankbar, dass ich MMS entdeckt habe, weil ich davon überzeugt bin, dass das diesen bemerkenswerten Wechsel in seiner Verfassung
bewirkt hat.

Oktober 2010: Richard aus England

Nierenversagen bei Hund

Der Tierarzt diagnostizierte bei meinem Hund Nierenversagen und gab ihm
nur noch ein paar Tage zu leben. Zwei Drittel seiner Nieren waren dahin.
Die Labortests ergaben, dass nur ein Drittel seiner Nieren noch arbeitete. Er
war wirklich sehr krank. Wir beobachteten seinen Verfall seit den vergange-

nen sechs Monaten. Zwei Tage, bevor wir ihn zum Tierarzt brachten, konnte er weder laufen noch fressen. An dem Tag, als ich vom Tierarzt zurückkam, bestellte ich MMS. Es dauerte noch ein paar Tage, bis es kam, und jeden Tag ging es ihm schlechter. Sobald wir begannen, ihm MMS zu geben, stabilisierte sich sein Zustand, dann verschlechterte er sich, dann stabilisierte er sich wieder. Das ging so für einige Zeit. Er hatte Erbrechen und Durchfall während dieser Zeit, aber langsam erkannten wir, dass sein Zustand sich besserte. Es war etwas schwierig, mit der Dosierung höher zu gehen, weil ihm meistens übel wurde und er nicht viel essen konnte. Nach 14 Tagen gab es eine wirkliche Verbesserung. Er wurde lebendiger, begann sein Futter zu fressen und wollte wieder seine Spaziergänge machen, wenn auch nur sehr kurze Strecken.

Jetzt ist es sieben Wochen her, dass wir mit MMS begonnen haben, und er sitzt direkt neben mir und schaut, als ob nichts passiert wäre. Er läuft wieder seine normalen Wegstrecken von drei bis fünf Meilen morgens und abends und frisst seine regulären Portionen zu den Mahlzeiten. Sein Fell glänzt und er sieht zwei Jahre jünger aus als vorher. Ich gebe ihm eine kleine Erhaltungsdosis morgens und abends. Das ist alles umso unglaublicher, wenn Sie in Betracht ziehen, dass er ein 13 Jahre alter Hund ist.

14.02.2011: zugesandt von Marion Schlenzka

Einer betroffenen Stute mit einem sogenannten Hufreheschub wurde eine Dosis von 120 Tropfen pro Tag verabreicht, da die Krankheit akut und äußerst schmerzhaft war. Diese Dosis wurde durch Steigerung von 30 auf 120 Tropfen nach einigen Tagen erreicht.

Das aktivierte MMS wurde mit Weizenkleie gemischt und ohne Probleme schnell gefressen.

Der Stute ging es zu keiner Zeit schlechter, sie hatte keinerlei Anzeichen von Unverträglichkeit. Es ging ihr im Gegenteil immer besser und nach einer Woche konnte sie wieder auf der Weide laufen.

Die Behandlung wurde vier Wochen lang mit der Dosis von 120 Tropfen pro Tag fortgesetzt und dann für einige weitere Wochen auf eine Erhaltungsdosis von 50 Tropfen reduziert. Die MMS-Gabe erfolgte dreimal täglich in angefeuchteter Weizenkleie.

Die Stute läuft und galoppiert heute fröhlich auf der Koppel. Es geht ihr besser als je zuvor, seit sie an Hufrehe erkrankt war. Sie darf sogar wieder grasen, was durch die Reheanfälligkeit zur Sicherheit nicht möglich war.

1. Fall:
Stute mit chronischer Hufrehe

Die Überlegung der Besitzerin war ursprünglich, das Pferd einschläfern zu lassen, besonders nach dem letzten Hufreheschub, da sie keine Behandlungsmethoden gesehen hatte. Die Pferde leiden sehr an dieser schmerzhaften Krankheit. Die Gabe von MMS hat ihr Pferd gerettet und wird es eventuell auch für immer heilen.

Die Stute wird jetzt in Abständen, z. B. im Frühjahr und Herbst, wenn die Hufreheanfälligkeit groß ist, prophylaktisch mit 50 Tropfen MMS täglich über vier Wochen behandelt. Bei einem neuen Hufreheschub wird erneut die hohe Dosis von 120 Tropfen von aktiviertem MMS verabreicht.

14.02.2011: zugesandt von Marion Schlenzka

2. Fall: Pferd mit faustgroßem Hufkrebs

Der Hufkrebs dieses Pferdes war so gut wie unheilbar und führte zu einer drohenden Ablösung der Hufkapsel, was eigentlich eine Einschläferung des Pferdes nötig macht. Der Huf war innen weich und blutig, das Pferd war kaum lauffähig.

Es wurden täglich 30 Tropfen aktiviertes MMS in ca. einem Liter Wasser verdünnt und darin Babyplastikwindeln getaucht, bis diese sich vollgesaugt haben. Diese Windeln wurden um den Huf über Nacht befestigt und morgens abgenommen. Das MMS hatte nun Zeit, langsam seine Wirkung zu entfalten. Diese Behandlung erstreckte sich über viele, mindestens sechs Wochen. Heute ist der Krebs auf ein walnussgroßes Geschwür verkleinert und der Huf ist auf dem Wege der Regeneration. In den Augen von Hufschmieden und Ärzten gleicht das einem Wunder.

Die Behandlung wird weiter fortgesetzt, bis der Krebs geheilt und der Huf regeneriert ist.

In beiden Fällen gab es keine Anzeichen, dass den Tieren durch die Einnahme von MMS schlecht geworden wäre. Interessant war auch noch, dass diese Tiere im Sommer viel weniger von Insekten, Bremsen und Zecken befallen wurden als die Tiere, die kein MMS bekommen hatten.

12.7.2011 Peter Schneider aus Spalt, Bayern

Kirschgroße Geschwulst am Auge

Beim Rasenmähen gefunden – drei Wochen altes Kätzchen – von der Mutter verstoßen – kirschgroße Geschwulst am Auge – alle zwei Stunden mit MMS-Tinktur betupft – mit Pipette zu trinken gegeben – auch ins Futter gemischt – jetzt, vier Wochen später, Katze gesund – alles o.k. – auch mit dem Auge.

Jetzt bekommt auch der Rest der Katzenmannschaft immer wieder etwas ins Futter gemischt. Rezeptur: zwei Tropfen aktiviert auf 40 ml Wasser.

Oktober 2011: Herr A. G. aus Bayern

„Ich bin noch im Experimentierstadium, bin aber schon sehr zufrieden mit meinen Ergebnissen. Pro 20 kg Bienenfutter füge ich 36 Tropfen aktiviertes MMS hinzu. Bei meinen 19 Bienenvölkern habe ich dadurch weniger durch Bienenviren verursachte Mutationen als erwartet, keine Räuberei der Bienenvölker untereinander (was anzeigt, dass die Völker in guter vitaler Verfassung sind) und hatte keine Verluste durch die Varroamilbe, die anderen Imkern schwer zusetzte (Leerfliegen, Zusammenbrechen der Völker usw.). Auf die Idee, MMS so einzusetzen, brachte mich, dass MMS mir und meiner Familie bereits gute Dienste geleistet hat, u. a. genas mein sterbenskranker Hund mit einer schweren Parvovirenerkrankung innerhalb kurzer Zeit. So beschloss ich, es auch bei meinen Bienen auszuprobieren, da das herkömmlicherweise gegen die Varroamilbe eingesetzte Mittel Oxalsäure auch ein Oxidationsmittel ist. Im Gegensatz zu Perizin oder Antibiotika hinterlässt es keine Rückstände im Honig. Das vermute ich von MMS als Futterbeimischung auch und möchte meine Imkerkollegen ermutigen, selbst Versuche zu starten."

Varroamilbe bei Bienen

Parvoviren-erkrankung

November 2011: Bericht einer Kundin des Daniel-Peter-Verlages

Ich gebe meinen Kälbern 20 Tropfen MMS auf jeweils einen Liter Milch zu trinken. Seitdem ich das so mache, wachsen meine Kälber wesentlich gesünder auf und es gab gar keine sterbenden Kälber mehr, ist das nicht wundervoll? (Anmerkung der Autorin: Bitte beachten Sie bei der Verabreichung von MMS an Kälber, dass bei Auftreten von Durchfall die MMS-Gaben sofort eingestellt werden! Siehe Kap.14 „MMS für Tiere")

Gesündere Kälber

November 2011: Ein Kunde des Daniel-Peter-Verlages

MMS hilft bei vielen Taubenkrankheiten. Generell erzielen Züchter sehr gute Erfolge, wenn sie den Tauben durchgehend MMS im Wasser zu trinken geben. Die empfohlene Dosierung: sechs Tropfen MMS auf vier Liter Wasser. Es braucht etwa 14 Tage Gewöhnungszeit, bis die Tauben von selbst das

Riesenerfolge bei Tauben

MMS-Wasser trinken, wenn sie auch Regenwasser zur Wahl haben.
Bei Trichomonadenerkrankungen hilft es nur bedingt.

Ornithose,
eine Papageien-
krankheit

Sehr gute und schnelle Besserung bei Ornithose, einer Papageienkrankheit
mit viel Tränenfluss im Auge, ergab folgendes Vorgehen:
1 Tropfen MMS auf 20 ml Wasser mit einer Spritze (ohne Nadel!) in den
Schnabel verabreichen – half prompt.

Aufruf

Wir möchten uns hier noch einmal recht herzlich bei allen bedanken, die uns Ihre Erfahrungsberichte zugesandt haben, und bitten auch Sie, wenn Sie Erfahrungen mit MMS gemacht haben, uns diese für weitere Auflagen oder ein Extrabuch mitzuteilen. Ihre Erfahrungen können eventuell anderen Menschen weiterhelfen.

Wenn Sie uns in einem Bericht schildern, was Sie mit MMS erlebt haben, sind folgende Punkte von Bedeutung:

- Name der Krankheit/Diagnose, evtl. Vorgeschichte
- Wann haben Sie mit MMS angefangen?
- Wie viele Tropfen haben Sie am Tag genommen?
- Wie oft am Tag?
- Wie viele Tage hat es gedauert, bis sich Ihr Zustand verändert hat?
- Wie hat sich Ihr Zustand verändert?
- Haben Sie evtl. auch einen ärztlichen Befund? Vorher/nachher?
- Bitte schreiben Sie uns auch, ob Sie mit einer Veröffentlichung einverstanden wären und ob wir Ihren vollen Namen mit dazuschreiben dürfen. Damit können auch Sie die Wirksamkeit mit Ihrer eigenen Erfahrung glaubwürdig unterstreichen.

Bitte schreiben Sie an:
DANIEL-PETER-VERLAG
Kirchröttenbach D 45
91220 Schnaittach
info@daniel-peter-verlag.de
www.daniel-peter-verlag.de

Liste erfolgreich mit MMS behandelter Krankheiten

Quellen: 1. Dia von Jim Humble; 2. Erfahrungsberichte von Anwendern auf den Internetseiten www.jimhumblemms.de, www.mmsjimhumble.de und www.jim-humble-mms.de; 3. Rückmeldungen von Anwendern

Weder werden hier Heilversprechen abgegeben, noch erheben diese Angaben Anspruch auf Vollständigkeit. Das hat auch Jim Humble 2010 in Mönchengladbach wieder ausdrücklich betont. Inzwischen hat er viele weitere Krankheiten unter MMS weggehen sehen, die hier noch nicht aufgelistet sind.

Menschen mit nachfolgend aufgeführten Krankheiten haben den Berichten zufolge gut auf MMS angesprochen. Ob es in Ihrem Einzelfall auch helfen wird, kann ich nicht sagen, dafür ist die Krankheitsgeschichte eines jeden Menschen zu individuell.

Aids

Akne

aktinische Keratose

allergische bronchiale Aspergillose

Allergien

Alzheimer-Krankheit

amyothrophe Lateralsklerose

Angina

Anämie

Anthrax (Milzbrand)

Aphthen

Apoplex

Arterienverstopfungen

Arthritis

Asthma

Atherome

Augenerkrankungen und Sehstörungen

bakterielle Prostatitis

Bandwurminfektionen

Basaliom

Bauchspeicheldrüsenerkrankungen

Bauchspeicheldrüsenkrebs

Bazin-Krankheit
  (Tbc-Form mit plattenartigen

oder geschwürigen Verhärtungen
  der Haut, besonders der Waden)

Bartonellose

Beta-Thalassämie minor

Beschwerden nach Transplantationen

bipolare Störungen

Blasenerkrankungen

Blutkrankheiten

Blutschwamm

Borreliose

Bronchitis

Brustkrebs

Brustentzündung

Candidamykose

Chronic Pelvic Pain Syndrome CPPS

chronische Depression (Dysthymie)

chronisches Müdigkeitssyndrom

chronische Nierenerkrankungen

chronische lymphatische Leukämie

chronische Fettsucht

Colitis ulcerosa, cystische Fibrose

Darmerkrankungen

Dengue-Fieber

Denk-, Konzentrations- und Gedächtnisstörungen

Depressionen

Diabetes mellitus Typ I und II

Dickdarmerkrankungen

Diverticulitis

Durchfall

Durchblutungsstörungen

Ekzeme

Emphysem

Erkältungen

Erkrankungen während der Schwangerschaft

Erythema nodosum

Fibromyalgie

Fieber

Gelbfieber

Geschlechtskrankheiten (auch Gonorrhoe und Syphillis)

Gicht

Grippe

Gürtelrose

Gehörverluste

Haarprobleme

Harnleitererkrankungen

Hautunreinheiten

Hautausschlag

Hämorrhoiden

Hauterkrankungen

Hefeinfektionen

Helicobacterbefall

Hepatitis

Herpes labialis und Herpes zoster

Herzklopfen

Herzrhythmusstörungen

Herzkrankheiten

Herzinfarkt, idiopathische Herzmuskelerweiterung

Heuschnupfen

Hirnhautentzündung

Hornhaut

HIV

HPV-Viren (Warzen)

Hypophysentumore

Immunschwäche

Infektionen (alle Arten)

Ischialgie

Karpaltunnelsyndrom

Katarakt

Katzenhaarallergie

Kiefererkrankungen

Knochen, Muskel - und Bindegewebsschmerzen

Knochenkrebs

Kopfschmerzen

Kondylomen

Krämpfe

Krampfadern

Krebsarten

Lebensmittelvergiftung

Lebererkrankungen

Lähmungen

Leishmaniose

Lepra

Leukämie

Leukozytose

Lungenentzündung

Lungenprobleme

Lupus erythematodes

Lymphome

Magenerkrankungen

Magen-Darm-Infekt

Magengeschwüre

Magenkrämpfe

Malaria

Megaösophagus

Melanom

Meningitis

Metastasen in Knochen

Migräne

Morbus Crohn

Morbus Cushing

Morgellonskrankheit

MRSA

Mückenstiche

Müdigkeit

multiples Myelom (Plasmozytom)

Multiple Sklerose

Mundgeruch

Muskelverspannung

Myasthenia gravis

Mykoplasmenerkrankungen

Myom

Nagelerkrankungen

Narbenprobleme

Nasenbluten

Nervosität

nervös zuckende, krampfende Beine

Nierenerkrankungen

Nierenversagen

Nierenentzündungen

Nierensteine

Neurodermitis

Ödeme

offene Beine

Ösophaguserkrankungen

Ohrerkrankungen

Ohrenschmerzen

Osteopenie

Osteoporose

Osteosarkom

Ovarialzyste

Parasitenbefall (auch bei Haustieren)

Parkinson-Krankheit

Parvovirus

Pfeiffersches Drüsenfieber

Pickel

Pilzbefall der Nasennebenhöhlen

Pilzerkrankungen

Prostataerkrankungen

Psoriasis

Q-Fieber

Restless Legs

Reizblase

Reizdarm

Retinoblastom

Röteln

Ruhr

Rückenprobleme

Sarkoidose

Scharlach

Schilddrüsenerkrankungen

Schlaflosigkeit

Schleimbeutelentzündung

Schuppenflechte

Schwäche, körperliche

Schwermetallbelastungen

Skoliose

Sinusitis

Shigellose (Ruhr)

Sodbrennen

Spinalstenose

Spannungskopfschmerzen

Spondylitis ankylosans
    (Morbus Bechterew)

Stimmlippenlähmung

Stirnhöhlenentzündung

Tbc

Tetanus

Thrombozytopenie

Tinnitus

Tonsillitis

Transplantationen vermieden oder
    Beschwerden danach

Trigeminusneuralgie

Tumor, neuro-endokriner

Tumore, krebsartige und nicht
    krebsartige

Typhus

Übergewicht

übersensible Reaktion auf verschie-
    denste Substanzen

Übelkeit	Wetterempfindlichkeit
Verbrennungen	Windpocken
Verdauungsschwierigkeiten	Zahnfleischerkrankungen
Vergiftungen	Zahnfleischbluten
Vorhofflimmern	Zahnstein
Warzen	Zahnfleischentzündungen
Wegener'sche Granulomatose	Zirrhose

Die geschilderten Heilerfolge lassen Sie jetzt vielleicht vermuten, dass das MMS eine Art Wundermittel sei, das alles heilt. Dem möchte ich hier widersprechen. Das hat auch Jim Humble nie behauptet. MMS wirkt ziemlich sicher heilend bei Malaria; bis jetzt sind mir jedenfalls keine anderslautenden Berichte bekannt. Es tut, was es kann, es tötet Erreger ab und entgiftet, nicht mehr –, aber auch nicht weniger. Wenn das ausreicht, um den Menschen gesunden zu lassen, wird er gesund, wenn nicht, dann nicht.

Weil hier also ein Mensch, der MMS genommen hat, jetzt keinen Krebs mehr hat, bedeutet das noch nicht, dass das in jedem anderen Fall auch so geht. Sagen wir es so, wenn die Krebszellen auf das MMS empfindlich reagieren, könnte es sein, das kann aber keinesfalls versprochen werden. Wenn Sie es wissen wollen, bleibt Ihnen nur, es selbst auszuprobieren – auf eigene Verantwortung. Das Gleiche gilt für jede andere Erkrankung auch. Ich als Ärztin darf Ihnen noch nicht einmal raten, ein Mittel einzunehmen, das amtlicherseits nur als Wasserdesinfektionsmittel, nicht aber zur innerlichen Verwendung zugelassen ist. Aber ich würde Ihnen auch nicht davon abraten; schließlich haben es bereits viele Menschen angewendet und eine Verbesserung ihres Gesundheitszustandes oder sogar Heilung erzielt. Und ich würde auch kein Buch darüber schreiben, wenn ich nicht selbst mit der Wirkung von MMS zufrieden wäre. Ein Buch kann jedoch nicht den geschulten Blick eines Experten ersetzen. Falls Sie an einer schwerwiegenden Erkrankung leiden, ist es daher auf jeden Fall sinnvoll, einen ganzheitlich arbeitenden Arzt oder Heilpraktiker aufzusuchen und sich von ihm beraten zu lassen. Dann können Sie sich immer noch entscheiden, ob, wann und wie Sie MMS anwenden wollen.

5

Wo Sie MMS beziehen können

Jim Humble hat sich MMS nicht patentieren lassen, weil er in erster Linie wollte, dass es alle, die es brauchen, auch erreicht. Er selbst verkauft kein MMS.

Seit einiger Zeit gibt es einen großen Markt an Anbietern. Sie können im Internet selbst nachsehen. Wenn Sie die Stichworte „MMS", „CDL", „Chlordioxidlösung" oder „Trinkwasserentkeimungsmittel" in eine Suchmaschine eingeben, finden Sie sicherlich zahlreiche Hinweise auf Bezugsmöglichkeiten.

Reformhäuser Auch in Reformhäusern könnten Sie in der Rubrik „Reinigungsmittel" oder „Körperpflege" die Möglichkeit haben, eine 0,29%ige Chlordioxidlösung (CDL) zur Trinkwasserreinigung bzw. zur Trinkwasserentkeimung zu erwerben.

Jim Humble hat in seinem Buch „MMS: Der Durchbruch" Zitronensäure als Aktivator empfohlen, da sie besser verträglich ist als Essig und da Essig bei Vorliegen von Candidamykosen sowieso kontraindiziert ist. Inzwischen haben Anwender herausgefunden, dass Weinsteinsäure oder Salzsäure als Aktivator noch angenehmer im Geschmack und besser zu vertragen sind. Jim Humble empfiehlt nur noch ca. 5%ige Salzsäure als Aktivator, um durch ein einheitliches Vorgehen Anwenderergebnisse miteinander vergleichen zu können. Ich empfehle als Aktivator je nach individueller Verträglichkeit 3–5%ige Salzsäure oder 50%ige Weinsteinsäure. Zitronensäure, die zumeist synthetisch aus Aspergillus niger hergestellt wird, führt dagegen öfter zu Unverträglichkeiten, sodass ich sie nur noch für Länder empfehle, in denen keine Salzsäure oder Wein-

Was Sie steinsäure zu beschaffen ist.
brauchen Jedenfalls brauchen Sie eine Flasche MMS (das ist die 22,4%ige bis 28%ige Natriumchloritlösung) und eine Flasche Aktivator. Sie können wählen unter Salzsäure, Weinsteinsäure und Zitronensäure.

Natriumchloritlösungen gibt es in technischer Qualität für industrielle Zwecke und zur Wasserentkeimung z.B. für Swimmingpools oder für Trinkwasser.

Jede Form von Natriumchlorit die auch in Laboren und zur Wasserreinigung genutzt wird ist zur Herstellung von MMS geeignet. Alle Natriumchloritlösungen, die mindestens die Reinheitskriterien in § 11 der deutschen Trinkwasserverordnung nach DIN EN 938 von 2009 erfüllen sind von hervorragender Qualität.

Die meisten Firmen, die MMS zum Verkauf anbieten, haben eine umfangreiche Auswahl: Flaschen à 100 oder 120 ml als Standardangebot, Rabatte bei Abnahme größerer Mengen usw. Jim Humble hat Natriumchlorit eingekauft, wo er es günstig bekommen konnte oder wo es überhaupt erhältlich war, z.B. im Poolbedarf. Er war mit der Wirkung zufrieden und es wurde auch von vielen, denen er es in Afrika und Südamerika gegeben hat, gut vertragen. Viele der weltweit angebotenen Natriumchloritlösungen sind auf Basis dieser Qualität für Swimmingpool-Hygiene hergestellt. In Europa sind die Verhältnisse anders. Aufgrund der schlechten Ernährung und naturferner Lebensweise auf diesem Kontinent sind die Menschen hier oft empfindlicher und reagieren in größerer Zahl auch schon auf geringe Mengen von Verunreinigungen mit Beschwerden. Wenn Sie also eher ein empfindlicher Mensch sind, *MMS in* ist es für Sie sicherer, sich MMS in hoher Qualität zu besorgen. Gleich- *hoher Qualität* zeitig ist es wichtig, sich Zeit für Auswahl, Zubereitung und Verzehr Ihrer möglichst naturbelassenen Nahrung zu nehmen!

Nicht alle Hersteller von MMS deklarieren den Reinheitsgrad ihrer Lösung. Wenn Sie lieber MMS wollen, das die Kriterien der Deutschen Trinkwasserverordnung erfüllt, fragen Sie bei dem Hersteller nach. Für die meisten Anwender weltweit ist es nicht von größerer Bedeutung, welches MMS sie nutzen, für einige besonders empfindliche Menschen schon.

Natriumchloritlösung in reinerer Qualität entspricht bei 22,4 bis 22,5% *22,5%ige* der 28%igen Natriumchloritlösung in technischer Qualität, da die üblichen *Natriumchlorit-* 20% herstellungsbedingten Zusätze wegfallen. *lösung*

Aus Sicherheitsgründen und um mögliche Verunreinigungen zu mini- *Hoher Schutz* mieren, bevorzuge ich MMS, das die Reinheitskriterien des § 11 der *durch Violett-* deutschen Trinkwasserverordnung einhält, als 1:1-Aktivator 50%ige *glasflaschen* Weinsteinsäure oder 3–5%ige Salzsäure und eine Abfüllung in Glas- oder PE-Flaschen. PET Flaschen sind nicht geeignet.

Aufgrund der Rechtslage in Deutschland dürfen die Firmen, die MMS verkaufen, keine Ratschläge zur innerlichen Verwendung von MMS erteilen. Deswegen wundern Sie sich nicht, falls Sie in Bezug auf Einnahme und Dosierung bei den meisten Firmen am Telefon keine Auskünfte erhalten.

Wenn Sie dieses Buch aufmerksam lesen, finden Sie die Antworten auf die meisten Ihrer Fragen selbst.

Alternative Suchbegriffe

Falls Sie im Internet den Suchbegriff „MMS" nicht mehr finden sollten, suchen Sie unter den Begriffen „Trinkwasserentkeimungsmittel" oder „Trinkwasserreinigungsmittel" nach „22,5%iger Natriumchloritlösung" und einem geeigneten Aktivator zur Herstellung von Chlordioxid, wie z. B. Salzsäure oder Weinsteinsäure, oder gegebenenfalls auch nach „0,29%ige Chlordioxidlösung" selbst.

MMS-Energieglobuli bieten noch eine weitere Alternative für alle, die sich für energetische Medizin begeistern. Siehe 8.15.

www.informierteGlobuli.de.

Aktivator	Mischungs-verhältnis	Tropfen-zahl	Aktivierungszeit
Zitronen*-, Weinsteinsäure 5%	1:10	10 Tropfen	3 Minuten
Zitronen*-, Weinsteinsäure 10%	1:5	5 Tropfen	3 Minuten
3–9%ige Salzsäure, Weinsteinsäure 50% oder Zitronensäure 50%*	1:1	1 Tropfen	40–60 Sekunden

* Zitronensäure als Aktivator wird nur empfohlen, wenn Sie keine Salzsäure oder Weinsteinsäure erhalten können

Die Tabelle bezieht sich immer auf je 1 Tropfen Natriumchloritlösung und Sie sehen das dazu passende Mischungsverhältnis zu den momentan angebotenen Aktivatoren. Die Dauer der Aktivierung variiert zwischen 40 Sekunden und 3 Minuten. Sie erkennen die fertig aktivierte Lösung an der goldbraunen Farbe.

Zum Zeitpunkt der Drucklegung der 5. Auflage des „MMS-Handbuches" haben bereits einige MMS-Verkäufer den Verkauf von MMS eingestellt, nachdem sie behördlicherseits dazu aufgefordert wurden. Eine vernünftige Begründung für das Verbot von MMS gibt es meines Erachtens nicht. Siehe Kapitel 17 „Rechtliche Aspekte".

Wenn Sie die Möglichkeit dazu haben, empfehle ich Ihnen, sich mit MMS ausreichend zu bevorraten. In Glasflaschen oder PE-Flaschen ist es über viele Jahre gut haltbar.

Ihr Einsatz ist erforderlich

So, wie es momentan aussieht, werden Sie sich für MMS einsetzen müssen, wenn Sie es weiterhin zur freien Verfügung haben wollen.

6

WIE MMS ANGEWENDET WIRD

Um es im Vorhinein noch einmal zu sagen: immer nur auf eigene Verantwortung!

Da es sich um ein Wasserreinigungsmittel handelt, ist es für den innerlichen Gebrauch nicht zugelassen. Ich kann Ihnen also ärztlicherseits nicht dazu raten, es für andere Zwecke als zur Wasserentkeimung zu nutzen. Aber ich sehe mich auch nicht gezwungen, Ihnen abzuraten, da viele Menschen MMS eingenommen haben und dankbar für die erzielten Ergebnisse sind. Ich überlasse es somit Ihnen, ob Sie sich auf einen Selbstversuch einlassen wollen oder nicht. Allerdings rate ich Ihnen, sich bei anhaltenden starken Beschwerden erst um eine ärztliche Klärung der Ursache zu bemühen. Eine gründliche Diagnose sollte am Anfang jeder Behandlung stehen.

Falls Sie entscheiden, MMS einzusetzen, lesen Sie bitte dieses Kapitel genau. Es ist wichtig, sich an die Dosierungsanleitung von Jim Humble zu halten, wenn Sie eine gute Wirkung erzielen wollen. Außerdem ist es wichtig, die Sicherheitsmaßnahmen zu beachten: Sie hantieren mit einem Gefahrenstoff!

Ähnlich wie jedes andere hochwirksame Instrument, z. B. ein Feuerzeug, ein Putzmittel usw., sollte es mit der gebotenen Vorsicht benutzt werden und für Kinder unzugänglich und vor Sonneneinstrahlung geschützt aufbewahrt werden. Bevor Sie es kaufen oder einsetzen, lesen Sie bitte zuerst die Sicherheitshinweise (Kapitel 11) durch.

Was Sie brauchen

MMS ist eine 22,4%ige bis 28%ige Natriumchloritlösung, die durch Säure aktiviert wird. Sie brauchen also eine Flasche MMS und eine Flasche Aktivator. Woher Sie es beziehen können, steht in Kapitel 5. Außerdem brauchen Sie ein sauberes, trockenes Glas. Nehmen Sie auf jeden Fall ein Glas, einen Porzellan- oder einen Kunststoffbecher, kein Metallgefäß! Umrühren ist nicht notwendig. Wenn Sie es wollen, nehmen Sie einen Holzstab oder einen Plastiklöffel, keinen Metalllöffel, sonst geht schon ein Teil der Oxidationskraft unnütz verloren.

Es gibt drei vielfach erprobte Varianten, MMS anzuwenden: das neue Standardprotokoll von Jim Humble, das alte Standardprotokoll von Jim Humble und Claras 6+6-Protokoll. Alle drei basieren auf demselben Prinzip:

22,4%ige bis 28%ige Natriumchloritlösung wird durch verdünnte Salzsäure, Weinsteinsäure oder notfalls Zitronensäure aktiviert und nach einer definierten Wartezeit mit Wasser vermengt und getrunken. Die einzelnen Protokolle unterscheiden sich lediglich durch die Höhe der Tropfenzahl und die Zeitabstände zwischen den Einnahmen. Für Schwerkranke empfiehlt Jim Humble unbedingt sein neues Standardprotokoll. Es erlaubt dem Anwender, durch die häufige Einnahme kleinerer Mengen MMS eine höhere Gesamttagesdosis einzunehmen, als bei dem alten Standardprotokoll möglich war.

Für alle drei oben genannten Protokolle gilt Folgendes:

6.1 ANMISCHEN UND ANWENDUNGSBEISPIELE

1. Einen Tropfen MMS in ein trockenes, sauberes Glas (ohne Spülmittelrückstände) geben.

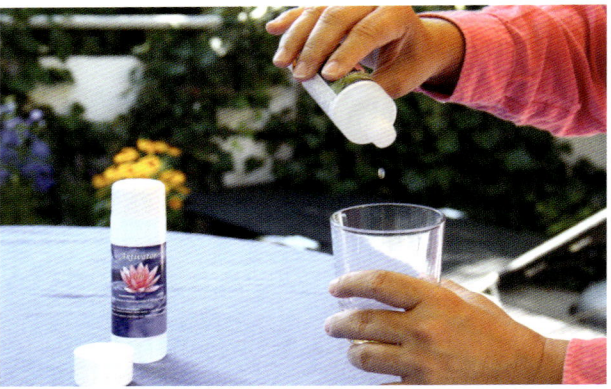

2. Aktivator hinzufügen
   Tropfenverhältnis 1:1 bei Aktivator:
   - 3–5%ige Salzsäure oder
   - 50%ige Weinsteinsäure oder
   - 50%ige Zitronensäure (nur noch bedingt empfohlen)

   D. h., bei diesen Aktivatoren einen Tropfen hinzufügen. Achten Sie darauf, dass sich die Tropfen vermischen.

Tropfenverhältnis 1:5 bei Aktivator:

- 10%ige Weinsteinsäure oder
- reiner, frisch gepresster Zitronen- oder Limettensaft
- 10%ige Zitronensäure (nur noch bedingt empfohlen)

D.h., bei diesen Aktivatoren fünf Tropfen hinzufügen.

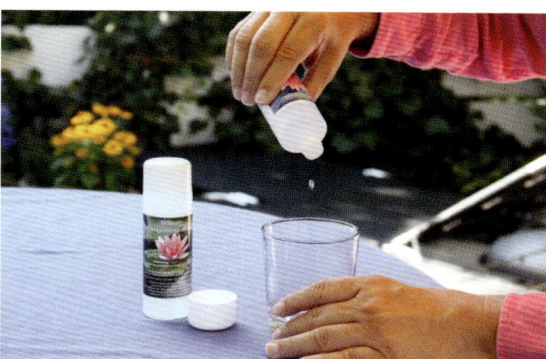

3. Das Glas schwenken

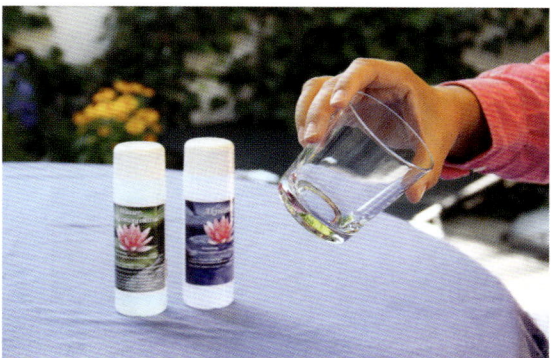

4. Aktivierungszeit abwarten

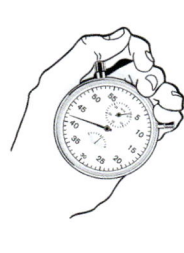

40–60 Sekunden bei Aktivator:

- 3–5%ige Salzsäure oder
- 50%ige Weinsteinsäure oder
- 50%ige Zitronensäure (nur noch bedingt empfohlen)

3 Minuten bei Aktivator:

- 10%ige Weinsteinsäure oder
- reiner, frisch gepresster Zitronen- oder Limettensaft
- 10%ige Zitronensäure (nur noch bedingt empfohlen)

Die Lösung färbt sich gelb bis goldbraun, daran erkennt man die erfolgreiche Aktivierung; es entwickelt sich der eigentliche Wirkstoff Chlordioxid, ein nach Chlor riechendes Gas.

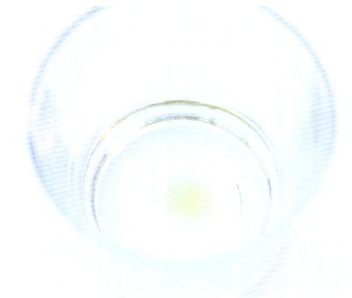

5. Das Glas mit 150–300 ml Wasser auffüllen; das Wasser wird dadurch hell gelblich-grünlich gefärbt.

6. Auf eigene Verantwortung das Glas austrinken

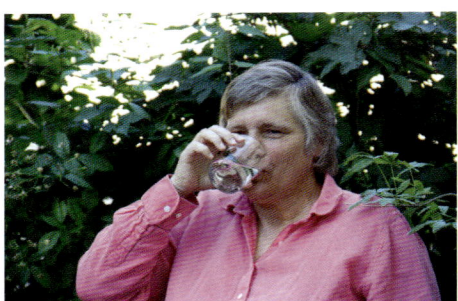

Beginnen Sie immer mit der niedrigsten Dosis und steigern Sie nur, wenn die vorangegangene Dosis gut vertragen wurde langsam entsprechend Ihrer Befindlichkeit.

Wenn Sie 3–5%ige Salzsäure, 50%ige Weinsteinsäure oder wenn nicht anders möglich 50%ige Zitronensäure als Aktivator verwenden, fügen Sie genauso viel Tropfen Salzsäure bzw. Weinsteinsäure oder Zitronensäure dazu, wie Sie MMS- Tropfen ins Glas gegeben haben. Das gilt auch für 50%ige Zitronensäure. Wenn Sie 10%ige Zitronensäure als Aktivator verwenden, brauchen Sie die fünffache Menge. Passen Sie auf die Aktivierungszeit auf, die bei den unterschiedlichen Aktivatoren unterschiedlich ist. Bei 10%iger Zitronensäure oder frischem Zitronensaft beträgt sie drei Minuten, bei 50%iger Weinsteinsäure, bei 3–5%iger Salzsäure oder 50%iger Zitronensäure nur 40–60 Sekunden. Einige Hersteller geben in ihren Gebrauchsanweisungen an, dass Sie für 3–5%ige Salzsäure, 50%ige Zitronensäure oder 50%ige Weinsteinsäure nur 20–30 Sekunden Aktivierungszeit brauchen. Das hat auch Jim Humble so empfohlen. Nach meiner Testung hat sich ergeben, dass es besser ist, mindestens 40 Sekunden zu warten, selbst bei 5%iger Salzsäure. Länger als 60 Sekunden zu warten, ist allerdings nicht sinnvoll. Bis zu zwei Minuten können Sie das Gemisch trotzdem noch nutzen, danach sollten Sie es verwerfen, wenn Sie sich an den mir bekannten Erfahrungswerten orientieren wollen. Nach mehr als zwei Minuten ist es schon zu stark aktiviert. Falls Sie frischen Zitronensaft oder 10%ige Zitronensäure verwenden, beträgt die optimale Aktivierungszeit drei Minuten. Dabei kommt es nicht auf ein paar Sekunden mehr oder weniger an. Versehentlich passiert es schon mal, dass etwas dazwischenkommt, sodass Sie die Zeit nicht exakt einhalten können. Noch bis zu fünf Minuten können Sie das aktivierte Gemisch gut nutzen. Danach sollten Sie es lieber verwerfen und neu ansetzen. Nach längerem Stehen kristallisiert das MMS-Säuregemisch aus, unabhängig von der Art des Aktivators. Das ist der normale Ablauf und bedeutet nicht, dass das MMS oder der Aktivator qualitativ minderwertig ist.

Allerdings sollten Sie es dann verwerfen und nicht mehr nutzen. Der größte Teil des Chlordioxids, das durch die Aktivierung freigesetzt wird, ist bereits als Gas entwichen. Durch das rechtzeitige Hinzufügen von Wasser wird das Chlordioxid im Wasser gelöst und kann nun noch bis zu vier Tage genutzt werden, wenn die Lösung kühl, dunkel und verschlossen aufbewahrt wird.

Wenn Sie das erste Mal MMS verwenden, ist es am sichersten, mit einem Tropfen zu beginnen, um sich erst einmal langsam heranzutasten und um unerwünschte Reaktionen zu vermeiden.

Die günstigste Einnahmezeit für die meisten Anwender ist etwa 50 bis 60 Minuten nach dem Essen, besonders bei einem empfindlichen Magen. Auf nüchternen Magen wirkt es intensiver, kann aber unter Umständen zu Reizerscheinungen führen. Allerdings vertragen ca. 21 % der Anwender (kinesiologisch von mir getestet) MMS sogar besser auf nüchternen Magen, ca. 20 % (kinesiologisch getestet) ist es egal und für knapp 60 % ist es laut meiner kinesiologischen Testung besser, MMS 50–60 Minuten nach dem Essen einzunehmen.

Egal, welchen Aktivator Sie benutzen, es kann sein, dass Ihnen sofort oder im Laufe der Zeit der Geschmack nicht behagt; falls Ihnen übel wurde, kann es auch sein, dass der Geruch von Chlorgas die Erinnerung daran verstärkt und eine Aversion auslöst. Es wäre schade, wenn Sie deswegen MMS absetzen müssten. Dabei gibt es einfache Lösungen für die Probleme. Während der Aktivierungszeit ist es sinnvoll, die eigene Nase zwei bis drei Meter entfernt von dem MMS-Aktivatorgemisch zu halten, eventuell ist ein offenes Fenster eine Hilfe. Günstig ist auch, das Glas abzudecken, z. B. mit einer Untertasse, keinesfalls mit der Hand! Zudem können Sie sich die Nase zuhalten, während Sie das Glas austrinken. Wenn Sie den Geschmack nicht mögen, können Sie das Glas nur zur Hälfte mit Wasser füllen, den Rest gießen Sie mit einem Geschmack Ihrer Wahl auf. Sie können jeden Saft nehmen, außer Orangensaft sowie **keine** Säfte mit Vitamin-C-Zusatz. Auch sollten Sie keinen Nektar nehmen, keine Fruchtsaftkonzentrate und keine Saftmischungen, die dickflüssiges Mark enthalten.

Anschließend können Sie ein Bonbon lutschen, natürlich auch **ohne** Vitamin-C-Zusatz.

Vitamin C hebt die Wirkung von MMS auf.

Vitamin C reagiert mit Chlordioxid und hebt so die Wirkung von MMS auf. Deswegen sollten auch keine Vitamin-C-Tabletten bis vier Stunden vor oder nach der Anwendung eingenommen werden. Als geschmacksverbessernde Säfte (alles ohne Vitamin-C-Zusätze!) haben sich Apfelsaft, Ananassaft, Kirschsaft, Cranberrysaft und Traubensaft bewährt. Auch wenn diese Säfte viel Vitamin C enthalten, haben wir dadurch noch keinen relevanten Wirkverlust feststellen können.

Sie können es so machen, wie es Ihnen am besten schmeckt. Es ist auch möglich, den Saftanteil auf zwei Drittel zu erhöhen. Das verlangsamt zwar etwas die Wirkung, spielt aber auf die Dauer keine entscheidende Rolle. Wenn Sie es so machen, dass Sie sich wohl damit fühlen, ist die Entscheidung immer gut. Wenn Sie diese Regel beherzigen, ist es Ihrem Gesundungsprozess dienlich. Zudem ist es wenig förderlich, ein paar Tage mit Übelkeit zu verbringen. Sie können sich zwar freuen, dass das MMS für Sie arbeitet, aber ohne starke Reaktionen kommen Sie auch zum Ziel, wenn auch etwas langsamer. Wenn Übelkeit, Durchfall oder starke Blähungen auftreten, ist das aber auch kein Grund zur Besorgnis. Die Beschwerden klingen bei Absetzen des MMS innerhalb weniger Stunden, in seltenen Fällen nach ein bis zwei Tagen völlig ab. Danach fühlen sich die Anwender üblicherweise sehr gut (das ist natürlich auch abhängig von ihrem allgemeinen Gesundheitszustand bzw. ihrer Grunderkrankung).

Reaktionen im Verdauungsapparat entstehen in den meisten Fällen durch eine Unverträglichkeit gegenüber der Aktivatorsäure. Vor allem Zitronensäure kann belastend wirken. Insbesondere bei einer vorbelasteten Leber treten leichtere Beschwerden auf. Tipps dazu finden Sie im Kapitel 7 „Was machen bei unerwünschten Reaktionen?" Alternativ besteht die Möglichkeit, auf CDL auszuweichen, die ja keine Aktivatorsäure mehr benötigt und fast ausnahmslos gut vertragen wird oder auf MMS-Energieglobuli, siehe Kapitel 8.14.

Während der Dauer der MMS-Kur sollten Sie viel trinken, d. h. etwa 2,5 Liter Wasser bei 70 kg Körpergewicht, um die Ausscheidung zu unterstützen. *Viel Wasser trinken!*

Steigern Sie die MMS-Menge täglich, beginnend mit einem Tropfen bis auf maximal achtmal drei Tropfen. Das ist eine allgemeine Richtlinie für Personen mit einem Körpergewicht bis 68 kg. Menschen, die mehr als 68 kg wiegen, sollten entsprechend mehr nehmen, bis zu achtmal täglich vier bis maximal fünf Tropfen (wenn von einem Tropfen oder mehr die Rede ist, ist immer gemeint ein Tropfen MMS plus die entsprechende Aktivatormenge plus Aktivierungszeit plus Wasser!). Es ist wichtig, dass Sie versuchen herauszufinden, wie viel Tropfen Sie persönlich gut vertragen. Das geht am besten, wenn Sie langsam steigern und pausieren bzw. reduzieren, wenn Ihr Körper überfordert ist. Wenn Sie zu irgendeinem Zeitpunkt mit starken Blähungen, Durchfall oder Übelkeit reagieren, machen Sie Pause, bis die Beschwerden abgeklungen sind. Das ist meist nach wenigen Stunden bzw. nach ein bis zwei Tagen der Fall. Dann nehmen Sie zwei Tropfen weniger, als Sie bei der letzten Gabe genommen hatten. Wenn das gut funktioniert, bleiben Sie eine Weile bei Ihrer persönlichen Maximaldosis (im Schnitt ca. 14 Tage), dann versuchen Sie, wieder vorsichtig zu steigern. Falls Ihnen erneut übel werden sollte, gehen Sie weiter zurück wie oben beschrieben und steigern später wieder hoch. Geben Sie Ihrem Körper nur so viel zu verarbeiten, wie er verträgt. Wenn Sie nicht an einer lebensbedrohlichen Erkrankung leiden, ist keine Eile vonnöten. Falls Sie schwer krank sind, brauchen Sie eine ganzheitliche Betreuung bei einem Arzt, Heilpraktiker, eventuell auch zusätzlich bei einem Psychotherapeuten.

Ergänzend kann es für Sie sinnvoll sein, MMS zu nehmen. Je nach Krankheit empfiehlt Jim Humble unterschiedliche Vorgehensweisen bei der Einnahme von MMS. Diese finden Sie im 12. Kapitel „Dosierungsempfehlungen bei verschiedenen Erkrankungen". Hier folgen jetzt weitere Grundlagen zum MMS-Gebrauch:

Anwendungs-
beispiel A

MMS wird mit 3–5%iger Salzsäure oder 50%iger Wein-steinsäure oder wenn notwendig mit 50%iger Zitronensäure aktiviert:

1. In ein sauberes trockenes Glas einen Tropfen MMS tropfen und einen Tropfen 3-5%ige Salzsäure oder 50%ige Weinsteinsäure da-zugeben. Schwenken Sie das Glas, um die Tropfen zu vermischen.
2. Dann die Aktivierungszeit von 40–60 Sekunden abwarten. Die Tropfen verfärben sich gelb bis goldbraun, Chlorgeruch entsteht.
3. Dann das Gemisch mit einem Glas Wasser auffüllen und nach Geschmack Saft hinzufügen, jeder Saft ist geeignet, außer Oran-gensaft und Säfte mit Vitamin-C-Zusatz.
4. Das aktivierte Gemisch trinken.

Nach zwölf Stunden wiederholen Sie das Ganze, erhöhen aber die Tropfenzahl auf je zwei Tropfen, wenn Sie die erste Einnahme gut vertragen haben. Sie geben also auf zwei Tropfen MMS zwei Tropfen 3-5%ige Salzsäure oder 50%ige Weinsteinsäure, warten wieder 40–60 Sekunden und füllen das Ganze mit Wasser und Saft auf, dann trinken Sie das Glas aus. Das nächste Mal nehmen Sie jetzt drei Tropfen MMS und drei Tropfen 3-5%ige Salzsäure oder 50%ige Weinsteinsäure, dann vier und vier Tropfen und so weiter, solange Sie es gut vertragen.

Info

Wenn Sie die Dosis von achtmal täglich drei Tropfen aktiviertem MMS **gut vertragen**, nehmen Sie sie so lange, bis Ihre Beschwer-den vollständig verschwunden sind. Je nach Krankheit kann das unterschiedlich lange dauern. Dann setzen Sie das MMS ab bzw. gehen auf eine Erhaltungsdosis. Siehe Kapitel 13 „MMS für Ge-sunde". Manche Anwender empfehlen auch je nach Befinden, nach drei bis vier Wochen Einnahme drei bis vier Wochen Pause zu machen, denn oxidative Arbeit kann für den Körper anstren-gend sein. Wenn Sie bemerken, dass Sie durch die Einnahme von MMS erschöpft sind, ist es sogar besser, eine Pause zu machen. In dieser Zeit sollten Sie reichlich Vitamin C und andere Antioxi-dantien und Nährstoffe zu sich nehmen, damit Ihr Organismus bestmöglich unterstützt wird. Wir haben bereits auch Anwender gesehen, die durchgängig ohne Pause ein Jahr oder länger sechs Tropfen täglich zu sich genommen haben, ohne dass Probleme irgendwelcher Art aufgetreten sind. Im Gegenteil, diese Menschen haben sich damit außerordentlich wohlgefühlt und waren weniger infektanfällig als vorher.

MMS wird mit 10%iger Zitronensäure oder frisch gepresstem Zitronen- oder Limonensaft aktiviert*:

Anwendungs-beispiel B

1. In ein sauberes, trockenes Glas einen Tropfen MMS tropfen und fünf Tropfen Zitronensäure dazugeben. Schwenken Sie das Glas, um die Tropfen zu vermischen.
2. Dann die Aktivierungszeit von drei Minuten abwarten. Die Tropfen verfärben sich gelblich, Chlorgeruch entsteht.
3. Zum Schluss das Gemisch mit einem Glas Wasser auffüllen und trinken, eventuell nach Geschmack Saft hinzufügen (kein Orangensaft, keine Säfte mit Vitamin-C-Zusatz).

* Zitronensäure als Aktivator wird nur empfohlen, wenn Sie keine Salzsäure oder Weinsteinsäure erhalten können

6.2 SÄURE-BASEN-AUSGLEICH

Der menschliche Organismus hält seinen Säure-Basen-Haushalt bei ei- *pH-Wert* nem Blut-pH-Wert von ca. 7,4 im Gleichgewicht.

Der pH-Wert ist eine dimensionslose Zahl, die die Wasserstoffionen-aktivität in einer wässrigen Lösung beschreibt und damit angibt, ob eine wässrige Lösung sauer oder basisch reagiert.

Bei einem pH-Wert von 7 ist die Lösung neutral, liegt der Wert unter 7, ist sie sauer, liegt er über 7, ist sie basisch (= alkalisch).

Ein Mensch kann größere Abweichungen davon nicht tolerieren. Blut-pH-Werte unter 7,0 und über 7,8 lassen sich nicht mehr mit menschlichem Leben vereinbaren.

Der menschliche Körper sorgt mit verschiedenen Puffern für die Konstanterhaltung des Blut-pH-Wertes. Pufferbasen und Puffersäuren werden je nach Bedarf eingesetzt und ermöglichen beim gesunden Menschen eine Feinregulierung.

Aufgrund von ungesunder Ernährung und stressreicher Lebensweise *Gewebeüber-* liegt bei zahlreichen Menschen, insbesondere bei chronisch Kranken, *säuerung bei* eine Gewebeübersäuerung vor. Deswegen ist meines Erachtens für viele *chronisch* Menschen eine geringere Dosierung der als Aktivator verwendeten Säure *Kranken* sinnvoll. Denn entsprechend der weniger verwendeten Säuremenge wird Säure, die sowieso schon im menschlichen Körper vorhanden ist, in Reaktion gehen und als Aktivator genutzt. Wenn eine Übersäuerung vorliegt, wird durch diese Maßnahme zur Entsäuerung beigetragen.

Dosierungs-
vorschlag

MMS-Aktivierung mit reduzierter Säuremenge für verschiedene Säuren:

- auf 1 Tropfen MMS **einen halben Tropfen** 3–5%ige Salzsäure
- auf 1 Tropfen MMS **einen halben Tropfen** 50%ige Weinsteinsäure; oder
- auf 1 Tropfen MMS **einen halben Tropfen** 50%ige Zitronensäure (nur bedingt empfohlen); oder
- auf 1 Tropfen MMS **2 Tropfen** 10%ige Zitronensäure oder frischer Zitronensaft (statt 5 Tropfen) - nur bedingt empfohlen

Die für Ihre MMS-Dosis benötigten Aktivatormengen können Sie einfach berechnen. Falls Sie nur einen Tropfen MMS vertragen, können Sie zwei Tropfen MMS aktivieren, das Glas mit Wasser füllen und die Hälfte verwerfen.

Umgerechnet für ein konkretes Beispiel als einmalige Dosis:

- auf 2 Tropfen MMS 1 Tropfen 3–5%ige Salzsäure oder
- auf 2 Tropfen MMS 1 Tropfen 50%ige Weinsteinsäure oder
- auf 2 Tropfen MMS 4 Tropfen 10%ige Zitronensäure oder frischer Zitronensaft - nur bedingt empfohlen

Umgerechnet für ein konkretes Beispiel als Tagesmenge in acht Portionen:

- 24 Tropfen MMS mit 12 Tropfen 3–5%iger Salzsäure oder
- 24 Tropfen MMS mit 12 Tropfen 50%iger Weinsteinsäure oder
- 24 Tropfen MMS mit 48 Tropfen 10%iger Zitronensäure oder frischem Zitronensaft - nur bedingt empfohlen

Probieren Sie selbst, ob Ihnen die klassische Aktivatormenge nach Jim Humble besser bekommt oder die Verringerung der Säure. Auch das ist individuell unterschiedlich. Bei chronisch Kranken ergibt sich nach meinen Testungen, dass die von mir oben beschriebene verringerte Säurezufuhr bei vier Fünftel der Menschen günstiger ist.

pH-Wert-Messstäbchen ermöglichen die pH-Wert-Bestimmung im Urin. Neutral ist ein pH-Wert bei 7,0. Liegt der Wert im Urin höher, ist der Urin basisch, d.h., der Körper scheidet über den Urin überschüssige Basen aus. Liegt der Wert im Urin unter 7,0, ist der Urin sauer, d.h., dass im Urin überschüssige Säuren ausgeschieden werden. Normalerweise sollte der pH-Wert des Urins innerhalb von 24 Stunden mal im sauren und mal im basischen Bereich liegen; wenn der pH-Wert Ihres Urins nur im sauren Bereich liegt (d.h. immer < 7), sind Sie definitiv übersäuert. Wenn Sie das selbst messen wollen, achten Sie beim Kauf der Messstäbchen darauf, dass der pH-Wert bis zu einer Stelle hinter dem Komma deutlich zu unterscheiden ist.

Wenn Sie zwei oder drei Tage Ihren Urin-pH-Wert messen, wissen Sie, wo Sie stehen. Es lohnt sich, die Werte zu notieren, damit Sie den Verlauf beurteilen können.

Anwendertipp pH-Wert-Messung

6.2.1 Natronzusatz zur Neutralisierung, Stabilisierung und Geschmacksverbesserung

Durch Zufügen von Natron kann die aktivierte und mit Wasser aufgefüllte Lösung wieder in den weniger sauren Bereich verschoben werden. Das bewirkt zweierlei:

1. Die Lösung wird stabiler und kann, wenn nötig, länger aufbewahrt werden, ohne dass sich der Chlordioxidgehalt wesentlich verringert.
2. Die Lösung schmeckt den meisten besser, da viele Menschen schwach saure Lösungen geschmacklich als angenehm empfinden, während ein stark saurer Geschmack nicht als wohlschmeckend beurteilt wird.

Um die Chlordioxidmenge zu erhalten, die Sie durch die Aktivierung einer bestimmten Tropfenzahl erzeugen wollen, sollte sich die Dosierung von Natron nach folgendem Schema richten:

Nach abgeschlossener Aktivierung und Hinzufügen von Wasser geben Sie pro Tropfen MMS acht gleich große Tropfen einer 10%igen Natronlösung (z.B. eine leere, gut gespülte MMS-Flasche dafür verwenden, vor Gebrauch schütteln, um das Natron zu lösen) hinzu. Eine 10%ige Natronlösung entsteht, wenn Sie einen gestrichenen Teelöffel Natron in neun Teelöffeln Wasser auflösen.

Natron-Dosierung

Im vereinfachten Verfahren können Sie für die Herstellung einer Tagesration in einer 0,75-l- oder 1-l-Flasche auch für 24 Tropfen aktiviertes MMS 50 mg Natron hinzufügen. Das entspricht einer Messerspitze. Folgendes Foto mag für die Messerspitzengröße zur Orientierung dienen.

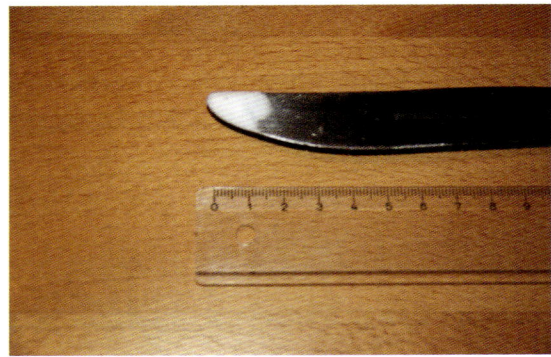

Messerspitze Natron

Wenn Sie nicht sicher sind nehmen Sie lieber etwas weniger Natron als zuviel. Abweichungen bis 10 % nach oben schaden nicht, wenn Sie aber zuviel Natron hineingerührt haben wird Chlordioxid unter Bildung von CO_2 verbraucht und steht nicht mehr für Oxidationsprozesse zur Verfügung. Zudem bildet sich bei der Dissoziation von Chlordioxid außer Natriumchlorit auch Natriumchlorat, das generell im Körper nicht erwünscht ist. Deswegen sollten Sie die abgebildete Natronmenge nicht überschreiten. Bei einer kleineren Dosis MMS nehmen Sie entsprechend weniger Natron. Wenn Sie nur einige Tropfen MMS verwenden, ist es sicherer pro Tropfen MMS acht Tropfen der 10%igen Natronlösung zuzuführen.

Wenn Sie keine 10%ige Natronlösung herstellen wollen, können Sie alternativ pro 6 Tropfen 1:1 aktiviertes MMS plus 250ml Wasser noch eine kleine Prise Natron zum Schluss hinzugeben.

Wichtig ist, dass Sie Natron erst hinzufügen, wenn MMS fertig aktiviert ist und Sie mit Wasser oder Saft aufgegossen haben.

6.3 Das neue Standardprotokoll – MMS 1000 Protokoll

Das neue Standardprotokoll wird von Jim Humble auch „MMS 1000 Anleitung" genannt.

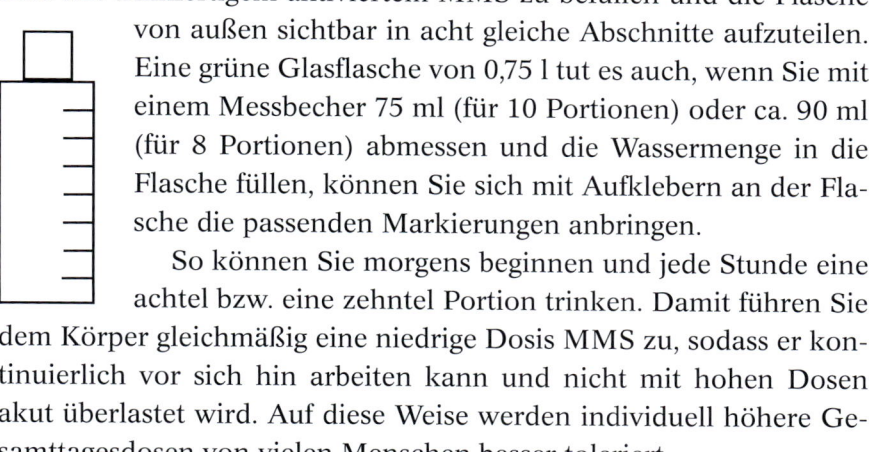

Seit längerem empfiehlt Jim Humble, morgens eine 1 bis 1,5-l-Flasche mit trinkfertigem aktiviertem MMS zu befüllen und die Flasche von außen sichtbar in acht gleiche Abschnitte aufzuteilen. Eine grüne Glasflasche von 0,75 l tut es auch, wenn Sie mit einem Messbecher 75 ml (für 10 Portionen) oder ca. 90 ml (für 8 Portionen) abmessen und die Wassermenge in die Flasche füllen, können Sie sich mit Aufklebern an der Flasche die passenden Markierungen anbringen.

So können Sie morgens beginnen und jede Stunde eine achtel bzw. eine zehntel Portion trinken. Damit führen Sie dem Körper gleichmäßig eine niedrige Dosis MMS zu, sodass er kontinuierlich vor sich hin arbeiten kann und nicht mit hohen Dosen akut überlastet wird. Auf diese Weise werden individuell höhere Gesamttagesdosen von vielen Menschen besser toleriert.

Anwendertipp zur Kennzeichnung einer Glasflasche

- Nehmen Sie eine saubere Glasflasche (0,75 l, 1 l oder 1,5 l)
- Markieren Sie außen an der Flasche acht etwa gleich große Einheiten mit sieben Strichen bzw. zehn Einheiten mit neun Strichen.
- Aktivieren Sie die gewünschte MMS-Tropfenzahl in einem sauberen, trockenen Glas.
- Füllen Sie das Glas mit Wasser auf.
- Gießen Sie das Gemisch in die Flasche und füllen Sie nach Geschmack mit Wasser und Saft auf, bis die Flasche voll ist.
- Verschließen Sie die Flasche.

Anwendertipp

Messen Sie mit einem Messbecher 125 ml ab und befüllen Sie die eine 1-Liter-Flasche damit. Am oberen Rand des Wasserspiegels bringen Sie einen Strich an. Wenn Sie das siebenmal gemacht haben, ist Ihre Flasche durch die Stricheinteilungen korrekt gekennzeichnet.

- Leeren Sie die Flasche wieder. Aktivieren Sie die gewünschte Tropfenzahl im Glas und geben Wasser hinzu. Dann gießen Sie das Gemisch über einen Trichter in die gekennzeichnete Flasche und füllen diese dann mit Wasser auf.

- Jetzt steht Ihnen ein trinkfertiges Gemisch mit 8 Portionen für zu Hause oder unterwegs zur Verfügung

Anwendertipp   Falls Sie mehrere Tage unterwegs sind oder sich aus anderen Gründen für mehrere Tage MMS aktivieren wollen, gießen Sie das aktivierte Gemisch nur mit Wasser auf. Falls Sie zur Geschmacksverbesserung Saft hinzufügen wollen, können Sie diesen direkt vor dem Trinken ins Glas geben.

Dann ist es erfahrungsgemäß für mindestens drei Tage noch gut wirksam, wenn Sie die Flasche kühl und dunkel aufbewahren.

(Wenn Sie zusätzlich noch Saft hinzugießen, reagiert ein Teil der Säure sowie das im Saft vorhandene Vitamin C langsam, aber kontinuierlich mit dem Natriumchlorit. Dadurch wird die Intensität des ursprünglichen MMS-Gemisches langsam verringert. Sie können vor dem Trinken die 125 ml aktivierte MMS-Lösung für einen besseren Geschmack noch im Glas mit Saft mischen.)

Es empfiehlt sich natürlich auch, mit dem „MMS 1000 Protokoll" langsam und vorsichtig zu beginnen, z. B. mit drei Tropfen MMS pro Tag oder in schwierigen Fällen auch noch weniger. Ziel ist, eine Dosis von 24 Tropfen aktiviertem MMS zu erreichen, die dann auf acht Portionen verteilt jeweils stündlich getrunken werden. Wenn Sie zu den Menschen gehören, bei denen schon geringe MMS-Dosen zu einer deutlichen Besserung führen, reicht es natürlich völlig aus, entsprechend wenig zu nehmen, das Wichtige ist, dass es Ihnen gut geht, dafür können bei unterschiedlichen Menschen individuell auch unterschiedliche Dosen sinnvoll sein. Es geht nicht darum, mit Ehrgeiz irgendeine Tropfenzahl zu erreichen oder einen Rekord aufzustellen. Die empfohlenen Dosen werden mitgeteilt, weil es oft so gut gepasst hat und damit Sie von den Erfahrungen anderer profitieren können.

Dies sind die durchschnittlich erfolgreichen Werte bei Erwachsenen bis 68 kg. Schwerere Menschen brauchen entsprechend mehr. Erwachsenen über 68 kg empfiehlt Jim Humble, bis achtmal täglich vier bis fünf Tropfen zu erreichen. Diese Angaben gelten als allgemeine Richtlinie; im Einzelfall können für Sie auch geringere Dosen ausreichend sein. Für Kinder empfiehlt Jim Humble: Kinder sollen höchstens einen Tropfen pro 11,4 kg Körpergewicht als maximale Einmalgabe verwenden. Die maximale Tagesgesamtdosis bei Kindern richtet sich nach der Schwere der Erkrankung und nach der Verträglichkeit nach dem Motto: so viel wie nötig, um Gesundung zu erreichen, so wenig, dass keine unerwünschten Reaktionen auftreten, genau wie bei Erwachsenen auch.

Sorgen Sie als Erstes immer dafür, dass Sie nicht schaden! Es hat keinen Sinn, hohe Dosen zu geben, wenn Sie damit Unwohlsein, starken Durchfall oder Übelkeit erzeugen. Bei unerwünschten Reaktionen warten Sie ab, bis sie abgeklungen sind, und setzen dann mit einer um zwei Tropfen verringerten Dosis wieder ein. Es bringt Ihnen keine Vorteile, wenn Sie Ihren Organismus überfordern. Wenn es keine lebensbedrohlichen Zustände sind, können Sie langsam vorangehen und sind am Ende doch schneller am Ziel.

Wenn Sie Ihre Richtdosis nach Abklingen der Krankheitssymptome eine Woche lang beibehalten konnten, ist der Körper im Normalfall frei von schädlichen Mikroorganismen und Schwermetallen.

6.4 DAS ALTE STANDARDPROTOKOLL VON JIM HUMBLE

Zur Behandlung von Krankheiten versuchte Jim Humble, die Dosis von zweimal 15 Tropfen zuzüglich entsprechender Aktivatormenge zu erreichen, da sich das in vielen Fällen als eine sicher wirksame Dosis für Erwachsene bis 68 kg herausgestellt hat. Lesen Sie unbedingt erst das ganze Kapitel durch, ehe Sie sich etwas anmischen! In Europa sind viele Menschen gar nicht in der Lage, gleich so hohe Dosen ohne Übelkeit zu verarbeiten. Das bedeutet, dass Sie langsam steigern sollten, wenn Sie unerwünschte Reaktionen vermeiden wollen. Wenn Sie sich die Zeit nehmen, die Einnahme auf achtmal täglich drei Tropfen pro Stunde zu verteilen, haben Sie den Vorteil einer kontinuierlichen Sättigung mit Chlordioxid über einen langen Zeitraum. Außerdem ermöglicht dieses Vorgehen vielen Menschen, eine höhere Gesamttagesdosis zu vertragen. Deswegen bevorzugen wir das neue Standardprotokoll.

Eine weitere Art, MMS zu verabreichen, empfiehlt Jim Humble nach wie vor für relativ gesunde Menschen:

6.5 CLARAS 6+6-PROTOKOLL

Dieses Protokoll wurde nach Clara Beltrones benannt, die es so für sich und viele andere mit Erfolg angewandt hat. Sie können die ausführlichen Krankheitsgeschichten dazu in Jim Humbles Buch „MMS: Der Durchbruch" nachlesen und Clara Beltrones in dem Film „MMS verstehen" selbst sehen.

Dieses Protokoll eignet sich für Menschen, die an Erkrankungen leiden, die als heilbar gelten, wie z. B. Erkältung, grippale Infekte, Schmerzzustände usw.

Bei schweren Erkrankungen, die als unheilbar angesehen werden, oder bei Bettlägerigkeit zieht Jim Humble es vor, achtmal täglich jede Stunde eine kleine Dosis zu nehmen, wie im neuen Standardprotokoll beschrieben.

Clara gibt also sechs Tropfen aktiviertes MMS in ein Glas Wasser mit Saft und wartet eine Stunde, um zu sehen, wie es dem Betroffenen ergeht.

Wenn er die sechs Tropfen gut verträgt, lässt sie ihn nach einer Stunde selbst eine Dosis ansetzen, damit sie sicher ist, dass dieser Mensch auch weiß, wie das MMS zubereitet wird. Nach der zweiten Dosis bleibt derjenige noch eine Weile da. Wenn ihm das gutgetan hat, kann er das ein paar Tage lang wiederholen, bis er gesund ist. Dabei sollte er am Folgetag auf 7 + 7 steigern und so weiter, bis er 15 + 15 erreicht hat. Zweimal 15 Tropfen täglich sind die angestrebte Dosis für einen Erwachsenen von 68 kg. Einzelheiten dazu habe ich bereits ausführlich auf den vorhergehenden Seiten erläutert.

6.6 MMS FÜR SCHWANGERE

Den Berichten Jim Humbles zufolge können Schwangere vorbeugend täglich sechs Tropfen aktiviertes MMS zu sich nehmen, natürlich nur, wenn keine unerwünschten Reaktionen auftreten!

Eine Gefahr für das Baby oder die Mutter konnte bisher nicht beobachtet werden. Ich halte das auch für unwahrscheinlich, da infolge von MMS bis jetzt keine gesundheitsschädigenden Abbauprodukte gefunden wurden, im Gegensatz zu vielen Medikamenten. Natürlich soll auch hier vorsichtig die gut verträgliche Dosis durch langsames Steigern gefunden werden. Wenn eine Erkrankung während der Schwangerschaft auftreten sollte, ist es sinnvoll, die Dosis MMS entsprechend zu erhöhen.

Je nach Gegebenheit empfiehlt er, dem neuen Standardprotokoll zu folgen oder der Dosierungsanleitung bei dieser speziellen Erkrankung. In einem Missionskrankenhaus in Kenia, in dem auch Ärzte MMS angewandt haben, wurden den Berichten von Jim Humble zufolge schwangere Frauen, die an Malaria oder auch an anderen Krankheiten litten, zum größten Teil durch das MMS geheilt.

6.7 MMS FÜR SÄUGLINGE

Von Anfang an hat Jim Humble MMS auch für Säuglinge empfohlen und – wie er berichtet – mit gutem Erfolg. Meist vertragen Babys eine Dosis von einem Tropfen aktiviertem MMS. Sie können sie nach der Aktivierungszeit mit Wasser und Säuglingstee mischen und in einer kleinen Trinkflasche für Säuglinge verabreichen. Folgen Sie einem der Protokolle je nach Art und Schwere der Erkrankung und bedenken Sie die Richtgröße von einem Tropfen pro 11,4 kg Körpergewicht als maximale Anfangsdosis pro Stunde. Normalerweise liegen Sie also mit einem Tropfen aktiviertem MMS gut. Sie können sicherheitshalber mit einem halben Tropfen beginnen und wenn Ihr Baby das gut verträgt, auf einen Tropfen steigern. Sie können z. B. vier Tropfen morgens aktivieren und stündlich ein Achtel davon geben. Wenn Sie also vier Tropfen aktiviertes MMS mit 200 ml Wasser und babyfreundlichem Tee aufgefüllt haben, geben Sie achtmal täglich (etwa jede Stunde) 25 ml, dann hat Ihr Baby achtmal jeweils einen halben Tropfen aktiviertes MMS bekommen. Wenn Ihr Baby mehr oder weniger auf einmal trinken will, ist das nicht so wichtig. Machen Sie es so, wie Ihr Baby es nimmt. Wenn es am Ende des Tages die 200 ml Flüssigkeit mit aktiviertem MMS einnehmen konnte, ist das Ziel erreicht. Beachten Sie auch hier die individuelle Verträglichkeit!

Falls Ihr Baby nur wenig trinkt, können Sie die vier Tropfen auch nur mit 100 ml Liter Wasser oder weniger ansetzen. Wenn Sie bemerken, dass vier Tropfen keine ausreichende Wirkung erzielen, können Sie versuchen, die Dosis zu erhöhen, so weit, bis der Gesundheitszustand Ihres Babys sich bessert, aber natürlich nur, soweit es das Baby auch verträgt.

Bei einem stark untergewichtigen Frühgeborenen können Sie die sinn- *Frühgeborene* volle Einmaldosis errechnen, indem Sie 0,1 Tropfen pro 1,14 kg Körpergewicht ansetzen. Dabei kommt es nicht auf die letzte Kommastelle an. Im Zweifelsfall beginnen Sie mit weniger, steigern können Sie immer noch. Wenn Sie z. B. 0,1 Tropfen geben wollen, aktivieren Sie einen Tropfen und füllen eine Babyflasche mit Wasser und mit einem für Säuglingen empfohlenen Tee auf (Saft ab dem 3. oder 4. Lebensmonat, wenn der Säugling Saft verträgt). Nun können Sie jeweils ein Zehntel daraus dem Baby geben, am besten über den Tag verteilt zehnmal, also ca. jede ein bis zwei Stunden. Für Frühgeborene und Säuglinge in den ersten Lebensmonaten ist das die sicherste Methode. Nach Bedarf können Sie dann steigern.

Entsprechend können Sie das für andere Mengen auch berechnen und einrichten. Die aktivierte MMS-Lösung ist im geschlossenen Gefäß im Kühlschrank drei Tage lang bei voller Wirksamkeit haltbar, meist auch vier Tage. Danach hat sie an Oxidationskraft verloren und sollte nicht mehr benutzt werden.

Im Internet können Sie sich auf der Videoplattform Youtube unter dem Stichwort „Malaria Baby" ein Video anschauen, in dem ein Säugling zu sehen ist, der 2004 im Missionskrankenhaus in Kenia behandelt wurde. Dieser Säugling hatte 40 °C Fieber. Zwei Stunden nach MMS-Gabe war die Temperatur auf 38,3 °C gesunken.

Auch bei der äußerlichen Anwendung von MMS auf Babyhaut hat Jim Humble viele Erfolge erzielt, nie aber Unverträglichkeitsreaktionen gesehen. Wenn Sie mehr darüber wissen wollen, finden Sie Einzelheiten im Protokoll für das Aufsprühen auf die Haut in Kapitel 8 „Weitere Darreichungsformen von MMS".

6.8 MMS FÜR KINDER

Sicherheits-hinweise beachten

Beachten Sie die Sicherheitshinweise und verwahren Sie MMS und die Aktivatorsäure an einem für Kinder unzugänglichen Ort. Am besten stellen Sie es gleich wieder weg, wenn Sie MMS für Ihr Kind zubereitet haben.

Kinder und Jugendliche können genauso von MMS profitieren wie andere Menschen auch und natürlich können auch dieselben Probleme wie Blähungen, weiche Stühle, Durchfall oder Übelkeit auftreten. Wenn sich erst einmal gegen Geruch oder Geschmack eine Aversion entwickelt hat, ist es schwer, dagegen anzukommen. Deswegen ist es besonders bei Kindern wichtig, einschleichend mit einem Tropfen aktiviertem MMS zu beginnen und reichlich Saft zur Verfügung zu haben. Lassen Sie das Kind nicht während der Aktivierungszeit an dem Glas schnuppern. Bereiten Sie das Glas mit Wasser und Saft vor, fordern Sie Ihr Kind auf, es schnell zu trinken, ohne lange zu riechen oder zu schmecken. Geben Sie sofort danach bei Bedarf ein Glas mit purem Saft. Der unangenehme Geschmack wird durch Warten und Luftholen verstärkt. Deswegen ist es hilfreich, das erste Glas mit MMS ohne Pause zu trinken und sofort danach einen Schluck reinen Saft. Danach kann das Kind genüsslich seinen Saft in Ruhe austrinken.

> In Hafermilch gegeben schmeckt man bei bis zu drei Tropfen MMS fast nichts von dem Chlordioxid, sodass dies eine gute Möglichkeit ist, Kleinkindern MMS zu geben; die Wirkung in Hafermilch ist vielfach erprobt.

Anwendertipp Hafermilch

Wenn es Ihnen unmöglich ist, Ihr Kind dazu zu bewegen, die MMS-Lösung zu trinken, können Sie auch das aktivierte MMS in vegetabile Kapseln füllen und mit einem Glas Wasser schlucken lassen. Das ist allerdings ziemlich umständlich. Außerdem kann es auch zu vielfältigen Komplikationen führen, insbesondere wenn Ihr Kind die Kapsel nicht schlucken will. Versuchen Sie auf gar keinen Fall, Ihrem Kind die Kapsel gegen seinen Willen zu verabreichen. Am günstigsten bekommen Sie das aktivierte MMS mit folgendem Verfahren in die Kapsel:

Besorgen Sie sich vegetabile Kapseln, eine Spritze und eine Kanüle. Damit können Sie das aktivierte MMS mit zwei Teelöffeln Wasser verdünnt aufziehen und in eine halbe Kapsel füllen. Die zweite Hälfte brauchen Sie zum Verschließen der Kapsel. Sie benötigen mehrere Kapseln, um die gewünschte Menge zu verabreichen.

Stellen Sie unbedingt vorher sicher, dass Ihr Kind in der Lage ist, eine Kapsel zu schlucken! Das können Sie mit einer leeren Kapsel oder einer mit Wasser gefüllten Kapsel ausprobieren. Denken Sie an das große Glas Wasser danach!

Es ist auf die Dauer einfacher, wenn Sie Ihr Kind motivieren können, die Lösung zu trinken. Normalerweise merken die Kinder nach den ersten Malen der Einnahme, dass ihnen das MMS guttut, und wollen es nehmen. Beachten Sie bei Kindern die maximale Anfangsdosis von einem Tropfen pro 11,4 kg Körpergewicht pro Stunde. D. h., bei einem 11 kg schweren Kind könnten Sie morgens acht Tropfen aktivieren, mit Wasser und Saft mischen und stündlich ein Achtel davon verabreichen. Wenn Ihr Kind z. B. 6 kg wiegt, aktivieren Sie morgens vier Tropfen und geben stündlich davon ein Achtel. Entsprechend können Sie das für jedes Gewicht passend errechnen. Wenn Ihr Kind diese Dosierung gut verträgt und es ihm nur wenig besser geht, steigern Sie. In einer Praxis für Kinderheilkunde hat sich bei Kleinkindern bis zum dritten Lebensjahr bei ausbleibendem Erfolg bewährt, einen Tropfen pro 3 kg Körpergewicht zweimal täglich zu geben oder, falls das besser vertragen wird, natürlich auch dieselbe Menge über den Tag verteilt. Wenn Ihr Kind Durchfall oder Übelkeit bekommt, müssen Sie pausieren oder reduzieren.

6.9 Langsame Aktivierung nach Fischer

Dr. Hartmut Fischer entwickelte eine fast geschmacksneutrale Chlordioxidlösung durch folgendes Vorgehen:

Am Abend in eine saubere 1-Liter-Flasche 100–200 ml Leitungswasser füllen. Die gewünschte Tropfenmenge MMS ($NaClO_2$-Lösung) hinzugeben und etwas schwenken zum Durchmischen. Die entsprechende Aktivatortropfenzahl hinzufügen. Die Flasche mit Wasser bis auf einen Liter auffüllen. Die Flasche gut verschließen, noch einmal schwenken und über Nacht kühl und dunkel lagern.

Am anderen Tag ist die Lösung gebrauchsfertig und kann in acht bis zehn Portionen über den Tag verteilt eingenommen werden. Bei Bedarf fügt Herr Fischer am nächsten Morgen noch Natron hinzu (maximal 50 mg auf 20 Tropfen MMS).

Während der Nachtstunden wird Natriumchlorit langsam aktiviert und Chlordioxid produziert. Die Ausbeute an Chlordioxid ist wesentlich geringer als bei schneller Aktivierung, trotzdem reicht die Chlordioxidmenge offensichtlich aus, um einen hinreichenden therapeutischen Effekt zu erzielen, da Dr. Hartmut Fischer mit dem Erfolg seiner Methode zufrieden ist. Er nimmt üblicherweise 20 Tropfen MMS plus 20 Tropfen 4%ige Salzsäure für eine Tagesration. Für Menschen, die den Geschmack nicht mögen, fügt er am nächsten Morgen maximal 50 mg Natron hinzu. Das entspricht in etwa einer Messerspitze.

Dadurch wird der Aktivierungsprozess gestoppt, die trinkfertige Lösung ist fast ebenso geschmacksneutral wie pures Wasser und die Lösung wird für längere Zeit gut haltbar. Im Extremfall können Sie die so mit Natron neutralisierte Chlordioxidlösung auch noch bis zu drei Wochen ohne Wirkungsverlust nutzen.

Zudem bietet die langsame Aktivierung den Vorteil, dass jetzt auch die Menschen, die gegen den Geschmack von schnell aktiviertem MMS eine so starke Aversion haben, dass sie es gar nicht zu sich nehmen können, nun doch die Möglichkeit haben, MMS einzunehmen.

Falls Sie zu den Menschen gehören, die MMS wegen des Geschmacks nicht einnehmen konnten, es aber gerne würden, lohnt es sich sicherlich, einen erneuten Versuch zu unternehmen. Sollten Sie abends einmal vergessen haben, Ihre Flasche anzusetzen: Die langsame Aktivierung lässt sich auch anwenden, wenn Sie mindestens drei Stunden gewartet haben. Das bedeutet, Sie könnten sich morgens eine Flasche „nach Fischer" langsam aktivieren und bereits drei Stunden später anfangen, davon Portionen zu entnehmen.

Geschmacksverbesserung

Allerdings ist die Aktivierung weiter vorangeschritten und somit vermutlich auch wirkungsvoller, wenn Sie die Lösung über Nacht stehen lassen. Es macht nichts aus, wenn Sie die Lösung länger stehen lassen. Selbst wenn Sie sie ein oder zwei Tage vergessen und dann erst Natron dazugeben oder sie am dritten Tag verbrauchen, ist die Lösung mindestens genauso effektiv wie nach der ersten Nacht, da die Aktivierung sehr langsam vor sich geht und das erzeugte Chlordioxid gleich in Wasser gelöst ist und nicht entweicht.

Insofern ist die langsame Aktivierung nach Fischer bezüglich der Stabilität der Lösung pflegeleicht.

Pflegeleicht

Was die Verträglichkeit betrifft, so gibt es kaum Probleme. Falls Reaktionen wie Durchfall oder Übelkeit anzeigen, dass die Ausscheidungsorgane überlastet sind, ist es – wie bei jedem anderen Protokoll auch – selbstverständlich sinnvoll, die Dosis zu reduzieren oder mit der Einnahme zu pausieren.

6.10 WER SOLLTE BESONDERS VORSICHTIG MIT MMS UMGEHEN?

Alle Menschen, die sensibel auf Reize aller Art reagieren, sollten ihrer Natur entsprechend äußerst vorsichtig mit MMS umgehen. Dazu gehören Menschen mit starken Allergien auf die unterschiedlichsten Substanzen und alle Menschen, die bemerkt haben, dass sie viele Medikamente nicht vertragen. Bei Vorliegen einer Allergie auf Chlorgerüche (z. B. in Badeanstalten ausgelöst) rate ich von einer MMS-Anwendung ab. Es liegen bis jetzt noch keine Erfahrungen mit MMS auf dem Gebiet vor. Daher experimentiert ein Chlorallergiker, der MMS nimmt, in unbekanntem Neuland.

Bei Chlorallergie kein MMS

Auch Patienten, die sich schon Jahrzehnte in ärztlicher Behandlung befinden und viele Medikamente gleichzeitig als Dauermedikation einnehmen, sollten besonders vorsichtig mit MMS umgehen. Denn MMS wirkt entgiftend. Dadurch fällt für Leber und Niere mehr Arbeit an.

Vorsicht bei Leberfunktions-störungen

Deswegen sollten auch Menschen mit Leberfunktionsstörungen oder Lebererkrankungen sowie Nierenunterfunktion oder nur einer Niere sehr behutsam mit MMS umgehen und, wenn sie MMS verwenden wollen, gleichzeitig die ausscheidenden Organe unterstützen. Bei schweren Leber- oder Nierenschäden würde ich CDL/CDS bevorzugen.

In keinem Fall sollten Sie MMS verwenden, ohne vorher das ganze Buch gelesen zu haben!

Besondere Vorsicht gilt auch für Menschen, die schon einmal Gasvergiftungen erlitten haben oder in deren Familie traumatische Erfahrungen mit Gasvergiftungen vorliegen.

Bluter

Marcumar-patienten

Bluter sollten im Umgang mit MMS besonders vorsichtig sein, ebenso Personen, die Marcumar oder andere blutverdünnende Mittel einnehmen. MMS wirkt der Verklumpung roter Blutkörperchen entgegen. Das ist normalerweise gesundheitsfördernd, kann aber dazu führen, dass dadurch die blutverdünnenden Medikamente überdosiert sind. Eine Kontrolle des INR-Wertes (früherer Quick-Wert) bei Ihrem Hausarzt ist sinnvoll, wenn Sie kein erhöhtes Blutungsrisiko eingehen wollen.

Aus demselben Grund sollten Sie 14 Tage vor Operationen MMS absetzen. Das ist nicht auf die orale Einnahme beschränkt, sondern gilt für jede Art der Anwendung.

Für alle diejenigen, die Leber und Niere entlasten wollen, ist es wahrscheinlich hilfreich, mit Fußbädern zu beginnen oder auch mit Vollbädern, wenn Sie das vertragen. Dann wird zum größten Teil über die Haut entgiftet. Siehe Kapitel 7 („Was machen bei unerwünschten Reaktionen?") und Kapitel 8 („Weitere Darreichungsformen von MMS").

6.11 KONTRAINDIKATIONEN

Operationen Sauerstoffgaben Beatmung

Wenn ein Patient zusätzlich Sauerstoff bekommt oder beatmet werden muss, sollte MMS unbedingt abgesetzt werden. Da Chlordioxid mit den roten Blutkörperchen an der selben Stelle transportiert wird wie Sauerstoff, sollte in diesem Fall der Sauerstoff den Vorrang haben. Ansonsten ist die einzige Kontraindikation, die ich noch kenne, eine bevorstehende Operation. Zwei Wochen vor der Operation sollte die MMS-Anwendung deshalb abgesetzt werden.

Vielleicht würden im Einzelfall schon ein paar Tage Pause genügen, doch um völlig sicher zu gehen, dass die Blutverdünnung durch MMS nicht stärker ist, als für eine Operation verträglich wäre, halte ich 14 Tage für ausreichend.

Eine weitere mögliche Kontraindikation wäre das Vorliegen einer Allergie gegen Natriumchlorit oder Chlordioxid. Davon habe ich bis jetzt allerdings noch nie etwas gehört.

Falls ein Aktivator wegen einer Allergie nicht vertragen wird, insbesondere auch bei äußerer Anwendung, ist es ratsam, den Aktivator zu wechseln. Sehr selten kommt es vor, dass Zitronensäure durch Bildung von Natriumzitrat oder durch den hohen Säureanteil bei äußerlicher Anwendung zu Reizungen führt – hier schafft ein Wechsel auf 3–5%ige Salzsäure oder Weinsteinsäure als Aktivator Abhilfe. *Aktivator wechseln*

Weitere Kontraindikationen sind mir nicht bekannt.

Goldkronen oder auch Granatsplitter, künstliche Hüften usw. sind jedenfalls keine Kontraindikationen. Ich selber habe einige Goldkronen und wandte in meiner Test- und Experimentierphase über ein Jahr lang durchgehend MMS auf verschiedenste Art und Weise an, ohne dass es mit den Kronen Probleme gegeben hätte. *Goldkronen*

Inzwischen haben wahrscheinlich mehrere Millionen Menschen MMS eingenommen, ohne dass bekannt geworden wäre, dass es mit Metallimplantaten – in welcher Form auch immer – zu Schwierigkeiten geführt hätte.

Ich vermute, dass das an der Intelligenz des Körpers liegt, der Chlordioxid genau dorthin transportiert, wo er etwas oxidieren will.

Auch die gleichzeitige Einnahme homöopathischer Hochpotenzen stellt für mich keine Kontraindikation dar. Ich habe nicht beobachten können, dass MMS die klassisch-homöopathische Therapie beeinträchtigt. *Homöopathie*

Ebenso brauchen Sie keine Bedenken wegen Ihrer Darmflora und anderer gutartiger Bakterien zu hegen, die wir zur Aufrechterhaltung unserer physiologischen Abläufe im menschlichen Körper benötigen. Auch bei Dauergebrauch über lange Zeit habe ich keine Beeinträchtigung der Verdauungsfunktion feststellen können. *Darmflora*

Einzig den Vitamin-C-Haushalt sollten Sie bei monatelanger Einnahme mit berücksichtigen und eine vitaminreiche Mahlzeit am Tag oder Vitamin-C-Gaben so einplanen, dass Sie den vorgeschriebenen Vierstunden-Abstand zu MMS-Gaben einhalten. *Abstand Vitamin C*

6.12 MÖGLICHE REAKTIONEN AUF MMS-EINNAHME

1. Es geht Ihnen schnell besser. Das erfreut Sie vermutlich. Wenn die Symptomatik verschwunden ist, können Sie entscheiden, ob Sie MMS absetzen oder eine Erhaltungsdosis weiter einnehmen.

2. Es geht Ihnen langsam ein wenig besser.
   Zumeist hilft es, geduldig dranzubleiben. Solange die Symptomatik sich weiter verbessert, sind Sie auf dem richtigen Weg.

3. Einige Symptome gehen zurück, andere nicht.
   Es ist sinnvoll, weiter MMS einzunehmen, wenn Sie es gut vertragen. Je nach Schwere und Art der Erkrankung kann DMSO oder MMS 2 als Ergänzung hilfreich sein.

4. Alte Symptome tauchen wieder auf.
   Wenn alte Symptome, die Sie früher einmal hatten, wiederkommen, arbeitet Ihr Organismus höchstwahrscheinlich Altlasten auf, d. h., dass Ihr Körper sich um zurückgebliebene Restschäden oder um Ablagerungen von früher durchgemachten Erkrankungen kümmert und MMS zur Ausheilung nutzt. Nach einer angemessenen Zeit sollten die Symptome dann verschwinden. Als angemessen betrachten Homöopathen folgende Regel:
   Ein Organismus braucht so viele Monate zur Ausheilung einer chronischen Krankheit, wie die Krankheit in Jahren bestanden hat. D. h.: Akute Krankheiten heilen auch in kurzer Zeit aus, eine Krankheit, die über fünf Jahre bestanden hat, braucht demgemäß etwa fünf Monate zur Ausheilung. Entsprechend bräuchte z. B. eine Allergie, die seit 20 Jahren bestand, 20 Monate bis zur völligen Ausheilung. Glücklicherweise geht es mit MMS manchmal auch viel schneller, zumindest was die Beseitigung der Symptome betrifft. Unter völliger Ausheilung verstehen Homöopathen einen ganzheitlichen Prozess, der Körper, Geist und Gemüt mit einbezieht, nicht nur das Abklingen von Symptomen.

5. Sie bekommen weichere Stühle oder leichten Durchfall.
   Das ist ein gutes Zeichen. Ihr Körper reinigt sich über den Darm. Steigern Sie vorerst nicht weiter oder reduzieren Sie ein bisschen, falls der Durchfall stärker wird. In den meisten Fällen ist diese Reinigungsphase innerhalb von 14 Tagen so weit abgeschlossen, dass sich der Stuhlgang normalisiert.

6. Sie entwickeln starke Blähungen, starken Durchfall, Übelkeit oder

Erbrechen. Das passiert immer dann, wenn Ihr Organismus mehr Ausscheidungsarbeit leisten muss, als er kann.

Es hilft, MMS abzusetzen und so lange zu pausieren, bis es Ihnen wieder gut geht, und dann mit reduzierter Dosis langsam wieder zu beginnen. Wenn Sie auch schon kleinste orale Gaben nicht vertragen, können Sie mit anderen Maßnahmen die Leber entlasten und bis auf Weiteres MMS nur im Fußbad oder, wenn möglich, auch vorsichtig im Vollbad einsetzen. Ausführliche Tipps finden Sie in Kapitel 7 „Was tun bei unerwünschten Reaktionen?". Auch eine Säurereduzierung durch Natrongabe, wie in den Kapiteln 6.2.1 und 6.9 beschrieben, ist oft sehr hilfreich.

Unter Umständen ist eine Begleitung durch einen ganzheitlich arbeitenden Arzt oder Heilpraktiker notwendig. Außerdem entdecken Sie vermutlich in den „Leitlinien für ein gesundes Leben" (Kapitel 18) einiges, was Sie für sich tun können.

7. MMS bewirkt nichts.

Das passiert sehr selten. Entweder haben Sie die für Sie nötige Dosierung nicht erreicht, dann könnte ein weiteres Steigern der Dosis helfen. Wenn Sie bei maximal 45 Tropfen als Tagesgesamtdosis überhaupt kein Resultat erzielen, reicht die oxidative Fähigkeit von MMS, Erreger abzutöten und Schwermetalle auszuleiten, zur Gesundung nicht aus. Es liegen mit großer Wahrscheinlichkeit Heilungshindernisse vor. Ich empfehle Ihnen, Kapitel 18 „Leitlinien für ein gesundes Leben" gründlich zu lesen, Störfelder auszuschließen und gegebenenfalls auch einen Kinesiologen, Psychotherapeuten oder Heiler aufzusuchen, wobei ich davon ausgehe, dass Sie sich bei einer schwerwiegenden oder langwierigen chronischen Erkrankung sowieso in ärztlicher Behandlung befinden bzw. bei einem Heilpraktiker in Behandlung sind.

7

WAS TUN BEI UNERWÜNSCHTEN REAKTIONEN?

Nebenwirkungen im eigentlichen Sinn hat Jim Humble nie festgestellt. Das Einzige, was er beobachtete, ist das Auftreten von Blähungen, Durchfall oder Übelkeit, hervorgerufen durch die toxische Belastung der abgetöteten Erreger. Jim Humble hat, bei einer Dosis von zwei Tropfen, nur bei einem von 500 Anwendern Übelkeit beobachtet. Durchfall tritt öfter auf, er dient der Reinigung und kann manchmal nicht vermieden werden. Solange er sich im Rahmen hält, brauchen Sie nichts zu unternehmen. Wenn Sie starken Durchfall haben sollten, setzen Sie das MMS ab, nehmen Sie genügend Flüssigkeit mit Salz zu sich. Wenn Sie morgens und abends einen gestrichenen Teelöffel Urgesteinsalz in Wasser auflösen und das trinken, sollte das genug sein. Sie können den Durchfall mit Naturheilmitteln, Homöopathika und notfalls auch mit Kohletabletten behandeln. Wenn es ernster sein sollte, kontaktieren Sie Ihren Arzt oder Heilpraktiker. Wenn es Ihnen wieder gut geht, können Sie die Einnahme von MMS erneut aufnehmen, am besten nehmen Sie zwei Tropfen weniger als die Dosis, bei der Beschwerden auftraten.

Einen Apfel essen Gegen leichte Übelkeit hat es sich als nützlich erwiesen, eine Viertelstunde vor der MMS-Einnahme einen Apfel zu essen. In vielen Fällen tritt Übelkeit nur anfänglich auf, manchmal auch nur einmalig, wenn Sie an die Übelkeitsschwelle gelangen. Im weiteren Verlauf kann im Allgemeinen dann eine höhere Dosierung ohne Übelkeit gut vertragen werden.

Mehr Wasser trinken Wenn starke Übelkeit auftritt, sind die ausscheidenden Organe zurzeit überfordert. Falls Sie weniger als drei Liter Wasser getrunken haben, trinken Sie mehr. Machen Sie Pause mit der Einnahme von MMS, bis es Ihnen besser geht, dann beginnen Sie wieder mit einer zwei Tropfen geringeren Dosis als der, die die Übelkeit ausgelöst hat. Es gibt viele Möglichkeiten, die Leber zu entlasten. Artischockensaft, Erdrauch, Ma-
Entsäuerung riendistel, Entsäuerung mit basenbildender Ernährung, basischen Bädern oder basischen Salzen oder homöopathische Mittel wie Chelidonium,

Nux Vomica, Lycopodium, um nur einige zu nennen. Falls Sie sich in *Einen Homöo-*
der Homöopathie nicht gut auskennen, ist es besser, einen Homöopa- *pathen zurate*
then zurate zu ziehen, da die Homöopathie eine individuelle Thera- *ziehen oder*
pieunterscheidung erfordert und nur in wenigen Ausnahmefällen indi- *einen ganzheit-*
kationsbezogen erfolgreich angewandt werden kann. *lich orientierten*
Arzt oder Heil-
Auch die chinesische Medizin kann mit Akupunktur oder Kräutern *praktiker*
die Leber entlasten. Lassen Sie sich von einem ganzheitlich orientierten
Arzt oder Heilpraktiker in Ihrer Nähe beraten. Es gibt viele Wege, wie
er Sie unterstützen kann. Hilfreich ist auch eine vernünftige Ernährung,
vor allem ohne künstliche Geschmacks- und Konservierungsstoffe, möglichst natürlich mit viel Obst und Gemüse. Das Allerwichtigste für eine *Viel Obst und*
gesunde Leber aber ist ein ausgeglichenes Gemüt. Mehr dazu in Kapitel *Gemüse*
18 „Leitlinien für ein gesundes Leben".

Wenn es Ihnen trotzdem, auch nach mehrfachen Versuchen, nicht
gelingt, die MMS-Dosis auf mehr als zwei Tropfen zu erhöhen, ohne
dass Ihnen übel wird, gibt es mehrere Möglichkeiten des Vorgehens:
Sie können versuchen, diese geringe Dosis für längere Zeit einzunehmen.
Wenn es Ihnen nach einigen Wochen etwas besser geht, machen Sie
einfach auf diesem Niveau weiter; es werden auf jeden Fall Erreger abgetötet und „Gifte" entsorgt.

Jeder Mensch ist ein Individuum, eventuell gehören Sie zu denjenigen,
deren Organismus langsam, aber stetig besser arbeitet, als wenn Sie
durch hohe Dosen überfordert wären. Ich kenne persönlich zwei Anwender, bei denen eine Dosis von drei Tropfen über einen längeren
Zeitraum sehr gut wirkte. Andere haben bei fünf oder sechs Tropfen
gute Erfolge.

Sie brauchen nicht unbedingt 15 Tropfen, um Ihre wirksame Dosis
zu erreichen, die 15 Tropfen sind ein Durchschnittswert und geben
einen Anhaltspunkt.

Wenn Sie aber längere Zeit zwei Tropfen nehmen, keine Verbesserung
Ihres Befindens auftritt und Sie auch nicht steigern können, ist es notwendig, erst eine umfangreiche Ausleitungstherapie, am besten bei einem *Ausleitungs-*
erfahrenen ganzheitlichen Arzt oder Heilpraktiker in Ihrer Nähe, durch- *therapie*
zuführen, damit der Körper so weit entgiftet und entschlackt wird, dass
er MMS in hinreichend wirksamer Dosierung vertragen kann.

Wenn Sie kreislaufmäßig so belastbar sind, dass Sie ein 20- bis 30-
minütiges Bad verkraften, ohne Kreislaufstörungen zu bekommen, können Sie auch mit MMS als Badezusatz arbeiten. Jim Humble gibt auf *MMS als*
seiner Internetseite bekannt, dass Personen, die oral nie mehr als sieben *Badezusatz*

Tropfen vertragen haben, nach einem Bad mit MMS deutlich mehr Tropfen vertragen, ohne dass Übelkeit auftrat. Mehr dazu in Kapitel 8 *Fußbad* „Weitere Darreichungsformen von MMS". Auch ein Fußbad könnte für Sie hilfreich sein.

Als Gegenmittel Wenn Sie aus Versehen eine zu hohe Dosis aktiviertes MMS genom-
1–5g Vitamin C men haben, trinken Sie ein großes Glas Wasser. Wenn das nicht aus-
oder reicht, trinken Sie ein weiteres Glas Wasser mit 1–5 g Vitamin C. Falls
1 TL Natron Sie Vitamin C nicht in so großen Mengen vorrätig haben, geht alternativ ein Glas Wasser mit einem gestrichenen Teelöffel Natron. Aber entscheiden Sie sich für eines von beiden!

Mit Wasser- Wenn Sie mehr als einen halben Teelöffel Natriumchloritlösung ge-
trinken schluckt haben, schadet es laut Jim Humble nicht, außer dass es elende
Erbrechen Übelkeit erzeugt. Um das zu vermeiden, trinken Sie so viel Wasser wie
auslösen möglich, am besten mit einem halben Teelöffel Natron pro Glas. Wenn es geht, trinken Sie so viel, dass es zum Erbrechen kommt.

Sollte ein Kind eine ganze Flasche ausgetrunken haben, rät Jim Humble, in die Notfallambulanz des nächstgelegenen Krankenhauses zu gehen und dem Arzt mitzuteilen, dass Ihr Kind eine Natriumchlorit-lösung getrunken hat.

Es gibt Menschen, die MMS nicht auf nüchternen Magen vertragen. Wenn Sie einen empfindlichen Magen haben, nehmen Sie es lieber 50
Säureüber- bis 60 Minuten nach dem Essen. Manche vertragen auch nur den Säu-
schuss reüberschuss nicht, der durch Verwendung größerer Mengen Zitronen-
vermeiden säure entsteht. Weichen Sie auf Weinsteinsäure oder Salzsäure als Aktivatoren aus. Dadurch wurde bei zahlreichen Anwendern, die Probleme hatten, wieder eine gute Verträglichkeit erzielt. Zusätzlich besteht eine gute Möglichkeit zur Geschmacksverbesserung und Neutralisierung durch die Hinzufügung von Natron. Siehe Kapitel 6.2.1

Einige Anwender reagieren auch auf die geringen Verunreinigungen im MMS der technischen Qualität. Es könnte einen Versuch wert sein, auf eine reinere Qualität umzusteigen, da diese von vielen Europäern besser vertragen wird.

Blutverdün- Ein Anwender schrieb, dass MMS sein Blut stärker verdünnte. Da er
nung Marcumar einnahm, um sein Blut zu verdünnen, ließ er in regelmäßigen Abständen den Quick-Wert kontrollieren und stellte so fest, dass sein Blut sich verdünnt hatte.

Ich halte das allerdings nicht für eine unerwünschte Reaktion, sondern für einen Teil des Genesungsprozesses, denn sicherlich ist es nicht gesund, wenn Menschen lebenslänglich Medikamente zur Blutverdünnung einnehmen. Wechselwirkungen mit anderen Medikamenten sind bis jetzt nicht beobachtet worden. Natürlich kann das Auftreten einer Allergie nie ausgeschlossen werden, da sich Allergien gegen jede beliebige Substanz entwickeln können. Das könnte auch passieren, wenn Sie einen Apfel essen oder Ihr Frühstücksbrot. Bis jetzt habe ich noch nicht davon gehört, dass jemand allergisch auf MMS reagiert hat.

WEITERE DARREICHUNGSFORMEN VON MMS

Neben der oralen Aufnahme gibt es vielseitige Möglichkeiten, MMS anzuwenden.

8.1 ALS SPRAY FÜR DIE HAUT

Protokoll für das Hautspray

Zur Herstellung benötigen Sie eine trockene, saubere Flasche, die mindestens 60 ml Volumen fasst, sowie einen Sprühverschluss. Am besten geeignet sind Glasflaschen, die Sie in Ihrer Apotheke auch gleich mit Sprühkopf erhalten können. Sie reagieren nicht mit MMS. Es geht darum, keine Stoffe aus den Kunststoffen, wie z. B. Weichmacher, herauszulösen. Denn auch, wenn Sie „nur" etwas auf die Haut sprühen, lässt sich die betreffende Substanz innerhalb von 30 Minuten im Urin nachweisen und Ihr Organismus soll durch MMS ja entgiftet werden und nicht zusätzlich belastet.

In die Flasche füllen Sie 20 Tropfen MMS und geben Aktivator hinzu. Nach der entsprechenden Wartezeit füllen Sie die Flasche auf 60 ml mit Wasser auf und verschließen sie mit dem Sprühverschluss. Sprühen Sie die MMS-Lösung auf die Hautpartien, die Sie damit benetzen wollen. Sie können das alle ein bis zwei Stunden wiederholen. Je nach Intensität des Problems, das Sie haben, kann es sinnvoll sein, das auch tagelang durchzuführen. Sie können das aufgesprühte aktivierte MMS *Verbrennungen* eintrocknen lassen. **Nur bei Verbrennungen sollten Sie MMS pur, d. h. nicht aktiviert, verwenden. Benetzen Sie die verbrannte Stelle mit dem reinen MMS, d. h. mit 22,4%iger Natriumchloritlösung. Anschließend müssen Sie unbedingt die benetzte Stelle innerhalb von 30–60 Sekunden mit Wasser abwaschen,** sonst verschlimmern Sie den Zustand, anstatt ihn zu verbessern. Wenn kein Wasser greifbar ist, tut es jede andere trinkbare Flüssigkeit auch. So können Sie sich oder anderen bei Verbrennungen 1.bis 3. Grades Erste Hilfe leisten, wenn Sie das wollen. Bei Verbrennungen 3. Grades sollte auf jeden Fall auch ein Arzt oder das nächste Krankenhaus aufgesucht werden.

In allen anderen Fällen können Sie die besprühte Stelle einfach so lassen oder nach drei Minuten mit Wasser abwaschen, je nachdem, wie Sie sich wohler fühlen. Waschen Sie aber immer das alte eingetrocknete Spray ab, ehe Sie die Stelle neu besprühen.

Jim Humble empfiehlt das Spray für Insektenstiche, Warzen, Hautflecken oder Hautveränderungen, Pilzinfektionen, Akne, Hautkrankheiten wie Ringelflechte, Neurodermitis oder Psoriasis, Entzündungen sowie eigentlich alle Arten von Hautproblemen, selbst bei Hautkrebs. Wir haben auch gute Erfolge bei Wundbehandlungen, sogar bei Hundebissen gesehen. Auch als Achselspray kann sich MMS hervorragend eigenen. *Insektenstiche Haut- krankheiten*

MMS als Achselspray

Bei großflächigen Hauterkrankungen ist es sinnvoll, dass Sie zuerst an einer kleinen Stelle ausprobieren, ob Sie das MMS gut auf der Haut vertragen. Keinesfalls darf das MMS-Spray direkt in die Augen gelangen. Das kann zu Reizungen führen, da die Konzentration bei der äußerlichen Anwendung wesentlich höher ist als bei der innerlichen Anwendung.

Die Lösung kann vier Tage lang genutzt werden.

Zum Vergleich: Das entspricht etwa 40 Tropfen MMS auf ein halbes Glas Wasser.

Sollte das Spray auf Ihrer Haut zu stark brennen oder reizen, verdünnen Sie die Lösung so lange, bis sie nicht mehr brennt. Sie können die Hälfte der Lösung verwerfen und mit Wasser auffüllen, dann probieren Sie es an einer kleinen Stelle aus. Falls es immer noch brennt, verdünnen Sie weiter, so lange, bis Sie es gut vertragen. Jim Humble hat sechs Monate lang täglich aktiviertes MMS in sein Gesicht gesprüht und verrieben. Auch in einige andere empfindliche Hautpartien hat er es intensiv einmassiert. Nach sechs Monaten waren die behandelten Hautpartien in bester Verfassung. Die lange und intensiv mit MMS besprühten Partien waren genauso weich und zart wie die nicht besprühten, wenn nicht sogar weicher.

Inzwischen hat Jim Humble jahrelange Selbsterfahrung mit der äußerlichen Anwendung von MMS. Eine Schädigung der Haut hat er dabei nicht beobachten können.

Alle möglichen Hauttypen sind laut Jim Humble schon mit MMS besprüht worden, auch Babyhaut sowie die Haut Neugeborener.

MMS, nach dem Protokoll vom Jim Humble hergestellt, greift keine gesunden Körperzellen an. Stellen Sie die Flasche nicht in die pralle Sonne. Wenn Sie sie lichtgeschützt und bei Zimmertemperatur aufbewahren, können Sie die Lösung bis vier Tage gut benutzen. Danach kippen Sie sie weg und setzen sich eine neue an, wenn Sie noch Bedarf haben.

Tipp für Pflanzenliebhaber

Und noch ein kleiner Tipp für Pflanzenliebhaber:
MMS-Spray kann auch bei Schimmelbefall auf die Pflanze gesprüht werden.

8.2 MMS ALS BADEZUSATZ

Die Haut ist unser größtes Organ. Wahrscheinlich deswegen ist die Anwendung von MMS als Badezusatz sehr effektiv.

Der besondere Vorteil: Sie haben keine Geschmacksbeeinträchtigungen und die Übelkeitsschwelle wird in vielen Fällen hochgesetzt.

Tipp

Achtung: Wenn Sie gebrechlich oder geschwächt sind oder zu Kreislaufstörungen neigen, baden Sie nicht allein! Bitten Sie eine Hilfsperson, Ihr Bad zu betreuen; diese Vorsichtsmaßnahme hat weniger mit dem MMS zu tun als damit, dass der Kreislauf bei Menschen mit entsprechender Disposition oder bei geschwächten Personen im warmen Bad versagen kann. Bei entsprechenden Anzeichen ist es geboten, das Bad abzubrechen. Wenn Sie wissen, dass Sie im Bad zu Kreislaufproblemen neigen, ist es sinnvoll, das Bad bei Beginn nur gut lauwarm zu temperieren und nach Bedarf warmes Wasser zulaufen zu lassen.

Protokoll für die Anwendung im Bad

Saubere Wanne

a) Die Badewanne muss gereinigt werden, bis sie ganz sauber ist. Stellen Sie das sicher, sonst reagiert das Chlordioxid mit Seifen-, Kalk- oder Schmutzrückständen und reduziert sich dadurch in der Wirkung. Reinigen Sie also die Badewanne, spülen Sie gründlich mit klarem Wasser nach und trocknen Sie sie mit einem sauberen, trockenen Tuch. Wenn das Tuch danach noch Verschmutzungen aufweist, wiederholen Sie den Reinigungsvorgang.

b) Aktivieren Sie 20 Tropfen MMS als Anfangsdosis mit dem Doppelten *Doppelte* der üblichen Aktivatormenge. Im Einzelnen heißt das: *Aktivatormenge*

- Auf 20 Tropfen MMS 40 Tropfen 3–5%ige Salzsäure, dann erst das Glas schwenken, sodass sich die Tropfen mischen, dann die 40–60 Sekunden Aktivierungszeit abwarten, das Glas mit Wasser füllen.

- Oder auf 20 Tropfen MMS 40 Tropfen 50%ige Weinsteinsäure, dann das Glas schwenken, sodass sich die Tropfen mischen, dann die 40–60 Sekunden Aktivierungszeit abwarten, das Glas mit Wasser füllen.

- Oder auf 20 Tropfen MMS 40 Tropfen 50%ige Zitronensäure, dann das Glas schwenken, sodass sich die Tropfen mischen, dann die 40–60 Sekunden Aktivierungszeit abwarten, das Glas mit Wasser auffüllen.

- Oder auf 20 Tropfen MMS kommen 200 Tropfen 10%ige Zitronensäure, erst das Glas schwenken, sodass sich die Tropfen mischen, dann die drei Minuten Aktivierungszeit abwarten und das Glas mit Wasser füllen.

Auf keinen Fall diese aktivierte MMS-Menge trinken!

Bei offenen Hautstellen oder tiefen Wunden beginnen Sie lieber erst *Bei offenen* mit weniger MMS, Jim Humble empfiehlt 16 Tropfen; Sie kennen *Hautstellen* Ihre eigene Empfindlichkeit, evtl. beginnen Sie auch mit noch weni- *weniger MMS* ger. Sie können bei den nächsten Bädern langsam auf 40–60 Tropfen oder mehr steigern. Probieren Sie selbst, wie viel gut für Sie ist.

c) Füllen Sie die Wanne nur mit Wasser! Seife oder andere künstliche Ba- *Keine Seife* dezusätze dürfen Sie nicht benutzen. Erfahrene experimentierfreudige *oder* Anwender haben herausgefunden, dass der Zusatz von einer Handvoll *künstliche* Himalayasalz auf ein Vollbad sich angenehm auswirkt und die Wirkung *Badezusätze* des MMS nicht beeinträchtigt, evtl. sogar noch steigert. Wenn Sie erst einige Bäder ohne Himalayasalzzusatz nehmen und dann einige mit, können Sie selbst herausfinden, was für Sie besser ist.

d) Gießen Sie die Mischung mit aktiviertem MMS in das Badewasser. Sie haben die doppelte Aktivatormenge hinzugefügt, damit schnell viel Natriumchlorit aktiviert und viel Chlordioxid freigesetzt wird. Rühren Sie das Gemisch mit dem Wasser um. Augenblicklich entsteht keimfreies Wasser. Wie voll Sie die Wanne machen, spielt dabei keine Rolle. Lassen Sie so viel Wasser ein, wie Sie mögen, und prüfen Sie, ob Ihnen die Wassertemperatur angenehm ist.

e) Jetzt legen Sie sich in das Badewasser. Achten Sie darauf, dass Ihr ganzer Körper mit Wasser bedeckt ist bzw. benetzen Sie die Teile, die herausschauen. Benetzen Sie auch alle Hautstellen im Gesicht. Betroffene Teile können je nach Empfindlichkeit auch etwas eingerieben werden. Falls etwas von dieser stark verdünnten MMS-Lösung in die Augen gerät, ist das nicht tragisch, wischen Sie es einfach weg. Eine trinkfertige Lösung oder die Konzentration im Spray können zu Reizerscheinungen führen, im Badewasser ist die Verdünnung zu groß, um noch Reizung hervorzurufen. Gießen Sie sich das Badewasser auch über den Kopf und massieren Sie es in die Kopfhaut ein. Achtung: Das kann, je nachdem, wie hoch die Chlordioxidkonzentration ist und wie lange Sie mit dem Ausspülen warten, die Haare blondieren. Wenn sich das Wasser etwas abgekühlt hat, lassen Sie heißes Wasser nachlaufen, die Wärme öffnet die Poren und hilft dem MMS, tiefer ins Gewebe einzudringen. Nach 30 Minuten können Sie aus dem Bad steigen, Sie können natürlich auch nach persönlichem Belieben noch länger darin verbleiben. Wenn Sie das Bad beendet haben, reinigen Sie die Wanne wieder. Bei hartnäckigen alten Hautproblemen kann es sinnvoll sein, die Bäder in für Sie geeigneten Abständen zu wiederholen.

Betroffene Körperteile können eingerieben werden.

Abgesehen von Menschen mit Hautproblemen haben insbesondere auch Anwender, die eine sehr niedrige Übelkeitsschwelle haben, von Bädern mit MMS profitiert. Schon nach einem einzigen Bad konnten viele deutlich mehr MMS oral vertragen als vorher. Jim Humble vermutet, dass die beim Baden abgetöteten Erreger und neutralisierten toxischen Substanzen gleich über die Haut nach außen abtransportiert werden können, dadurch nicht länger im Blutkreislauf zirkulieren und deswegen auch nicht die Leber belasten, die sonst für ihren Abtransport verantwortlich wäre.

Hebt Übelkeitsschwelle an

Ein MMS-Bad kann also von Erregern oder Giftstoffen befreien, die sich auf oder in der Haut, im Unterhautfettgewebe oder auch in der Muskulatur darunter befinden, je nachdem, wie weit das MMS vordringen kann und wie viel Erreger bzw. Schadstoffe vorhanden sind. Die Leber wird durch diese Vorgehensweise entlastet. Sobald es möglich ist, ohne das Wohlbefinden zu gefährden, ist es natürlich sinnvoll, die orale Einnahmemenge von MMS bis zu einer wirksamen Dosis zu steigern. Wenn Sie ernsthaft erkrankt sind, empfiehlt Jim Humble, die tägliche orale Einnahme nicht zu unterbrechen, auch wenn Sie MMS im Bad verwenden.

8.3 MUNDSPÜLUNGEN UND ZÄHNEBÜRSTEN MIT MMS

Protokoll zur allgemeinen Mundreinigung

Zehn Tropfen aktiviertes MMS nach entsprechender Wartezeit mit einem halben Glas Wasser mischen. *Protokoll*

Eine weiche Zahnbürste mit der MMS-Lösung begießen, dann vorsichtig die Zähne putzen und das Zahnfleisch sanft massieren, die ersten vier Tage drei- bis viermal täglich, danach reicht einmal täglich. *Weiche Zahnbürste verwenden*

Mit der restlichen Lösung können Sie Ihren Mund spülen und gurgeln. Lassen Sie die Lösung nach Möglichkeit einige Minuten im Mund, damit das Chlordioxid Zeit hat, in die Mundschleimhaut einzudringen. Dann spucken Sie den Mundinhalt aus. Wenn noch etwas Lösung da ist, können Sie das Ganze auch wiederholen. Oder Sie verwenden einen Teil der Lösung zum Spülen und einen zum Gurgeln. Empfindliche oder wunde Stellen an Zunge, Zahnfleisch, Wange oder Gaumen wurden nach unseren Erfahrungen dadurch nicht verschlimmert, im Gegenteil: Bakterien und andere Krankheitserreger werden dadurch abgetötet. Meist haben sich empfindliche, wunde oder entzündete Stellen durch diese Maßnahme schnell erholt. Wenn Sie einige Wochen lang Ihre Zähne wenigstens einmal täglich mit MMS-Lösung geputzt und den Mund gespült haben, ist bei den meisten Anwendern eine gute Mundgesundheit hergestellt und es reicht aus, zur Erhaltung des Zustandes zwei- bis dreimal wöchentlich Mundspülungen vorzunehmen und die Zähne mit MMS zu bürsten. *Lösung einige Minuten im Mund lassen.*

Es gibt Berichte von Menschen, die schreiben, dass ihre Zahnschmerzen innerhalb weniger Minuten aufgehört haben, nachdem sie für zwei Minuten aktiviertes MMS im Mund behalten haben. Die Schmerzfreiheit hielt unterschiedlich lang an, nach ein bis zwei MMS-Behandlungen für ca. 12–24 Stunden, bei Bedarf wurde wiederholt. Es ist wichtig, direkt an dem schmerzempfindlichen Zahn zu bürsten, damit das Chlordioxid zu den Bakterien vordringen kann, die wahrscheinlich die Schmerzen auslösen.

Menschen, die MMS regelmäßig über lange Zeit zum Zähneputzen einsetzen, berichten, dass nach und nach Verfärbungen langsam verschwinden und die Zahnfarbe heller wird. Auch bei fauligem Mundgeruch haben MMS-Anwender Erfolg gehabt, wenn sie das hinterste Stück der Zunge mit einer Zahnbürste und aktivierter MMS-Lösung bearbeitet haben. Jim Humble rät, die Zahnbürste so weit vorzuschieben, bis es *Verfärbungen verschwanden und Mundgeruch ließ nach* nicht mehr weitergeht, da im allerletzten Teil der Zunge die Bakterien angesiedelt sind, die Schwefeldioxid produzieren. Wenn sie abgetötet

Zahnstein sind, ist es der Mundgeruch auch. Zahnstein, der sich über Jahre gebildet hat, wird auch länger brauchen, bis er allein durch Zahnpflege mit MMS verschwindet. Deswegen ist es eindeutig sinnvoll, erst den Zahnstein mit zahnärztlicher Hilfe entfernen zu lassen und dann durch regelmäßige Zahnpflege mit aktivierter MMS-Lösung eine Prophylaxe zu betreiben.

8.4 MMS ALS EINLAUF

Ähnlich wie Infusionen können Einläufe MMS sowohl ins Blutplasma als auch in die roten Blutkörperchen transportieren. Das erhöht die Effektivität, da MMS über das Blutplasma Regionen erreicht, die die roten Blutkörperchen nicht erreichen können. Es ist zwar etwas umständlich, einen Einlauf durchzuführen, aber gut zu Hause umsetzbar.

Benötigte Was Sie dazu brauchen: einen Irrigator (das ist ein Gefäß, das
Materialien ca. 1,5 l Wasser fassen sollte), einen daran angeschlossenen Gummischlauch mit einem abgerundeten Aufsatz aus Plastik, an dem sich idealerweise so eine Art Wasserhahn befindet, damit Sie den Wasserzulauf dosieren können. Wenn Sie so etwas nicht in Ihrem Hause haben, können Sie es in einem Sanitätshaus oder auch in einigen Apotheken bestellen. Außerdem benötigen Sie warmes Wasser und Kochsalz.

Die ersten zwei bis drei Einläufe machen Sie ohne MMS, damit der Darm vom Kot befreit wird. Wenn Sie schon öfter Einläufe durchgeführt haben, können Sie die nachfolgende Anleitung für einen Einlauf überspringen.

Anleitung für Machen Sie sich unten frei, damit Sie den Plastikkatheter in den After
einen Einlauf einführen können. Wenn Ihnen eine zweite Person zur Seite steht, die
mit MMS Ihnen den Irrigator befüllt und hält, ist das hilfreich; es geht aber auch allein.

Füllen Sie einen halben Liter heißes Wasser in den Irrigator. Geben Sie einen Teelöffel Kochsalz dazu. Wenn sich das Salz aufgelöst hat, fügen Sie so viel kaltes und warmes Wasser hinzu, dass Sie eine körperwarme Temperatur erhalten. Öffnen Sie den Wasserhahn am Katheter und lassen Sie die Luft aus dem Schlauch. Wenn Wasser kommt, testen Sie noch einmal, ob es eine angenehme Temperatur hat. Schließen Sie den Hahn.

Bei Bedarf fetten oder ölen Sie das Plastikende sparsam ein.

Führen Sie das Plastikende langsam vorsichtig in den After ein, öffnen Sie den Hahn und lassen Sie bei einem durchschnittlich großen Erwachsenen ca. 0,75 l bis 1 l Wasser in den Darm laufen. Schließen Sie den Hahn wieder. Ziehen Sie langsam und vorsichtig den Katheter aus dem After. Pressen Sie die Schließmuskeln zusammen, da durch das eingelassene Wasser spontan Stuhldrang entsteht. Nach einer Weile lässt der Drang nach. Wenn das Wasser höher gestiegen ist, entsteht nach ca. 5 bis 10 Minuten erneut Stuhldrang. Jetzt geben Sie dem nach und entleeren sich. Wenn Sie sofort nachgeben, kommt nur das eingegebene Wasser wieder heraus. Das Salz wiederum ist wichtig, damit Ihr Darm das Wasser nicht „trinkt". Wiederholen Sie die Einlaufprozedur noch zweimal. Wenn Sie mehrere Tage hintereinander Einläufe durchführen, reicht es auch, einmal zu wiederholen, sodass Sie insgesamt zwei Wasserspülungen durchgeführt haben statt drei. Eventuell hilft es, den Bauch zu massieren; probieren Sie, wie es für Sie angenehm ist. Falls Sie das Wasser nur kurze Zeit halten konnten, machen Sie es einfach einmal mehr, das ist nicht weiter tragisch. Wenn Sie etwas Übung haben, geht es besser. Insbesondere ist darauf zu achten, dass der Irrigator mit dem Wasser deutlich oberhalb des Afters gehalten wird, da das Wasser der Schwerkraft folgend nach unten fließt. Wenn Sie zu wenig Wasser eingefüllt haben, ist nicht mehr genug Druck gegeben, um das Wasser in den Darm fließen zu lassen. Also füllen Sie z. B. 1,5 l in den Irrigator, aber lassen Sie maximal 1 l in den Darm laufen! Das heißt, Sie müssen den Irrigator mindestens in Schulterhöhe halten, gleichzeitig aber schauen, wie viel Wasser abfließt, damit Sie rechtzeitig den Hahn wieder schließen. Deswegen ist es einfacher, wenn eine weitere Person hilft.

Nach drei Wassereinläufen mit je einem Teelöffel Kochsalz sind Sie bereit für den MMS-Einlauf. Beginnen Sie mit einer niedrigen Dosis MMS. Wenn Sie MMS oral noch nicht genommen haben, beginnen Sie mit einem Tropfen morgens, dann können Sie abends schon zwei Tropfen aktivieren. Am nächsten Tag morgens drei Tropfen und abends vier Tropfen aktivieren, bis Sie maximal zweimal 15 Tropfen erreicht haben.

Wenn Sie schon Erfahrung mit der oralen Einnahme haben, bleiben Sie deutlich unterhalb der Übelkeitsschwelle, wenn Sie beginnen. Zur aktivierten Dosis MMS geben Sie genügend Wasser, um es in den Darm einlaufen lassen zu können. Am besten berechnen Sie die doppelte Dosis MMS, dann können Sie die Hälfte des Wassers im Irrigator lassen und nachher verwerfen, da das Wasser sowieso nicht ganz abläuft wegen der Druckverhältnisse.

Für einen Einlauf mit MMS im gesäuberten Darm reicht ein halber Liter Wasser völlig aus. Ich würde deshalb das aktivierte MMS auf einen Liter Wasser auffüllen und dann davon einen halben Liter in den Darm laufen lassen. Wenn Sie es lieber mit Spritzen, Klistieren oder anderweitig einführen, reichen auch 120 ml Wasser. Jetzt versuchen Sie, das mit aktiviertem MMS vermischte Wasser so lange wie möglich im Darm zu behalten, damit über die Darmwände möglichst viel Chlordioxid aufgenommen werden kann. Bei dem Einlauf mit aktiviertem MMS wird selbstverständlich kein Kochsalz dazugegeben.

Führen Sie die Einläufe mindestens zweimal täglich durch. Wenn Sie Durchfall bekommen oder Übelkeit auftritt, machen Sie Pause, bis sich die Beschwerden gelegt haben. Dann können Sie mit reduzierter Dosis wieder beginnen. Achten Sie darauf, dass Sie gut mit sich umgehen. Einläufe in gewissen Abständen oder bei akuten Infekten sind sinnvoll, da sie den Körper entgiften helfen.

Die dazugehörigen Gerätschaften waren noch bei unseren Großmüttern in fast jedem Haushalt zu finden. Selbst ein einfacher Einlauf ohne MMS kann schon viel bewirken. In der indischen Kultur gehören regelmäßige Darmreinigungen zur Selbstverständlichkeit. Auch hier gilt es, das richtige Maß zu finden. Wochen- oder monatelang täglich mehrere Einläufe durchzuführen, kann den Darm aus seinem natürlichen Takt bringen. Generell rate ich Ihnen, sich das nötige Zubehör zu besorgen und in Ruhe auszuprobieren, wie es geht. Wenn Sie es dann wirklich mal brauchen oder einem Kind verabreichen wollen, haben Sie schon alles da, wissen, wie es geht und worin die Schwierigkeiten bestehen. Der Irrigator sollte wegen des MMS nicht aus Metall sein, auch nicht aus Emaille. Verwenden Sie einen aus Kunststoff.

8.5 MMS als Fussbad

Ein Fußbad mit MMS ist eine hervorragende Möglichkeit zur Entgiftung des Körpers, wenn eine orale Einnahme schlecht möglich ist.

Sie brauchen eine saubere Fußbadewanne, frei von Seifenresten und anderen Rückständen, wie beim Vollbad auch. Bereiten Sie zuerst zehn *Aktivatormenge verdoppeln* Tropfen MMS als Anfangsdosis mit doppelter Aktivatormenge vor. Sie nehmen die doppelte Aktivatormenge, damit schnell viel Chlordioxid freigesetzt wird und Sie nicht zwei Stunden im Fußbad verbringen müssen.

Sie nehmen also zehn Tropfen MMS und 20 Tropfen 3-5%ige Salzsäure oder 50%ige Weinsteinsäure und warten 40–60 Sekunden. Oder Sie aktivieren mit Zitronensäure, dann nehmen Sie zehn Tropfen MMS und 20 Tropfen 50%ige Zitronensäure und warten 40–60 Sekunden. Falls Sie über keinen 1:1 Aktivator verfügen, nehmen Sie in jedem Fall auch die doppelte Aktivatormenge, d.h. z.B. bei 10%iger Zitronensäure statt 50 Tropfen 100 Tropfen zum Aktivieren und warten dann 3 Minuten. Wenn Ihr MMS aktiviert ist, füllen Sie das Glas mit Wasser auf und geben es in das Fußbad, das Sie sich auch vorbereitet haben. Dort baden Sie Ihre Füße mindestens 30 Minuten. Die Wassermenge ist für den Prozess nicht entscheidend. Achten Sie auch auf eine angenehme Wassertemperatur. Wenn Sie die zehn Tropfen gut vertragen, können Sie beim nächsten Mal auf 15 Tropfen und danach auf 20 Tropfen steigern. Im Einzelfall sind nach mehrmaligen Bädern mit 20 Tropfen Steigerungen auf 30, 40, 50 oder 60 Tropfen sinnvoll. Testen Sie selbst aus, wie viel Ihnen individuell guttut. Fußbäder können bei Bedarf mehrmals täglich durchgeführt werden.

8.6 MMS-AUGENTROPFEN

Wenn Sie bei entzündlichen oder anderen Augenerkrankungen MMS-Augentropfen herstellen wollen, empfiehlt Jim Humble folgendes Vorgehen:

Nehmen Sie zwei Tropfen MMS und aktivieren Sie sie am besten säurereduziert. Nach der Aktivierungszeit gießen Sie 200 ml Wasser darauf. Nun füllen Sie die verdünnte MMS-Lösung in ein kleines Braunglasfläschchen, z. B. 20, 30 oder 50 ml mit Pipettenverschluss. Mit der Pipette ziehen Sie die Lösung auf und tropfen ein bis zwei Tropfen in das betroffene Auge bzw. in beide Augen. Dann halten Sie die Augen etwa fünf Minuten geschlossen. Nachspülen ist nicht nötig.

Denken Sie daran, dass Chlordioxidlösung bleicht. Halten Sie deshalb ein Tempotuch o. Ä. bereit, um zu verhindern, dass die Chlordioxidlösung aus dem Auge auf Ihre Bekleidung tropft. Wenn Sie sich die Augentropfen alleine verabreichen wollen, ist das im Badezimmer am einfachsten. Dort können Sie sich wenig bekleidet mit zurückgelegtem

Kopf die Tropfen einträufeln. Wenn Sie eine zweite Person zur Hilfe haben, geht es am besten liegend. Falls Sie dafür das Bett oder ein Sofa auswählen, empfiehlt es sich, ein Taschentuch bereitzuhalten und ein weißes Handtuch unter den Kopf zu legen. Dadurch vermeiden Sie Flecken auf Ihren Bezugsstoffen, falls mal ein Tropfen danebengeht. Bei chronischen Augenerkrankungen erscheint mir eine mindestens zweimalige Anwendung täglich sinnvoll, einmal morgens und einmal abends. Bei einer akuten Augenerkrankung können Sie nach Bedarf öfter wiederholen, MMS-Augentropfen zu verabreichen, jedoch würde ich davon abraten, mehr als zwölfmal täglich MMS-Augentropfen einzusetzen. Wie bei jeder anderen MMS-Anwendung auch geschieht das Verabreichen von MMS-Augentropfen ausschließlich in eigener Verantwortung. Sie sollten die Verwendung als Augentropfen ebenso wie die Höhe der Dosis und auch die Häufigkeit der Wiederholungen an Ihrer eigenen Empfindlichkeit ausrichten und dann entscheiden, was Sie für sich als passend erachten.

Wenn Sie sich nicht klar darüber sind, ob MMS-Augentropfen Ihnen helfen, lassen Sie sich lieber erst augenärztlich untersuchen. Ich empfehle Ihnen, sich erst mit den Grundlagen der MMS-Anwendung zu befassen (siehe Kapitel 6 und 7) und dann erst MMS-Augentropfen anzusetzen.

Noch ein Hinweis: Beim ersten Mal fühlen sich Augentropfen aller Art für viele Menschen etwas eigenartig an. Deswegen empfehle ich, vor der Anwendung von MMS einmal einige Tropfen einer isotonischen Kochsalzlösung oder einer Augenspüllösung einzutropfen, um das Gefühl kennenzulernen, das bei der Nutzung von Augentropfen entsteht, sowie auch die praktischen Schwierigkeiten, insbesondere das Herunterlaufen von Tropfen. Es ist einfacher, als es sich anhört, und die Anwendung der MMS-Augentropfen ist mit ein bisschen Übung gut durchführbar.

Wenn Sie vorhaben, mehrmals am Tag MMS ins Auge einzuträufeln, können Sie die MMS-Augentropfenlösung in eine Braunglasflasche mit Pipette füllen und kühl, dunkel und geschlossen aufbewahren. Auf diese Weise ist die Lösung ohne größeren Wirkverlust eine Woche lang haltbar. Wenn sie nicht im Kühlschrank steht, können Sie sie ein bis zwei Tage nutzen, danach sollten Sie lieber eine neue Mischung anfertigen. Braunglasflaschen mit Pipette bekommen Sie in Ihrer Apotheke, die Größen von 10 bis 50 ml eignen sich gut für Augentropfen. Je weniger „leerer" Luftraum in der Flasche ist, desto mehr Chlordioxid bleibt in der wässrigen Lösung; je wärmer es ist, desto mehr Chlordioxid liegt gasförmig vor und entweicht beim Öffnen der Flasche.

8.7 MMS ZUR INTRAVENÖSEN INFUSION

Selbstverständlich sollen Infusionen nicht von Laien ausgeführt werden, sondern nur von ausgebildeten Fachleuten, das heißt von Ärzten, Heilpraktikern bzw. dementsprechend geschulten Krankenschwestern, Krankenpflegern, Arzthelferinnen oder Arzthelfern.

Infusionen bieten den Vorteil, dass unter Umgehung des Magen-Darm-Trakts und des Pfortader-Leber-Systems schnell relativ viel Chlordioxid verabreicht werden kann. Zudem ermöglichen Infusionen eine verlässliche Dosierung, was die Gefahr von Anwendungsfehlern verringert. So ermöglichen Infusionen jenen, die MMS als Getränk schlecht vertragen oder Magen-Darm-Probleme haben, sowie multimorbiden oder schwerkranken Patienten eine hochwirksame Behandlung.

Hochwirksame Behandlung

Meiner Meinung nach sollte die Verabreichung von MMS per Infusion dem genannten Personenkreis vorbehalten bleiben. Alle anderen sind mit der oralen Anwendung oder der Anwendung durch Bäder besser beraten, wenn diese gut vertragen werden. Insbesondere die über den Tag verteilte Einnahme nach dem neuen Standardprotokoll (siehe Seite 111) zeigte auch bei schweren Erkrankungen gute Erfolge. Wenn es aus irgendwelchen Gründen nicht möglich ist, MMS oral einzunehmen, so bleibt die intravenöse Infusion als Alternative.

Jim Humble und verschiedene andere Personen haben aktiviertes MMS intravenös getestet. Dabei hat sich gezeigt, dass MMS, das mit Zitronensaft aktiviert wurde, den Venen schadet! Deswegen ging Jim Humble dazu über, nicht aktiviertes MMS für intravenöse Applikationen zu empfehlen und das auch nur unter fachkundiger Begleitung, das heißt in Gegenwart eines Arztes oder eines Heilpraktikers. Dieses Vorgehen war zwar für die Venen besser verträglich, führte jedoch öfter noch zu Herxheimer-Reaktionen, vermutlich aufgrund mangelnder Reinheit des infundierten Materials. Deshalb betrachte ich diese Methode heute als veraltet und rate davon ab.

Der Heilpraktiker Dr. rer. nat. Hartmut Fischer hat bei sich und seinen Schülern mit Infusionen experimentiert und ein Verfahren entwickelt, das er inzwischen auch bei Patienten erfolgreich nutzt – **Herxheimer Reaktionen sind dabei nie aufgetreten!**

Die Zubereitung von MMS für Infusionen erfordert gegenüber der Zubereitung als Trinklösung **ein völlig anderes Vorgehen.** Erstens dürfen diese intravenös zu verabreichenden Flüssigkeiten keine Pyrogene, also Fieber auslösende Verunreinigungen, enthalten. Zweitens muss sich der pH-Wert der Lösung an dem des Blutes orientieren, das heißt, der Aktivator darf keinesfalls im Überschuss eingesetzt werden. Bei der oralen Einname von MMS sind diese Aspekte belanglos.

Dr. Fischer

Weil die Anwendungsmöglichkeiten und die Wirksamkeit der MMS-Infusionen für das therapeutische Spektrum sehr wertvoll sind, lohnt sich insbesondere bei schweren Erkrankungen der Mehraufwand, der dafür zu leisten ist. Herr Dr. Fischer (vgl. Therapeutenverzeichnis) benutzt für diesen Zweck sterile Nanofilter, wie sie in biochemischen Labors üblich sind. Sie besitzen einen normalen Luer-Adapter und passen deshalb auf gängige Spritzen. Damit kann man das MMS aufnehmen und gleichzeitig

Säuren pharmazeutischer Reinheitsstufen

filtern. Aktiviert wird mit Säuren pharmazeutischer Reinheitsstufe. Je nach ausgewähltem Aktivator, muss mithilfe einer stöchiometrischen Berechnung die genau benötigte Menge entsprechend der gewünschten Tropfenanzahl an MMS bestimmt werden. Die Aktivierung erfolgt direkt in der Spritze, indem man, ebenfalls durch einen sterilen Nanofilter, die festgelegte Säuremenge aufzieht. Alternativ kann man auch in einem sterilen Probenfläschchen, wie es für die Flüssigkeitschromatografie verwendet wird, aktivieren, diese Lösung dann mit sterilem Wasser vorverdünnen und wieder in die Spritze aufnehmen. Das so vorbereitete MMS kann dann mit Hilfe einer neuen sterilen Kanüle durch das Septum der Infusionsflasche zugemischt werden. Die hergerichteten Infusionen müssen bis zur Anwendung dunkel gelagert werden.

Schulung

Medizinisches Fachpersonal, interessierte Ärzte und Heilpraktiker können sich zwecks Schulung an Herrn Dr. Fischer wenden.

Dioxychlor™

In den USA wird unter dem Namen „Dioxychlor" eine Chlordioxidlösung für Infusionen hergestellt. Hin und wieder finden Sie Ärzte oder Kliniken, die damit arbeiten. Um aktuelle Informationen zu erhalten, geben Sie die Begriffe „dioxychlorinfusion" oder „mmsinfusion" in eine Internet-Suchmaschine ein. Dioxychlor™ z.B. wurde von Forschern des Bradford Research Instituts in enger Zusammenarbeit mit der Stanford University, dem National Cancer Institute und den Mayo-Kliniken entwickelt und optimiert. Mit über 50.000 Infusionen bei vielfältigen Indikationen stellte es seine Wirksamkeit weltweit unter Beweis.

Dieses Verfahren wurde zum Beispiel noch bis vor wenigen Jahren in der Schweizer Seegartenklinik angewendet. Auf der Seite www.seegartenklinik.ch finden Sie heute noch interessante Informationen, wenn Sie im Suchfeld das Stichwort „Dioxychlor" eingeben.

Chlordioxid zerstört unter Bildung atomaren Sauerstoffs (O_1) Viren, Bakterien und Pilze, z.B. beim Poliovirus schon bei einer Konzentration unter 1 ppm. Da Dioxychlor die Guaninnukleotidbasen der freigesetzten RNS und DNS zerstört, wird die Bildung neuer Erregergenerationen zuverlässig gestoppt. (So können sich keine resistenten Stämme aufbauen! Anm. der Autorin) **Dabei ist Chlordioxid nicht zelltoxisch!** Als Indikationen werden diverse virale und bakterielle Infektionen sowie Mykosen genannt sowie auch Folgen von Antibiotikatherapie; **Kontraindikationen sind keine bekannt.** (Quelle: www.seegartenklinik.ch/?search=dioxychlor#)

Zusammenfassung der Website

Wahrscheinlich eignet sich jede hochreine Chlordioxidlösung zur Infusion. Es ist wünschenswert, dass in Zukunft verschiedene Kliniken und andere stationäre Einrichtungen auf diesem Gebiet Studien durchführen.

8.8 MMS IN DIE NASE EINATMEN

Ich empfehle Ihnen diese Methode nicht, da sie nicht ungefährlich ist. Ebenso wenig tut das Jim Humble. Schon ein Mal zu viel oder zu tief atmen kann schädlich sein!

Reines Chlordioxidgas ist viel reaktionsfreudiger und verhält sich ganz anders als Chlordioxidlösung. Der Grund ist, dass die roten Blutkörperchen nicht unterscheiden zwischen Sauerstoff und Chlordioxid. Beim Einatmen würden sie zu schnell zu viel Chlordioxidgas aufnehmen – das könnte zu Erstickungsgefahr führen. Bei der flüssigen Einnahme kann das in den empfohlenen Dosierungen keinesfalls passieren! Im Gegenteil, der Körper nutzt den Vorteil, dass rote Blutkörperchen Chlordioxid mitnehmen, um es zu den Krankheitsherden transportieren zu können. Wie bei allem macht auch hier die Dosis den Unterschied zwischen Heilwirkung und Giftigkeit.

Vorsicht! Chlordioxidgas ist giftig!

Deswegen wird **Chlordioxidgas als sehr giftig eingestuft,** während Chlordioxidlösungen mit einem Gehalt bis 2 g/l ClO_2 problemlos handhabbar und mehrere Tage stabil sind. Das bedeutet jedoch nicht, dass Chlordioxidlösung in dieser Dosierung innerlich verwendet werden sollte! Die Angabe bezieht sich auf Lagerfähigkeit und industrielle Nutzung. Da sowohl Jim Humble als auch ich damit experimentiert haben, wollen wir Ihnen unsere Erkenntnisse mitteilen. Sie können selbst entscheiden, ob Sie eigenverantwortlich Versuche mit Chlordioxidgas anstellen wollen oder nicht. Wir empfehlen es jedenfalls nicht.

Jim Humble reinigt täglich seine Atemwege. Vor dem Frühstück aktiviert er zwei Tropfen MMS mit zehn Tropfen 10%iger Zitronensäure. Er fügt kein Wasser hinzu. Sofort, wenn der Geruch von Chlordioxid entsteht, hebt er das Glas unter die Nase und atmet langsam das Chlordioxidgas ein. Viermal zieht er das Gas in Nase und Nebenhöhlen. Dann atmet er mindestens viermal langsam frische Luft ohne Chlordioxid ein. Danach atmet er normal weiter. Er betont, dass nur zwei Tropfen aktiviert werden sollen, keinesfalls mehr!

TIEFE ATEMZÜGE KÖNNEN DIE LUNGE SCHÄDIGEN!

Wenn Sie es also wirklich ausprobieren wollen, atmen Sie langsam und ziehen Sie das Chlordioxidgas nur in die Nase, nicht tief in die Lungen!

Diese Methode verringert kurzfristig den im Körper verfügbaren Sauerstoff, da Chlordioxid in den roten Blutkörperchen wie Sauerstoff transportiert wird. **Deshalb soll diese MMS-Einatmung nicht angewandt werden bei Angina Pectoris, bei Kurzatmigkeit und bei Menschen, die zusätzlich Sauerstoff zugeführt bekommen müssen.** Vorsicht auch bei Asthma.

Auch wenn Sie innerhalb der letzten zwei Stunden mehr als zehn Tropfen MMS innerlich (mit Wasser) eingenommen haben, sollten Sie kein MMS einatmen. Wenn für Sie oben aufgeführte Probleme nicht zutreffen, könnten Sie MMS einatmen. **Aber beachten Sie:**

Zusammen-
fassung

Nur zwei Tropfen aktivieren, langsam viermal in die Nase und in die Nasennebenhöhlen flach atmen, atmen Sie nicht mehr als viermal. Dann atmen Sie viermal langsam Frischluft, damit sich Ihr Körper ausreichend mit Sauerstoff versorgt.

Wenn Sie Reizerscheinungen oder Schwindel bekommen, hören Sie natürlich eher auf. Menschen mit empfindlichen Augen sollten die Augen schließen, damit die Bindehäute nicht gereizt werden. Wenn Sie all das beachten, können Sie vermutlich ohne größeres Risiko Chlordioxidgas einatmen. Genau können wir das allerdings nicht sagen, da jeder Mensch ein Individuum ist und wir keine große Studie durchgeführt haben.

Hilfreich wirkt sich diese Anwendung bei akuten oder chronischen Atemwegsinfekten oder bei Hals-, Rachen- und Stimmbandinfektionen aus. Viel schneller als durch orale Einnahme möglich, gelangt das Chlordioxid in die betroffenen Regionen und oxidiert dort die Erreger. Im Krankheitsfall hat sich bei uns eine Wiederholung alle ein bis zwei Stunden als sinnvoll herausgestellt. Akute Infekte sprechen meist schnell darauf an. Denken Sie daran: Wenn Sie Chlordioxidgas in die Nase ziehen, tun Sie das auf eigene Verantwortung. Seien Sie vorsichtig!

> **Bleiben Sie bei den zwei Tropfen, die sind höchstwahrscheinlich heilsam. Steigern könnte gefährlich werden!**
> **Das 2-Tropfen-Gemisch soll so nicht geschluckt werden!**
> **Ohne Wasser ätzt es!**

Bei seiner morgendlichen MMS-Atmung nutzt Jim Humble die aktivierten zwei Tropfen anschließend zum Zähneputzen.

Wenn Sie im Krankheitsfall MMS eingeatmet haben, können Sie nach der Aktivierungszeit die zwei Tropfen mit mindestens 180 ml Wasser mischen und trinken. Beachten Sie Ihre Übelkeitsschwelle. Durch das Einatmen von Chlordioxidgas kreist schnell viel Chlordioxid im Körper und kann unter Umständen zu Übelkeit führen. In dem Fall ist es besser, nicht hinterher noch oral etwas einzunehmen. Dann verwerfen Sie die zwei aktivierten Tropfen einfach, wenn Sie sie nicht zum Zähneputzen brauchen. Wenn die Übelkeit abgeklungen ist, können Sie es mit einem aktivierten Tropfen MMS noch einmal versuchen.

8.9 MMS zur Raumreinigung

Aktiviertes MMS sollte **nicht** in Luftbefeuchter gefüllt werden. Es verhält sich in wässriger Lösung zwar geruchlos und stört insofern nicht, aber das ständige Einatmen von Chlordioxid kann über einen längeren Zeitraum auch in geringen Mengen zu Sauerstoffmangel im Körper und damit zu gefährlichen Situationen führen. Wenn Sie ein Zimmer von Schimmel und Pilzen in der Atemluft befreien wollen, sollten Sie sich währenddessen nicht länger dort aufhalten. Auch Haustiere und Vögel sollten aus dem Raum entfernt werden, ehe Sie die Schale mit aktiviertem MMS aufstellen. Schließen Sie Fenster und Türen. Zur Reinigung eines Raumes können Sie einfach 10 bis 20 Tropfen aktiviertes MMS

Vorsicht: Sauerstoffmangel

(ohne Zugabe von Wasser) in einer Tasse oder Schale (aus Glas, Porzellan oder Kunststoff, nicht aus Metall) in die Mitte des Raumes stellen, Fenster und Türen schließen und den Raum für eine Stunde sich selbst und dem Chlordioxidgas überlassen. Falls Sie einen Ventilator zur Verfügung haben, ist es sinnvoll, diesen im Raum laufen zu lassen, um das Chlordioxidgas gleichmäßig zu verteilen.

Chlordioxidgas hinterlässt keine unangenehmen Gerüche in Gardinen, Vorhängen, Polstern usw. Wenn das Gas verflogen ist, ist auch der Geruch verschwunden. Wenn Sie den Raum wieder betreten, verwerfen Sie das aktivierte MMS-Gemisch und spülen Sie das Gefäß aus. Dann lüften Sie den Raum gründlich.

8.10 MMS im Gassack

Speziell für die Morgellonskrankheit, eine Parasitose, bei der Würmer aus der Haut herauskriechen und dabei wunde entzündete Hautstellen erzeugen, wurde diese Anwendungsmöglichkeit erdacht. Da die Morgellonspatienten mit den bisher bekannten Anwendungsmöglichkeiten von MMS keinen Erfolg hatten, hat Jim Humble diese zusätzliche Anwendungsmöglichkeit entwickelt.

Benötigtes Material
Sie brauchen zwei große Müllsäcke, ein Behältnis, das so groß ist, dass es genügend Platz hat für ein größeres Nachtischschälchen, und so klein, dass Sie es auf den Boden des Müllsackes abstellen können und Ihre Füße noch daneben Platz haben. Die Säcke müssen so groß sein, dass Sie hineinsteigen können. Schneiden Sie den zweiten Müllsack unten auf

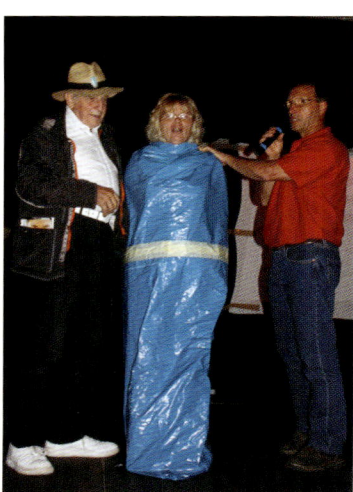

und kleben Sie beide Müllsäcke mit einem fest klebenden und gasundurchlässigen Klebeband zusammen. Nun sollte der verlängerte Müllsack so groß sein, dass jeder Erwachsene gut darin stehen und der Sack oben am Hals verschlossen werden kann. In jedem Fall brauchen Sie eine zweite Person, die Sie dabei unterstützt und den Sack oben am Hals für Sie zuhält, da Ihre Arme auch im Sack sein sollten. Am besten probieren Sie das für das erste Mal vorher aus. Nun brauchen Sie eine offene Schale mit aktiviertem MMS. Beginnen Sie mit vier Tropfen und steigern Sie bei guter Verträglichkeit langsam auf 20 Tropfen. Die offene Schale mit aktiviertem MMS setzt Chlordioxid in Gasform frei. Da das Gas im Sack nicht entweichen kann, wirkt es relativ konzentriert auf die Haut ein und kann durch die Gänge, die die Parasiten gebohrt haben, schnell die Parasiten in tieferen Schichten erreichen. Der Gassack sollte für etwa 15 Minuten am Hals geschlossen gehalten werden. **Keinesfalls darf der Sack über dem Kopf zugezogen werden! Mund und Nase müssen unbedingt normal atmen können! D.h., der Kopf muss herausgucken! Sonst besteht Erstickungsgefahr!** *Achtung: Erstickungsgefahr!*

Am günstigsten ist es, sich nackt in den Sack zu stellen. Das erleichtert dem Chlordioxid den schnellen Zugang zur Haut und verhindert zudem, dass Kleidungsstücke gebleicht werden. Wenn Sie MMS im Gassack nutzen wollen, gehen Sie also wie folgt vor:

Aktivieren Sie vier Tropfen MMS in einer offenen Schale. Stellen *Anleitung* Sie die Schale in ein Behältnis. Lassen Sie sich helfen, in den verlängerten Müllsack zu steigen. Wenn die Aktivierungszeit um ist, stellen Sie das Behältnis mit der Schale auf den Boden des Sacks und stellen sich daneben oder darüber. Wenn das nicht geht, können Sie den Behälter mit der Schale auch in den Händen festhalten. Wichtig ist, dass die Schale nicht umkippt. Ihre Hilfsperson verschließt jetzt den Sack oben so nah wie möglich am Hals, damit möglichst wenig Gas entweicht. Ihre Hilfsperson muss aufpassen, dass sie nicht auf den Kehlkopf oder andere empfindliche Halspartien drückt. Am besten funktioniert es, insbesondere wenn Menschen keine Enge am Hals vertragen, wenn Sie den Sack direkt unterhalb des Unterkiefers und am Kinn zuhalten. Dann drücken Sie überhaupt nicht auf den Hals.

Die Gassackanwendung kann je nach Verträglichkeit und Dringlichkeit mehrmals täglich durchgeführt werden. Wenn möglich, steigern Sie langsam von vier Tropfen auf 20 Tropfen. Bei der Morgellonskrankheit ist eine Anwendung über längere Zeiträume notwendig. Bei einigen Erkrankten konnten mit der Nutzung des Gassackes gute Erfolge erzielt werden. Bei jedem anderen Problem, für das Sie MMS einsetzen wollen, ist eine orale oder äußerliche Anwendung ökonomischer.

8.11 Wasserreinigung

Um Wasser zu reinigen, reicht je nach Verschmutzungsgrad des Wassers ein Tropfen aktiviertes MMS oder ein bis zwei Tropfen 0,29%ige Chlor- *1 Tropfen pro Liter Wasser* dioxidlösung (CDL) pro Liter. Nach Ansetzen dieser Lösung sollten Sie bis zu 30 Minuten warten, damit die Keime entfernt werden können. Danach das Wasser innerhalb von zwei Tagen aufbrauchen oder erneut einen Tropfen aktiviertes MMS oder einen bis zwei Tropfen 0,29%ige Chlordioxidlösung (CDL) pro Liter Wasser hinzufügen.

Tabs   Im Internet finden Sie zudem MMS-Tabs zu kaufen, auch MMS-Brausetabletten genannt. Sie haben den Vorteil, dass sie auf Flugreisen besser zu transportieren sind und außer zur Wasserreinigung auch auf eigene Verantwortung innerlich angewandt werden können.

MMS-Tabs bzw. MMS-Brausetabletten können auch geteilt werden. Ein Vierteltab der Stärke 100 ppm in einem Liter Wasser aufgelöst ergibt z. B. die von Jim Humble empfohlene Tagesdosis (+/−24 ppm) Chlordixid pro Liter Wasser. Daraus ableitend können Sie sich auch geringere Dosen anfertigen.

Zum Beispiel können Sie ein Drittel dieses Liters mit einem Vierteltab an einem Tag austrinken und hätten entsprechend ca. acht Tropfen aktiviertes MMS zu sich genommen. So können Sie Ihrem Bedürfnis entsprechend Wasserreinigungstabletten nutzen, um aktiviertes MMS in verschiedenen Stärken herzustellen. Weiterhin können die MMS-Tabs zur Luftreinigung in Wohnräumen, Krankenzimmern, Vorratskammern oder Tierställen eingesetzt werden, als Deodorant, zur Konservierung u. a. m.

Ein Nachteil der Tabs ist, dass trotz Verpackung in Folie die zurzeit auf dem Markt befindlichen Tabs im Laufe der Zeit an Wirkkraft verlieren. Messungen haben ergeben, dass Tabs, die ursprünglich 100 ppm Chlordioxid pro Stück enthalten sollten, nach ca. drei Monaten Liegezeit nur noch 42 ppm enthielten. Da besteht also noch Forschungsbedarf.

Flugreisen   Falls Sie für Flugreisen MMS-Tabs erwerben wollen, rate ich Ihnen, im Internet bei den Verkäufern, die auch MMS flüssig abgeben, nachzusehen, ob Tabs im Angebot sind, bzw. über eine Suchmaschine MMS-Tabs suchen zu lassen und sich zu erkundigen, ob bezüglich der Dauer der Wirkstärke verlässliche Untersuchungen vorliegen. Denn wenn keine sicheren Angaben über die erzeugten Chlordioxidwerte vorliegen, ist es schwierig, sicher zu dosieren. In dem Fall würde ich empfehlen, eine kleine Menge, wie z. B. 10 ml MMS, auf Reisen mitzunehmen und vor Ort mit frischem Zitronensaft zu aktivieren.

Alternativ dazu besteht auch die Möglichkeit, mit einem Pulver zu arbeiten. Sie können „Good For Life"-Wasserreiniger als gebrauchsfähige *Zwei-*
Dosis für 100 ml Wasser in einer PE-Flasche erwerben. Bei Bedarf brauchen *komponenten-*
chen Sie dann nur noch die Flasche mit warmem Wasser aufzufüllen *pulver*
und vier Stunden Reaktionszeit abzuwarten. Allerdings ist auch hier
zeit- und temperaturproportional mit Wirkverlusten zu rechnen, da das
Pulver in der Flasche bereits ohne Wasserbeimengung Chlordioxidgas
bildet, das spätestens beim Öffnen der Flasche entweicht. Die so hergestellte Chlordioxidlösung sollte wie jede andere Chlordioxidlösung auch
kühl, dunkel und verschlossen aufbewahrt werden und meines Erachtens
innerhalb weniger Wochen verbraucht werden. Aber Achtung! Auch
diese Chlordioxidlösung beinhaltet mindestens rund 20-mal weniger
Chordioxid als normales MMS!

8.12 LEBENSMITTELDESINFEKTION

Falls EHEC oder ein Erreger anderen Namens verdächtigt wird, durch
Lebensmittel übertragen zu werden, können Sie mit MMS Ihre Lebensmittel von Keimen befreien.

Gehen Sie wie folgt vor:

Aktivieren Sie fünf Tropfen MMS in einem Glas-, Kunststoff- oder *5 Tropfen auf*
Keramikgefäß und geben Sie nach der Aktivierungszeit einen Liter Was- *1 Liter Wasser*
ser hinzu. Falls Sie mehr Wasser brauchen, nehmen Sie entsprechend
mehr MMS (z. B. zehn Tropfen MMS auf zwei Liter Wasser, 15 Tropfen
MMS auf drei Liter Wasser usw.). Dann legen Sie das Lebensmittel, das
Sie von Keimen befreien wollen, in das MMS-Wasser, sodass es von
allen Seiten bedeckt ist. Je nach Gewicht des Lebensmittels müssen Sie
es unter Umständen mit einem geeigneten Gegenstand beschweren,
damit auch Stücke, die nach oben treiben, ausreichend ins Wasser eingetaucht sind. Nach zehn Minuten nehmen Sie die Lebensmittel aus
dem MMS-Wasser heraus und spülen sie gründlich mit Wasser ab. Dann
können Sie sie verzehren.

Die auf diese Weise mit MMS-Wasser gereinigten Lebensmittel
schmecken gut. Gelegentlich sind auf der Außenhaut von Tomaten,
Äpfeln und Gurken wenige kleine „Runzeln" aufgetreten. Bei Möhren,
Salaten und Wirsing habe ich keine optischen Veränderungen bemerkt.
Jim Humble erklärt, dass geschmacklich kein Unterschied zu solchen
Lebensmitteln festzustellen ist, die mit normalem Leitungswasser ge-

waschen wurden. Ich habe bei Tomaten, Möhren, Gurken, Äpfeln, Salaten und Wirsing die Reinigung mit MMS-Wasser getestet und konstatiert, dass zwar ein wenig Aroma verloren geht, jedoch nur eine kleine Nuance – keinesfalls bildet sich ein chloriger Geschmack. Das ganze Essen war sowohl roh verzehrt als auch gekocht ein Genuss, sodass ich vermute, dass Menschen, die nicht regelmäßig biologisch angebaute Lebensmittel essen, gar keinen Unterschied wahrgenommen hätten.

Deshalb halte ich in Zeiten, in denen Sie nicht sicher sind, ob Lebensmittel kontaminiert sind oder nicht, die oben beschriebene Desinfektion mit MMS für eine einfache, sichere und preisgünstige Alternative zum völligen Verzicht auf lebendige Ernährung.

Übrigens ist in den USA Natriumchlorit von der FDA zur Desinfektion von Lebensmitteln als völlig unbedenklich zugelassen und durchaus gebräuchlich.

8.13 Chlordioxidlösung (CDL/engl.: CDS)

Inzwischen ist es gelungen, eine Lösung herzustellen, die reines Chlordioxid enthält, das in Wasser gelöst ist.

Das hat die Vorteile, dass

1. Sie nur noch diese eine Flasche brauchen;
2. der Aktivierungsprozess entfällt, dadurch auch der evtl. entstandene Säureüberschuss; Übelkeit tritt fast gar nicht auf;
3. eine geringere Geruchsbelästigung entsteht und
4. der Geschmack wesentlich angenehmer ist;
5. es reiner ist und nur noch Wasser und Chlordioxid enthält;
6. es entsprechend verdünnt vermutlich viel besser als MMS intravenös verwendet werden kann;
7. es bei Tieren auch intramuskulär verwendet werden kann.

Entwickelt wurde diese Lösung von Andreas Kalcker, einem Biophysiker, Filmemacher und Autor, nachdem ein Kälberzüchter ihn um eine Speziallösung gebeten hatte. Dieser hatte das Problem, dass er für die Kälberaufzucht sehr viele Medikamente brauchte, was für ihn auch finanziell nicht mehr tragbar war. Aufgrund von Magenproblemen konnte MMS allerdings nicht verabreicht werden.

Chlordioxid wird dafür in einem Destillationsverfahren durch zwei

Komponenten auf herkömmliche Weise wie bei MMS gebildet, das *Destillations-*
dann entweichende Gas wird in gekühltem Wasser gebunden. Dabei *verfahren*
kann man eine 0,29%ige reine Chlordioxidlösung herstellen. Da schon
allein bei der Verwendung falschen Schlauchmaterials Explosionsgefahr
besteht, kann ich dieses Verfahren für Laien nicht empfehlen. Interessierte können es in den Kursen bei Jim Humble lernen.

Eine reine Chlordioxidlösung ist nicht zu verwechseln mit der aus einem Zwei-Komponenten-Pulver hergestellten Chlordioxidlösung, z. B.
„Good For Life". Dies ist zwar auch eine Chlordioxidlösung, aber das
Chlordioxid ist nicht in einem Destillationsverfahren hergestellt worden,
sodass auch noch andere Substanzen enthalten sind.

Anwendung

Achtung, wichtig! Bevor Sie die Chlordioxidlösung das erste Mal öffnen,
müssen Sie die Flasche einige Stunden in den Kühlschrank stellen und
herunterkühlen, da so das Chlordioxid besser im Wasser gebunden wird *Vor Anwendung*
und nicht so schnell entweicht. Das gilt natürlich auch immer dann, *herunterkühlen*
wenn die Flasche mit Chlordioxidlösung aus irgendeinem Grund wieder
warm geworden ist. Deswegen ist es wichtig, nach Verwendung die Flasche sofort wieder zu schließen und sie in den Kühlschrank zurückzu-
stellen. Die Chlordioxidlösung verliert seine Wirkung hauptsächlich
durch das Öffnen der Flasche, besonders wenn sie vorher Wärme oder
Licht ausgesetzt war.

Im Unterschied zu MMS wird die Chlordioxidlösung nicht aktiviert!
Sie brauchen nur die gewünschte Tropfenmenge abzuzählen und Wasser *Nicht aktivieren*
hinzuzufügen – keinen Saft!

Äußerlich kann CDL unverdünnt auf die Haut aufgetragen werden,
auch auf die Lippen. Falls es brennen sollte, spülen Sie es wieder ab. *Äußerlich*
pur anwenden
möglich

Dosierung

Die hier vorgeschlagenen Dosierungsempfehlungen beziehen sich auf
die zurzeit erhältlichen Chlordioxidlösungen und sind von mir aufgrund
eigener Erfahrungen sowie der Erfahrungen mehrerer Anwender auf-
gestellt worden. Sie bieten erste Anhaltspunkte und sind keinesfalls als
ärztliche Verschreibung zu betrachten; im Einzelfall können auch viel
höhere Dosierungen sinnvoll sein.

Sie selbst sind aufgerufen, für sich herauszufinden, ob Sie eigenverantwortlich Chlordioxidlösung einnehmen wollen und wie viel
davon.

Große Wert-schwankungen

Mithilfe eines Photometers haben wir den Chlordioxidgehalt von 4 verschiedenen Anbietern von 0,3 Prozentiger Chlordioxidlösung ge-messen. Es wurden jeweils 6 Tropfen in 250 ml Wasser gegeben. Dabei ergaben sich Wertschwankungen zwischen 0,17 mg Chlordioxid/Liter und 5,76 mg Chlordioxid/Liter! Dieselbe Menge klassisch 1:1 (allerdings bei nur 20 sec.) aktiviertes MMS mit 50%iger Weinsteinsäure ergab in 250 ml Wasser 9,52 mg Chlordioxid.

Wie Sie selber sehen können sind das enorme Unterschiede. Vermut-lich werden in Kürze weitere Chlordioxidlösungen erhältlich sein. Da wir nicht wissen, wie stark die von Ihnen erworbene Chlordioxidlösung ist, können wir Ihnen nur raten wie bei einer MMS Einnahme auch steigernd vorzugehen, z.B. 2 Tropfen, dann 5 Tropfen, dann 8 Tropfen, dann weiter hoch, solange, bis Sie eine gute Wirkung verspüren, keines-wegs aber höher, als es Ihre Verträglichkeitsschwelle erlaubt. Je nach Stärke der Lösung ist es unter Umständen sinnvoll auch 30, 40, 50, 60 Tropfen oder mehr pro Gabe einzunehmen, um eine Wirkung zu erzielen. Das Ganze befindet sich noch in einem experimentellen Stadium, was die Dosierung angeht.

Bei Malaria (ebenso wie bei jeder anderen Erkrankung auch, wenn Sie den Eindruck haben, Chlordioxidlösung sei nicht stark genug) ist es allerdings sinnvoll, weiterhin auf das normale MMS zurückzugreifen, da schon ein- bis zweimal 15 Tropfen aktiviertes MMS erfahrungsgemäß sicher ausreichen, um Malaria zu beenden.

Wirkverlust/Lagerung

Die bis jetzt im Handel befindlichen Chlordioxidlösungen sind laut Herstellerangaben bei kühler Lagerung (unter 11°C, am besten im Kühl-schrank) und lichtgeschützt maximal bis zu sechs Monaten haltbar. Al-lerdings wird die Lösung immer schwächer – Sie erkennen es daran, dass sie ihre gelbe Farbe mit der Zeit verliert, besonders wenn sie Licht, Luft und Wärme ausgesetzt ist, was jedes Mal passiert, wenn Sie die Lösung aus dem Kühlschrank nehmen. Das macht eine sichere Dosie-rung in Bezug auf die individuell verträgliche und wirksame Tropfen-menge schwierig. Ich kann die zurzeit erhältliche Chlordioxidlösung also nur dann empfehlen, wenn Sie vorhaben, sie innerhalb weniger Wochen zu verbrauchen.

Selbstverständlich soll Chlordioxidlösung so aufbewahrt werden, dass sie nicht in Kinderhände gerät. Trotz dieser Unwägbarkeiten sind viele Anwender von reiner Chlordioxidlösung begeistert.

Um den Wirkverlust gering zu halten, beachten Sie bitte Folgendes:

1. Vor dem ersten Öffnen Flaschen in den Kühlschrank stellen und auf etwa 11 °C herunterkühlen.
2. Unmittelbar nach der Verwendung sofort wieder zudrehen und wieder in den Kühlschrank stellen.
3. Bei Transport auf jeden Fall vor Licht und Wärme schützen bzw. nach Transport vor Gebrauch im Kühlschrank auf 11 °C kühlen.

Worauf Sie beim Kauf von CDL achten sollten

Es ist also anzuraten, beim Kauf einer Chlordioxidlösung zwei Fragen zu stellen:

1. Handelt es sich wirklich um eine reine in Wasser gelöste destillierte Chlordioxidlösung und nicht um ein Pulver oder eine Natriumchloritlösung?
2. Liegen Untersuchungen über den Chlordioxidgehalt der Lösung und das Zeitverhalten der Stärke der Lösung vor, aus denen hervorgeht, wie lange die Lösung wirkstabil bleibt und unter welchen Bedingungen?

Im Zweifelsfall sehen Sie bereits an der Farbe der Lösung, ob sie Chlordioxid enthält. Wenn sie gelblich ist, ist Chlordioxid vorhanden, wenn sie farblos ist, ist das Chlordioxid bereits entwichen oder war nie vorhanden.

Leider ist der Farbunterschied zwischen einer 0,3 %igen Lösung und einer 0,03%igen Lösung nicht besonders groß, so dass Sie allein anhand der Farbe nicht die Wirkstärke quantitativ sicher beurteilen können. Die Farbe gibt lediglich Aufschluss darüber, ob überhaupt noch Chlordioxid enthalten ist und nur einen groben Anhaltspunkt zur Abschätzung der Menge.

Achten Sie beim Kauf auch auf die Flaschenqualität. Der geringste Wirkverlust konnte bisher in Violettglasflaschen beobachtet werden. *Violettglasflaschen*

Erfahrungen

Aus den Erfahrungen, die ich selbst gemacht habe oder die mir von Kollegen, die Selbstversuche durchgeführt haben, berichtet wurden, können in kurzen Stichpunkten die folgenden Erkenntnisse abgeleitet werden:

- reine Chlordioxidlösung wird von allen, die bisher MMS genommen haben als geschmacklich angenehmer beurteilt und brachte gute Erfolge, wenn auch z.T. nur bei starker Dosierungserhöhung;
- bei einer der getesteten Chlordioxidlösungen musste 10–40 Tropfen mehrmals täglich angewendet werden um eine Wirkung zu erzielen;
- dieselbe Lösung brachte bei Dosierung 4:1 im Verhältnis zu MMS weniger Wirkung als MMS, einige Anwender wollten deswegen lieber bei MMS bleiben, andere Anwender erzielten trotz nur verdoppelter oder vervierfachter Tropfenmenge gute Ergebnisse;
- manche Kollegen waren so begeistert von Geschmack und Verträglichkeit von reiner Chlordioxidlösung, dass sie zukünftig lieber reine Chlordioxidlösung verwenden wollen, da sie auch mit der Wirkung zufrieden waren;
- Schnelle Erfolge wurden bei folgenden Krankheiten beobachtet: Alterswarzen, Arthritis, Bronchitis, eitrige Tonsillitis, Herpes labialis, hornige, rissige, raue Haut, Nagelpilz, Otitis, Rhinitis, Sinusitis, Störung der Gallensekretion. Erfahrungen mit schwersten Erkrankungen liegen zurzeit noch nicht vor.

Deswegen empfehle ich allen, die Chlordioxidlösung ausprobieren wollen die bekannten Dosierungsempfehlungen für MMS bei der Nutzung von Chlordioxidlösung als Anhaltspunkt zu nehmen und vorsichtig mit 2-5 Tropfen zu beginnen (statt einem halben bis einem Tropfen MMS) dann auf 8 Tropfen, dann auf 10 Tropfen zu steigern und bei Bedarf auch noch höher, um z.B. analog zum neuen Standardprotokoll dann die gewünschte Tropfenzahl Chlordioxidlösung pro Stunde (statt 3 Tropfen MMS/ Stunde) einzunehmen.

Wenn allerdings die Farbe der Lösung nach längerer Zeit blasser geworden ist, können Sie sich auf dieses Dosierungsschema nicht mehr verlassen. Sie könnten dann nach Wirkung weiter erhöhen oder sicherheitshalber eine neue Flasche kaufen.

Falsche Deklaration   Wenn Sie eine andere Dosierung bevorzugen, können Sie entsprechend verfahren, allerdings rate ich dazu, vorsichtig zu steigern, um auszutesten, wie viel Sie gut vertragen. Die mir bis jetzt bekannte Höchstdosis pro Einmaleinnahme liegt bei 70 Tropfen, die gut vertragen wurden, was aber nicht heißt, dass das bei jedem Menschen so sein muss. Denn wie die Messungen ergaben, handelte es sich hierbei um eine mit 0,3 % deklarierte Chlordioxidlösung, die aber bei Weitem keine 0,3 % Chlordioxid enthielt! Auch Tiere können zum Teil wesentlich höhere Dosen dieser schwächeren Chlordioxidlösung vertragen, z. B. genas ein Hund mit 65 kg nach Gaben von täglich mehrmals 200 Tropfen. Wenn Sie allerdings über eine Chlordioxidlösung mit hohem Chlordioxidgehalt verfügen, so könnte das schon viel zu hoch dosiert sein.

Resümee

An der durch Destillation gewonnenen Chlordioxidlösung scheiden sich die Geister: Die einen lieben sie wegen der einfachen Handhabung durch Wegfall von Aktivierung und damit auch von Säure, wegen der guten Verträglichkeit und des angenehmen Geschmacks; die anderen können sich nicht mit ihr anfreunden, hauptsächlich aufgrund der zeitlich begrenzten Verlässlichkeit der Wirkstärke sowie aufgrund der geringeren Ergiebigkeit. Aber aufgrund der positiven Erfahrungen wächst die Zahl der Anhänger von Chlordioxidlösung (CDL/CDS) zunehmend.

8.14 GEFEU-LÖSUNG

Eine Alternative zur klassischen MMS-Aktivierung erhöht auch den Chlordioxidgewinn und verbessert den Geschmack.

Geschmacksverbesserung

Weniger zeitaufwendig als das Verfahren zur Herstellung von destillierter Chlordioxidlösung ist die Herstellung einer Chlordioxidlösung aus MMS und Aktivator nach der Methode von Gerhard Feustle, die sogenannte „Gefeu-Lösung". Allerdings ist dies keine reine Chlordioxidlösung, da nicht mit einem Destillationsprozess gearbeitet wird. Die Gefeu-Methode bietet gegenüber der bisher bekannten Herstellung nach Jim Humble drei Vorteile, mit der Sie Zeit und Geld sparen:

1. Sie brauchen nur einmal etwa fünf Minuten Zeit zum Aktivieren und haben dann eine größere Menge gebrauchsfertiger Chlordioxidlösung, die mindestens drei bis vier Wochen stabil in der Wirkung bleibt (selbstverständlich kühl, dunkel und verschlossen aufbewahrt).
2. Der störende Säureüberschuss entfällt.
3. Sie erhalten ungefähr dreimal mehr Chlordioxid aus einer Flasche MMS, weil bei Aktivierung nach Jim Humble ein Großteil des erzeugten Chlordioxids als Gas in die Luft entweicht und damit für die Einnahme verloren geht. Die Gefeu-Methode hat den Vorteil, dass das bei der Aktivierung entstehende Chlordioxidgas sofort im Wasser gebunden wird und dadurch auch für die Einnahme zur Verfügung steht.

Sie finden im Internet im MMS-Selbsthilfeforum unter dem Titel „Anwendungsfälle – Neues aus Gefeus Chlordioxidlabor" außer interessanten Erklärungen auch die genaue Anweisung zur Herstellung nach der Gefeu-Methode (www.mms-selbsthilfe.de/showthread.php?1437-Neues-aus-gefeu-s-Chlordioxid-Labor). Hier eine leicht modifizierte Variante der Gefeu-Methode in Kurzfassung:

Sie brauchen ein farbiges 100-ml-Glasfläschchen, zwei farbige Glasflaschen à 20 ml mit Tropfverschluss oder Pipette, eine 10-ml-Spritze, eine möglichst dicke und mindestens 3,5 cm lange Kanüle (Nadel), dazu kaltes Wasser, ein gekühltes MMS-Fläschchen und gekühlten Aktivator.

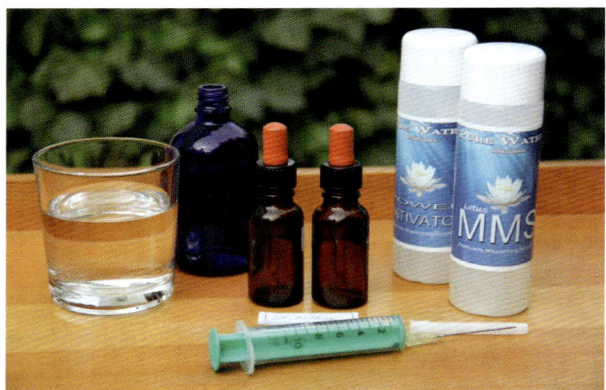

1. Ziehen Sie 40 ml Wasser (4 x 10 ml) aus einem sauberen Glas Wasser auf, spritzen Sie es in die farbige 100-ml-Glasflasche und stellen Sie die Flasche in den Kühlschrank.
2. Dann ziehen Sie (geht mit der gleichen Einmalspritze) genau 2 ml Natriumchloritlösung auf und putzen Sie die Nadel mit einem sauberen Papiertuch ab.
3. Gleich im Anschluss ziehen Sie genau 1 ml 50%ige Weinsteinsäure oder 3–5%ige Salzsäure in dieselbe Spritze.
4. Nun, bereits während der Aktivierungszeit, legen Sie die Nadel der Spritze in das gekühlte Wasserfläschchen (Flasche leicht schräg, fast flach halten). Das Chlordioxidgas, das aus der Spritze entweicht, wird sofort im Wasser gebunden. Warten Sie 40 bis 60 Sekunden.
5. Jetzt spritzen Sie das gesamte Gemisch in das Wasserfläschchen – kurz schwenken zum Durchmischen.
6. Den Inhalt der Flasche füllen Sie in die beiden 20-ml-Fläschchen um, verschließen Sie mit Tropfer und Deckel oder mit Pipettenver-

schluss. Kennzeichnen Sie die Fläschchen mit einem Etikett, auf dem Inhalt („Gefeu-Lösung") und Datum notiert sind, und bewahren Sie sie im Kühlschrank auf. Wenn Sie die 40 ml in der 100-ml-Flasche belassen, wird im Laufe der Zeit wieder Chlordioxid in den freien Luftraum im Fläschchen entweichen und beim Öffnen verloren gehen, bei einer kleinen Flasche ist der Verlust geringer.

Bedenken Sie bei der Anwendung, dass ein Tropfen „Gefeu-Lösung" ein Chlordioxidkonzentrat enthält, deswegen ist dringend anzuraten:

Keinesfalls pur austrinken, immer die gewünschte Tropfenzahl entnehmen und mit einem Glas Wasser mischen!

Ein direkter Vergleich zur Dosierung lässt sich nicht ziehen, da bei Jim Humbles Aktivierung je nach Aktivator und Aktivierungszeit unterschiedliche Wirkstärken entstehen. Als Anhaltspunkt mag dienen, dass ein Tropfen Gefeu-Lösung etwa siebenmal schwächer ist als ein Tropfen aktiviertes MMS. (Da Sie aber aus einem Tropfen MMS 20 Tropfen Gefeu-Lösung erhalten haben, haben Sie Ihre Chlordioxidmenge aus einem Tropfen MMS in etwa verdreifacht). Die Angaben beziehen sich auf fotometrisch gemessene Chlordioxidwerte in einer Gefeu-Lösung der von mir beschriebenen Variante verglichen mit derselben Menge von 1:1 aktiviertem MMS mit 50 % Weinsteinsäure.

Da Sie jedoch sowieso nach der individuell optimalen Tropfenmenge suchen, können Sie zur Dosierung jedes der Protokolle von Jim Humble anwenden, wenn Sie immer mit einem Tropfen beginnen und auf Ihre Verträglichkeitsschwelle achten. Wenn Sie die „Gefeu-Lösung" gut verschlossen im Kühlschrank aufbewahren, behält sie mindestens drei bis vier Wochen ihre volle Wirkstärke, danach lässt sie sich auch noch weitere zwei Monate mit guter Wirkung weiterverwenden – wenn erforderlich, können Sie die Tropfenzahl erhöhen.

Mit der „Gefeu-Methode" haben Sie also Ihren Chlordioxidgewinn um *Vorteile* ein Vielfaches erhöht und der Geschmack ist wesentlich angenehmer als bei klassischer Aktivierung.

Diese Art Chlordioxidlösung selbst zu gewinnen ist meiner Ansicht nach ideal für Tüftler und Menschen, die gerne experimentieren. Alle anderen sind vermutlich mit einer CDL-Fertiglösung, der klassischen Aktivierung nach Jim Humble, am besten säurereduziert, oder der langsamen Aktivierung nach Fischer besser beraten, weil es so einfach geht.

Tabellarische Übersicht der möglichen Varianten, Chlordioxid zu gewinnen

Variante	Vorteile	Nachteile	Dosierung (Anzahl von Tropfen im Vergleich zu 1 Tropfen aktiviertem MMS 1)
MMS1 + ein Aktivator 1 : 1	einfache Handhabung, am wirkungsstärksten, vielfach bewährt	Aktivierung notwendig, Geschmack, Geruch, Verträglichkeitsschwelle relativ niedrig	1
MMS1 + säurereduzierte Aktivierung 1 : 0,5	einfache Handhabung, vielfach bewährt, weniger Säureüberschuss, geschmacklich schon angenehmer	Aktivierung notwendig, Geschmack, Geruch, Verträglichkeitsschwelle relativ niedrig	1
Gefeu-Lösung	höherer Chlordioxidgewinn, weniger Säureüberschuss, geschmacklich stark verbessert	Aktivierung notwendig, ca. 5 Minuten Zubereitungszeit beim ersten Mal, keine reine Chlordioxidlösung	7 (vermutlich) Kann wegen unterschiedlicher Tropfengröße und unterschiedlicher Hersteller schwanken. Beginnen Sie trotzdem mit einem Tropfen und steigern Sie nach Verträglichkeit.
langsame Aktivierung nach Fischer	angenehmer im Geschmack, einfacher herzustellen als Gefeu-Lösung	Aktivierung notwendig, nicht sofort verfügbar; erst nach mindestens 4 Stunden, besser nach 8–12 Std. Wartezeit einzunehmen, keine reine Chlordioxidlösung	1 (vermutlich gleiche Wirksamkeit durch Nachaktivierung im Körper)
2-Komponentenpulver, zurzeit nur für Händler in großen Mengen erhältlich, (Natriumchlorit und Aktivator)	lange Haltbarkeit, wenn ungeöffnet	Aktivierung notwendig, nicht sofort verfügbar; erst nach mindestens 4 Stunden, besser nach 8–12 Std. Wartezeit einzunehmen; keine reine Chlordioxidlösung, da nicht im Destillationsverfahren hergestellt	mind. 10

Variante	Vorteile	Nachteile	Dosierung (Anzahl von Tropfen im Vergleich zu 1 Tropfen aktiviertem MMS 1)
„Good for Life"-Wasserreiniger, 2-Komponentenpulver zu einer Komponente gemischt	einfache Handhabung	Aktivierung durch Hinzufügen von Wasser notwendig, nicht sofort verfügbar; erst nach mindestens 4 Stunden, besser nach 8–12 Std. Wartezeit einzunehmen; keine reine Chlordioxidlösung, da nicht im Destillationsverfahren hergestellt; schneller Wirkverlust, da beide Komponenten bereits als gemischtes Pulver geliefert werden.	mind. 10
MMS + Aktivator 1 : 1 + Natronzusatz	einfache Handhabung, weniger Säureüberschuss, deutlich verbesserter Geschmack, Substanzen sind lange ungekühlt haltbar, verlässlichere Dosierung	Aktivierung notwendig Bei unvorsichtiger Dosierung (zuviel Natron) sinkt der Chlordioxidgehalt drastisch	1
Chlordioxidlösung „CDL", engl.: „CDS" (im Destillationsverfahren hergestellt)	keine Aktivierung mehr notwendig, einfachste Handhabung, keine Säurebelastung, angenehmerer Geschmack, gute Verträglichkeit, reinste Variante	Wärme- und Lichtanfälligkeit, muss nach dem Öffnen kühl gelagert werden, nur einige Wochen verlässlich dosierbar, etwa 2- bis 10-mal höhere Dosierung notwendig	2 bis 10 oder mehr; starke Schwankungen je nach Hersteller

8.15 MMS-Energieglobuli

MMS-Energieglobuli sind feinstofflich informierte Energieträger, ähnlich wie homöopathische Mittel auch. Sie sind in den Stärken 1 Tropfen pro Stunde, 3 Tropfen pro Stunde und 6 Tropfen pro Stunde und auch in den Varianten 6 Tropfen pro Stunde 6 Stunden am Tag und 8 Tropfen pro Stunde von 17 bis 21 Uhr, sowie auch als CDL-Energieglobuli in den Stärken 1 Tropfen CDL pro Stunde, 4 Tropfen CDL pro Stunde und 10 Tropfen CDL pro Stunde erhältlich.Biochemisch enthalten sie kein MMS. Sie sind programmiert um energetisch zu wirken.

MMS-Energieglobuli sind nicht zur Einnahme vorgesehen, sondern werden am Körper getragen.Wahrscheinlich wirken sie durch Schwingungsübertragung. Das ist bis jetzt noch nicht wissenschaftlich nachgewiesen. Weitere Erläuterungen finden Sie unter:

www.informierteGlobuli.de

Fazit

Nach Abwägung von Vorteilen und Nachteilen empfehle ich folgende Varianten je nach Priorität der Bedürfnisse :

- MMS + säurereduzierte Aktivierung für alle, die lieber frisch Aktivieren um sicher sein zu können bezüglich der Wirkstärke, denen ein leicht saurer Geschmack und Säure nichts ausmachen;
- CDL/CDS (Chlordioxidlösung) geschmacklich und verträglich am Besten; zu empfehlen, wenn in ca. 2 bis 10 mal höherer Dosierung angewendet, kühl gelagert und innerhalb von 4 Wochen nach Anbruch bis maximal 6 Monaten verbraucht wird- für alle, die einfache Handhabung bevorzugen und Säure nicht vertragen;
- Pulver für Flugreisen oder wenn aus anderen Gründen Lösungen nicht genutzt werden können.
- MMS-Energieglobuli für Menschen, die feinstoffliche Anwendungen bevorzugen.

Auch alle anderen beschriebenen Möglichkeiten funktionieren gut, um eine chlordioxidhaltige Lösung zu erzeugen; finden Sie für sich heraus, was für Ihre Zwecke am Besten geeignet ist.

9

MMS 2

MMS 2 ist wie MMS nur zur Wasserreinigung zugelassen und nicht als Medikament! Es kann also genau wie MMS nicht verordnet, sondern nur auf eigene Verantwortung eingenommen werden.

Im August 2009 veröffentlichte Jim Humble im Internet, dass er eine weitere Minerallösung entwickelt hat, die er MMS 2 nennt. Dazu nimmt er Kalziumhypochlorit und aktiviert es mit Wasser. Dann entsteht hypochlorige Säure (HOCl), eine Säure, die das körpereigene Immunsystem jedes Menschen selbst herstellt, um Pathogene jeder Art unschädlich zu machen und aufzulösen. Wenn, so sagte sich Jim Humble, der menschliche Körper bei Krankheiten nicht in der Lage ist, ausreichend hypochlorige Säure zu produzieren, ist zu erwarten, dass die zusätzliche Gabe von hypochloriger Säure den Heilungsprozess wesentlich beschleunigt. Aufgrund dieser Hypothese setzte Jim Humble hypochlorige Säure zuerst bei Prostataproblemen ein, nachdem bei einem Freund durch den Gebrauch von hypochloriger Säure Prostatadrüsenkrebs verschwunden war. Bei verschiedensten Krankheiten wurden nach seinen Aussagen positive Ergebnisse erzielt. Allerdings hat MMS 2 gegenüber MMS den Nachteil, dass es nicht nur Krankheitserreger abtötet, sondern auch Bakterien, die die normalen physiologischen Prozesse des Körpers unterstützen, d. h., dass auch einige von den „guten" Bakterien entfernt werden können.

Hypochlorige Säure wird vom Immunsystem gebraucht.

Besonders bei schweren Erkrankungen, bei denen MMS alleine nicht ausreicht, um einen befriedigenden Gesundheitszustand zu erzeugen, rät Jim Humble, zusätzlich MMS 2 einzusetzen. Sie bekommen es über das Internet bei einigen der Anbieter, die auch MMS verkaufen.

Jim Humble benutzt vegetabile Kapseln Größe 0, die er mit 75%igem Kalziumhypochloritpulver eines lokalen Poolbedarfsanbieters befüllt hat. Die Stärke der Kalziumhypochloritkonzentration liegt üblicherweise zwischen 45 % und 85 %, die meisten Poolbedarfslieferanten verkaufen sackweise ca. 75%iges Kalziumhypochlorit. Wichtig ist, dass es wirklich Kalziumhypochlorit ist und keine andere Chlorverbindung. Denn Kalziumhypochlorit wird in Verbindung mit Wasser

Zur Wasserentkeimung im Handel

zu hypochloriger Säure. Der Schwimmbadbesitzer kann so mit dem Kalziumhypochlorit keimfreies Poolwasser herstellen, indem er hypochlorige Säure dem Poolwasser beifügt. Wasser ist also der Aktivator, um MMS 2 herzustellen.

Wenn Sie es innerlich verwenden wollen, um für Ihr System mehr hypochlorige Säure zur Verfügung zu haben, ist es wichtig, ähnlich wie bei MMS langsam steigernd vorzugehen.

Falls Sie zu der Gruppe von Menschen gehören, die sehr empfindlich sind, würde ich sogar vorziehen, mit 30–50 mg einmal täglich zu beginnen und erst nach zehn Tagen auf einmal täglich 100 mg zu steigern. Höher zu gehen, kann ich für Sie nicht empfehlen.

Sicherheitshalber würde ich an Ihrer Stelle auch nach MMS 2 suchen, das die Reinheitskriterien nach DIN EN 900 der Trinkwasserverordnung einhält.

Eigene Empfindlichkeit beachten

Achten Sie gut auf sich, Sie kennen Ihre eigene Empfindlichkeit. Deswegen können auch Sie am besten beurteilen, mit welcher Dosis Sie starten können und wie viel Sie Ihrem System zumuten können. Es hat wenig Sinn, wenn Sie auf die Erfahrungswerte anderer zurückgreifen, da Ihr System ja viel sensibler ist.

Alle anderen Menschen können sich selbst einschätzen, je nach Empfindlichkeit, und mit einer Dosis zwischen 50 und 100 mg starten – und das auch nur, wenn Sie bereit sind, es auf eigene Verantwortung zu nehmen.

Damit Sie herausfinden, wie viel Kalziumhypochlorit Ihr Körper verträgt, beginnen Sie am besten mit einer Kapsel mit maximal 100 mg Inhalt. Die gibt es zurzeit nicht zu kaufen. Wenn Sie Kalziumhypochlorit einnehmen wollen, können Sie wie folgt vorgehen:

Besorgen Sie sich Kapseln der Größe null à 400 mg. Vor der Einnahme zwei Gläser Wasser trinken! Und nach der Einnahme ein Glas Wasser.

Bei der ersten Einnahme ist es sinnvoll, etwa drei Viertel des Kapselinhaltes zu verwerfen. Dann haben Sie rund 100 mg, die Sie in der Kapsel belassen und mitsamt der Kapsel schlucken **(unbedingt erst zwei Gläser Wasser trinken, dann erst die MMS-2-Kapsel schlucken und noch einmal ein Glas Wasser trinken)**. Wenn Sie nur 50 mg zu sich nehmen wollen, halbieren Sie diese Dosis noch einmal.

Wenn Ihnen 100 mg gut bekommen, können Sie das sechsmal so machen, z. B. sechs Tage lang einmal pro Tag und danach die nächsten beiden Male nur die Hälfte verwerfen. Wenn auch das gut geht, können Sie die ganze Kapsel nehmen; die Chance, dass Sie sie gut vertragen, ist relativ groß. Falls Kalziumhypochlorit bei Ihnen schon in geringen Mengen zu unerwünschten Reaktionen führt, sollten Sie auf keinen Fall steigern. Eventuell können Sie mit einer kleinen Dosis (20–50 mg) fortfahren, bis keine Beschwerden mehr durch Kalziumhypochlorit hervorgerufen werden. Nach einer Weile ist es dann eventuell möglich, noch einmal wenig zu steigern. Wägen Sie Nutzen und Risiken ab und entscheiden Sie selbst.

Wenn Sie eine Kapsel einnehmen wollen, trinken Sie vorher unbedingt zwei Gläser Wasser und hinterher ein Glas Wasser.

Erstens ist Wasser als Aktivator notwendig und zweitens braucht *Aktivator* der Körper mehr Wasser, um die Abbauprodukte wegzuspülen. Sie können sich das Wasser als eine Art Müllabfuhr vorstellen. Was nützt einem das beste Renovieren im Haus, wenn danach der Müll nicht weggeräumt werden kann. Wenn der Müll überhandnimmt und in allen Zimmern herumliegt, kann das üble Folgen haben ... Also trinken Sie genug, auch zwischen den Einnahmen.

Wenn Sie eine Kapsel gut vertragen haben, können Sie es am nächsten Tag mit einer weiteren Kapsel abends probieren. Nachdem Sie zwei Tage morgens und abends eine Kapsel genommen haben (denken Sie unbedingt an das Wasser), können Sie bei weiterhin guter Verträglichkeit auf drei bis vier Kapseln am Tag steigern. Lassen Sie mindestens zwei Stunden Abstand zwischen den Einnahmen!

Falls Magenschmerzen auftreten, kann es sein, dass sich diese durch noch mehr Wassertrinken beheben lassen – wenn nicht, bleibt nur die Möglichkeit, die Einnahmen auszusetzen oder zu reduzieren, wenn Sie langsam vorgehen und Ihren Körper nicht überfordern, ist das in jedem Fall besser. Im Zweifelsfall beraten Sie sich mit Ihrem Arzt oder Heilpraktiker.

Auch MMS 2 ist wie MMS kein offiziell zugelassenes Medikament, sondern ein Wasserreinigungsmittel. Deshalb kann ein Arzt es Ihnen nicht verschreiben. Aber wenn Sie es auf eigene Verantwortung probieren wollen, kann er Sie unterstützend begleiten, wenn er das für richtig hält.

Ich kann Ihnen nicht dazu raten, MMS 2 einzunehmen, schon deswegen, weil ich Sie gar nicht kenne, aber auch, weil ich Ihnen nicht raten darf, etwas einzunehmen, was nicht offiziell für die innere Anwendung vorgesehen ist.

Da mir bekannt ist, dass viele Menschen MMS 2 mit gutem Erfolg angewandt haben, rate ich Ihnen aber auch nicht davon ab. Ich liefere

Ihnen Informationen und überlasse es Ihrer Verantwortung, welche Schlüsse Sie daraus für sich ziehen. Für eventuelle Verbesserungen oder Verschlechterungen Ihres Gesundheitszustandes durch eigenverantwortliches Anwenden von MMS 2 hafte ich nicht. Selbstverständlich soll MMS 2 – wie jedes andere Wasserreinigungsmittel auch – für Kinder unzugänglich aufbewahrt werden. Interaktionen mit allopathischen Medikamenten wurden bis jetzt nicht beobachtet.

Erfolgreich bei HIV
Jim Humbles Protokoll für HIV sieht vor, MMS 2 in Ergänzung zu MMS 1 (seit es MMS 2 gibt, wird MMS von manchen Anbietern oder Anwendern auch MMS 1 genannt) zu geben: achtmal täglich mit mindestens einer Stunde Abstand drei aktivierte Tropfen MMS 1 und dazu viermal täglich eine halbe Stunde nach MMS 1 eine Kapsel MMS 2 (Kapselgröße 0) mit mindestens zwei Stunden Abstand zwischen den Einnahmen. Vor jeder Kapsel MMS 2 vorher zwei Gläser Wasser und hinterher ein Glas Wasser trinken. Das Ganze für drei Wochen fortsetzen, danach das Blut auf Leukozytenanzahl testen lassen. Nach Jim Humbles Beobachtungen wurden nicht in allen Fällen Aidspatienten gesünder nach MMS allein; wohl aber bei allen von ihm getesteten Patienten, die MMS **und** MMS 2 angewandt haben!

2012 gibt Jim Humble an, MMS 2 seit fünf Jahren zu seiner Zufriedenheit eingesetzt zu haben.

Auf keinen Fall darf Kalziumhypochlorit bereits im Glas mit Wasser aktiviert werden, da die entstehende Flüssigkeit, die hypochlorige Säure, die Speiseröhre verätzen kann. Unbedingt muss die Aktivierung im Magen erfolgen indem Sie erst 2 Gläser Wasser trinken, dann die MMS2 Kapsel schlucken, dann 1 Glas Wasser hinterhertrinken.

10

DMSO UND MMS

D a MMS in Verbindung mit DMSO sehr gute Resultate gezeigt hat, möchte ich hier auf DMSO näher eingehen und vorerst beschreiben, was DMSO ist und welche Erfahrungen damit vorliegen.

DMSO ist eine Abkürzung für Dimethylsulfoxid ($CH_3 - SO - CH_3$), eine farb- und geruchlose Flüssigkeit, die nach längerer Lagerung einen fauligen Geruch ausströmt. Wegen seiner besonderen Fähigkeit, in die Haut einzudringen, ohne sie zu schädigen, wird es gern Salben, Gels, Pflastern und Tinkturen beigemischt als sogenannter Transportvermittler. Da es selbst entzündungshemmende und schmerzstillende Eigenschaften aufweist, wird es besonders bei rheumatischen Beschwerden oder Sportverletzungen eingesetzt. Auch hier wie bei vielen Substanzen ist die Dosierung wichtig. In geringen Konzentrationen ist es für viele unbedenklich.

Dimethylsulfoxid wurde von dem Russen Alexander Saytzeff bereits 1866 erstmalig synthetisiert. 1867 erfolgte die Veröffentlichung in einem deutschen Chemiejournal. Seitdem sind weltweit mehr als 11.000 wissenschaftliche Artikel über medizinische Anwendungen und mehr als 40 000 Artikel über die chemischen Eigenschaften publiziert worden. Erst in den 60er-Jahren des letzten Jahrhunderts erkannte Dr. Stanley Jacob von der Oregon Health Science University die vielseitigen therapeutischen Möglichkeiten, die DMSO bietet.

Um die Aufbewahrung von transplantierten Organen zu optimieren, experimentierte er mit DMSO und entdeckte, dass DMSO die Haut schnell und tief greifend durchdringen kann, dabei aber nicht hautschädigend wirkt. Diese pharmakologischen Eigenschaften wurden in der Folgezeit entdeckt:

- Durchdringen biologischer Membranen
- Transport anderer Moleküle
- Beeinflussung des Bindegewebes
- Entzündungshemmung

Eigenschaften von DMSO

- Nervenblockade (Analgesie)
- Wachstumshemmung für Bakterien (Bakteriostatikum)
- entwässernde Wirkung (Diuretikum)
- Verstärkung oder auch Abschwächung bestimmter Arzneien
- Cholinesterasehemmung
- unspezifische Förderung der Resistenz gegen Infektionen
- Blutgefäßerweiterung (Vasodilatation)
- Muskelentspannung (Muskelrelaxation)
- Förderung der Zelldifferenzierung und -funktion
- Hemmung der „Verklumpung" der Blutplättchen (Thrombozytenaggretationshemmer)
- schützende Eigenschaften für biologisches Gewebe bei Bestrahlung oder Frost
- Gewebeschutz bei Durchblutungsstörungen

(Quelle: St.W. Jacob et al., Oregon Health Science University, Portland, Oregon)

So ist die Liste des therapeutischen Spektrums beachtlich:

DMSO wirkt entzündungshemmend, gefäßerweiternd, bakteriostatisch, fungistatisch und virostatisch, bindet zellschädigende freie Radikale, regt das Immunsystem an und fördert die Wundheilung, selbst gegen Beschädigung durch Röntgenstrahlung oder Frost bietet DMSO in gewissen Maßen Schutz.

Ausführlich können Sie darüber im Buch „DMSO – Nature's Healer" von Dr. Morton Walker (New York: Avery 1993) nachlesen.

Fallbeispiele

Schleimbeutel-entzündung

Phantom-schmerz

Besonders eindrucksvoll sind die Fallbeispiele Walkers wie z. B. das einer 65-jährigen Frau aus Florida: Sie ging zur Behandlung einer Schleimbeutelentzündung der rechten Schulter in das Health Center in Auburndale/Florida. Nicht nur die Entzündung klang schnell ab, sondern auch der Phantomschmerz verschwand, an dem die Patientin seit der Amputation ihres linken Beines litt. Die Klinikleiterin Dr. Avery, die die Patientin behandelte, gibt an, dass auch in den zehn Jahren danach die Patientin keine Phantomschmerzen mehr bekommen hat.

Sklerodermie

Aufsehenerregend ist auch der Fall einer Frau mit Sklerodermie. Sie litt seit 19 Jahren trotz Medikamenten permanent unter starken Schmerzen. Mehrere Zehen mussten bereits amputiert werden. Schon die erste Woche der Behandlung mit DMSO brachte deutliche Linderung, nach vier Monaten waren kaum noch Schmerzen vorhanden, weitere Amputationen mussten nicht mehr durchgeführt werden.

Auch der Spiegel berichtet in einem Artikel vom 05.05.1965 über die
verblüffend schnelle Wirkung von DMSO bei starken Schulterschmer- *Starke Schulter-*
zen: Patienten, die durch eine Schleimbeutelentzündung mit heftigen *schmerzen*
Schmerzen unfähig waren, sich selbst an- oder auszuziehen, waren
nach einer Einreibung mit DMSO innerhalb von 20 Minuten völlig
oder fast völlig schmerzfrei.

(Quelle: http://www.spiegel.de/spiegel/print/d-46272532.html)

Die Behandlung von Narbengewebe mit DMSO führte zur Rückbildung
des Narbengewebes:

J. F. Engle wies 1967 nach, dass sich Narbenkeloide nach Behandlung
mit DMSO bei der histologischen Begutachtung wieder in Richtung „Nor-
malität" entwickeln. Das sah auch PD Dr. Jörg Carls, der in Zusammen- *Rückbildung*
arbeit mit der Akademie für Handrehabilitation das Forschungsprojekt *von*
„Topische Anwendung von DMSO bei Narben und bei Erkrankungen *Narbengewebe*
aus dem Formenkreis der MHH Hannover/Annastift, Ambulantes Ope-
rationszentrum (AOZ)" bildete. Sein Fazit: Narbengewebe bildete sich
sichtbar zurück und Schwellungen klangen drastisch ab.

(Quelle:www.akademie-fuer-handrehabilitation.de/downloads/zwischenergebnisse
desforschungsprojektesdmso.pdf, Stand Mai 2005)

Aufgrund von Tierversuchen wurde DMSO durch die amerikanische
Zulassungsbehörde FDA in den 60er-Jahren vom Markt genommen.
Später stellte sich heraus, dass eine Schädigung der Augenlinse, wie bei
Kaninchen, Hunden und Schweinen beobachtet, beim Menschen auch
bei hohen Dosierungen nicht auftritt. Bei Menschen, die das 3- bis 30-
Fache einer üblichen Dosis verabreicht bekamen, waren keine wesent-
lichen Nebenwirkungen aufgetreten.

Individuell unterschiedlich kam es zu Hautreaktionen; bei zwei von
78 Probanden erhöhte sich ein Leberenzym. Bei 52 % der Probanden
traten Kopfschmerzen auf, bei 42 % Übelkeit, bei 32 % Benommenheit, *Neben-*
bei 18 % Augenbrennen. Das sind zwar relativ hohe Prozentzahlen, *wirkungen*
aber es wurde ja auch eine 3- bis 30-mal höhere Dosis als üblich verabreicht. Bedenken Sie: Selbst, wenn Sie von Ihrem Lieblingsessen 3- bis
30-mal so viel essen wie normalerweise, wird das Auftreten von Übelkeit
und Kopfschmerzen auch nichts darüber aussagen, ob eine normale
Portion für Sie gesund ist oder nicht.

Wenn körperliche Symptome auftraten, bildeten sie sich innerhalb
von drei Wochen völlig zurück. Die Studie dauerte drei Monate und

beurteilte DMSO als sehr sicher. Diese Informationen habe ich der PDF-Datei von PD Dr. Jörg Carls entnommen.
(Quelle:www.akademie-fuer-handrehabilitation.de/downloads/dmso.pdf)

Dort finden Sie ausführliche Daten zur Toxikologie und Therapie mit DMSO, für Fachkreise geeignet. Für Laien, die mehr wissen wollen, empfehle ich eher den Artikel von Nina Hawranke „DMSO – ein verkanntes Wundermittel?" (August-September 2009, Ausgabe 24 des Nexus-Magazins), der auch als Quelle dieser Ausführungen diente.

Falls Sie neugierig geworden sind und DMSO selbst ausprobieren wollen, können Sie es im Internet bei einigen Firmen bestellen, die auch MMS verkaufen. Achten Sie beim Einkauf auf **Pharmaqualität,** da DMSO auch industriell als Lösungsmittel genutzt wird und in technischer Qualität erhebliche Verunreinigungen enthalten darf, die über die Haut mit eindringen und zu unnötigen Problemen führen könnten.

Anleitung Test Zudem rate ich Ihnen dringend, Jim Humbles Erfahrungen zu berücksichtigen und zuerst auszutesten, ob Sie allergisch auf DMSO reagieren oder nicht. Auch für Menschen mit Leberschwäche kann es zu Problemen in der Anwendung kommen. Deshalb testen Sie erst DMSO auf Verträglichkeit!
Jim Humble empfiehlt folgendes Vorgehen:
1. Waschen Sie sorgfältig Ihren Arm.
2. Wenn er wieder trocken ist, geben Sie einen Tropfen DMSO auf eine kleine Stelle Ihres Armes und reiben das DMSO ein.
3. 15 Minuten einziehen lassen.
4. Einige Stunden abwarten.

Wenn danach keine Leberschmerzen oder Hautreaktionen aufgetreten sind, besteht zu 99 % der Fälle eine gute Verträglichkeit.
Wenn Sie 100 % sicher sein wollen, warten Sie weitere 24 Stunden ab. Falls DMSO eine Reaktion ausgelöst hat, benutzen Sie DMSO nicht!

Anleitung Wenn Sie DMSO gut vertragen, können Sie wie folgt vorgehen:
1. Aktivieren Sie MMS, z. B. zehn Tropfen MMS mit 10 Tropfen 3–5%iger Salzsäure oder 50%iger Weinsteinsäure.
2. Beachten Sie genau die Aktivierungszeit. Bei den o.g. 1:1 Aktivatoren 40–60 Sekunden warten und dann 1–2 TL Wasser dazugeben.

3. Ohne weiteres Zögern geben Sie nach Ablauf der Aktivierungszeit einen Teelöffel DMSO dazu, schwenken das Gemisch und warten maximal 15 Sekunden.

4. **Spätestens nach diesen 15 Sekunden** reiben Sie das Gemisch in die Haut ein. Wählen Sie dazu eine größere Fläche an den Extremitäten aus. Beeilen Sie sich: Während die Zeit vergeht, verliert das Gemisch seine Kraft, schon drei Minuten warten sind zu lang. Deswegen bevorzugt Jim Humble heute, MMS erst auf die Haut aufzusprühen und danach das DMSO auf denselben Hautstellen einzureiben. So gehen keine wertvollen Sekunden verloren.

5. Sie können sich mit bloßen Händen einreiben. Falls ein Brennen auftritt, verdünnen Sie das Gemisch mit mehr Wasser. Direkt an der Stelle, wo es brennt, verreiben Sie einen TL Wasser. Nehmen Sie so viele Teelöffel, bis es aufhört zu brennen. Wenn die Haut etwas gereizt sein sollte, können Sie anschließend mit Olivenöl, Aloe-Vera-Saft oder was sonst Ihrer Haut guttut die Haut beruhigen. Es ist sinnvoll, jedes Mal, wenn Sie DMSO zusammen mit MMS in die Haut einreiben, eine andere Stelle zu verwenden.

6. Machen Sie das täglich alle zwei Stunden am ersten Tag und stündlich am zweiten und dritten Tag. Dann pausieren Sie vier Tage. Danach beginnen Sie wieder von vorne.

Während der ganzen Zeit sollte im Rahmen der Verträglichkeit MMS oral weiter eingenommen werden.

Durch das Beifügen von DMSO zum aktivierten MMS wird laut Jim Humble bis zu fünfmal mehr MMS in tiefere Gewebeschichten transportiert als ohne DMSO. **Aber es hat nur einen Sinn, wenn Sie es auch vertragen! Handeln Sie mit Vorsicht und Bedacht.**

Das gilt auch für die innerliche Einnahme von DMSO. Bei schwerwiegenden Erkrankungen, wie z. B. beim Schlaganfall, empfiehlt Jim Humble, viertelstündlich bis stündlich einen gestrichenen Teelöffel DMSO zusammen mit mindestens ebenso viel Saft innerlich einzunehmen, ohne die MMS-Gaben auszusetzen. Aber das MMS sollte in diesem Fall nicht mit dem DMSO gemischt werden. Hintereinander können Sie es nehmen. Es geht darum, die Wirkzeit des DMSO voll auszunutzen.

Nehmen Sie DMSO innerlich nur ein, wenn Sie vorher die Verträglichkeit getestet haben!

Orale Einnahme von DMSO und MMS

Wenn Sie DMSO gut vertragen, können Sie es zur Intensivierung der MMS-Wirkung auch problemlos innerlich einnehmen.

Folgendes Vorgehen hat sich bewährt und wurde von Jim Humble als Protokoll 1000+ bezeichnet:

1. Aktiveren Sie einen bis drei Tropfen MMS, warten die – je nach Aktivator unterschiedliche – Aktivierungszeit ab
2. Geben Sie mindestens 100 ml Wasser und nach Geschmack Tee oder Saft hinzu.
3. Fügen Sie anschließend einen bis drei Tropfen DMSO hinzu (pro Tropfen MMS ein Tropfen DMSO).

Haben Sie den Verträglichkeitstest schon gemacht? Dann können Sie das MMS/DMSO-Gemisch sofort auf eigene Verantwortung austrinken. Da DMSO stark antioxidativ wirkt, kann es die Oxidationskraft von Chlordioxid vermindern, wenn Sie das Gemisch länger als fünf Minuten stehen lassen.

Literaturtipp Wenn sie Interesse daran haben, sich ausführlich über die vielfältigen Einsatzmöglichkeiten von DMSO zu informieren, empfehle ich „Das DMSO-Handbuch – Verborgenes Heilwissen aus der Natur" von Dr. rer. nat. Hartmut P. A.Fischer, Daniel Peter Verlag. Es bietet einen gelungenen Überblick über alles Wissenswerte zu DMSO inkl. interessanter Fallbeispiele.

11

Sicherheitshinweise bei der Anwendung von MMS, ClO₂, MMS 2 und DMSO

MMS, MMS 2 und DMSO sind stark wirksame Substanzen, weswegen sie u. a. auch zur Erregerbekämpfung eingesetzt werden können. Immer, wenn etwas sehr wirksam ist, kann ein Zuviel davon auch schädlich sein. Das trifft selbst für Sonnenschein oder Regen zu. Deswegen würden wir nicht auf die Idee kommen, Sonne oder Regen seien generell gefährlich.

Die Dosis macht das Gift! Das ist schon seit alters her bekannt.

Die pharmakologische Forschung ermittelt bei Versuchstieren, zumeist bei Ratten, den sogenannten LD-Wert für einen Stoff, um dessen Giftigkeit einstufen zu können. Beim LD(50)-Wert wird ausgesagt, welche Dosis einer Substanz in 50 % der Fälle tödlich ist. Alle Werte in diesem Beispiel beziehen sich mit der Ausnahme von Lariam auf Ratten.

LD(50)-Werte

> MMS (Natriumchlorit) hat einen LD(50)-Wert von 250 bis 500 mg/kg Körpergewicht;
> ClO₂, Chlordioxid hat einen LD(50)-Wert von 292 mg/kg Körpergewicht;
> MMS 2 (Calciumhypochlorit) hat einen LD(50)-Wert von 850 mg/kg Körpergewicht;
> DMSO hat einen LD(50)-Wert von 14 500 mg/kg Körpergewicht.

Zum Vergleich:

> Kochsalz (Natriumchlorid) hat einen LD(50)-Wert von 3 000 mg/kg Körpergewicht;
> Resochin (Chloroquin) hat einen LD(50)-Wert von 330 mg/kg Körpergewicht;
> Lariam (Mefloquinhydrochlorid) hat einen LD(50)-Wert zwischen 275 mg/kg Körpergewicht bei Meerschweinchen und 1 320 mg/kg Körpergewicht bei der weiblichen Maus;

Aspirin (Acetylsalicylsäure) hat einen LD(50)-Wert von 1700 mg/kg Körpergewicht;

Ibuprofen hat einen LD(50)-Wert von 636 mg/kg Körpergewicht.

Bei Versuchen mit anderen Tierarten ergeben sich verschiedene LD(50)-Werte pro kg Körpergewicht. Das bedeutet, dass ein Mensch auch ziemlich sicher eine andere LD(50)-Dosis hat. Aber einmal angenommen, Ihr Organismus verhielte sich wie der einer Ratte, bräuchte ein 70 kg schwerer Mensch eine Menge von 17,5 g Natriumchlorit ($NaClO_2$) als Einzeldosis, um eine 50%ige Wahrscheinlichkeit zu überleben zu erzeugen. Da MMS in 28%iger bzw. 22.4%iger Lösung vorliegt, müsste er davon mindestens 62,5 ml trinken. Unwahrscheinlich, dass der Mensch das schafft.
(Quellen: http://www.beonlife.eu/forum/3-mms-erfahrungsberichte/38-mmsmi racle-supplement-giftig#38; http://dx.doi.org/10.1002%2Fjat.2550020308; sowie DMSO-Sicherheitsdatenblatt von Serva Elektrophoresis GmbH)

Die gleiche 50%ige Überlebenswahrscheinlichkeit erreicht der 70 kg schwere Mensch, wieder vorausgesetzt sein Organismus verhielte sich wie der einer Ratte, wenn er 210 g Tafelsalz auf einmal zu sich nimmt oder 23,1 g Resochin. Genauso wenig wie Sie bergeweise Kochsalz oder Tabletten in sich hineinschütten, genauso wenig sollen Sie Unmengen von MMS in den Organismus geben. Die von Jim Humble empfohlenen Dosierungen liegen weit unter dem toxischen Bereich. Er hat alle Dosierungsempfehlungen durch eigenes Austesten an sich selbst und an Freiwilligen herausgefunden. Im Verlauf von inzwischen schon 14 Jahren liegen ihm zudem Tausende von Rückmeldungen selbstverantwortlicher Anwender vor. Dadurch ist er in der Lage gewesen, seine Empfehlungen immer weiter zu verfeinern.

Zusammen-fassung

Hier seine Sicherheitshinweise, allgemein gilt für alle Substanzen: **trocken, lichtgeschützt, vor Kindern sicher und bei kühler bis normaler Raumtemperatur verschlossen aufbewahren.**

11.1 SICHERER UMGANG MIT MMS

Unbedingt kühl und dunkel (d. h. ohne direkte Sonneneinstrahlung) aufbewahren. Gießen Sie auf keinen Fall eine größere Menge pures MMS in ein Glas oder eine Tasse. Da es aussieht wie Wasser, ist es versehentlich schon getrunken worden. MMS unbedingt an einem Ort aufbewahren, der vor Kindern sicher ist.

Falls Ihr Kind doch eine große Menge MMS getrunken hat, verständigen Sie einen Notarzt; wenn es die ganze Flasche getrunken hat (100 bis 120 ml), fahren Sie es in die Notaufnahme des Krankenhauses und geben Sie an, dass Ihr Kind eine Natriumchloritlösung geschluckt hat.

MMS soll nicht mit Feuer oder anderen entflammbaren oder explosiven Substanzen in Verbindung gebracht werden.

MMS soll nicht pur in die Augen geträufelt werden.

MMS bleicht Kleidung; spülen Sie das Kleidungsstück mit Wasser aus, wenn MMS daraufgelangt ist. Das gilt auch für MMS, das in geringen Wassermengen verdünnt wurde.

> *Erste-Hilfe-Maßnahmen*
>
> - Nach Einatmen: Frischluftzufuhr
> - Nach Hautkontakt: Waschen Sie die Haut sofort mit Wasser und Seife ab und spülen Sie gut nach.
> - Nach Augenkontakt: Spülen Sie die Augen bei geöffnetem Lidspalt mehrere Minuten unter fließendem Wasser aus und konsultieren Sie einen Arzt.
> - Nach Verschlucken: Trinken Sie möglichst viel Wasser, um Erbrechen zu provozieren; falls vorhanden, fügen Sie einen halben Teelöffel Natriumbicarbonat dem Wasser hinzu; im Zweifelsfall oder bei anhaltenden Beschwerden suchen Sie einen Arzt auf.

Wenn Sie MMS mit Säure aktivieren, entsteht **Chlordioxid.** Chlordioxid liegt bei Raumtemperatur in gasförmigem Zustand vor und soll nicht eingeatmet werden, da es bei längerer Inhalation und in hoher Konzentration giftig wirkt. Der Grenzwert für die maximale Konzentration in der Atemluft am Arbeitsplatz beträgt 0,1 ml x m^3, entspricht 0,1 ppm (die Abkürzung für engl.: parts per million, Einheit der Konzentration, die die Anzahl der Wirk- oder Schadstoffe in 1 Million Teile beschreibt).

Ungefähr bei diesem Wert liegt auch die Wahrnehmbarkeitsgrenze durch Riechen. Das Gas warnt Sie also selbst durch seinen stechenden chlorähnlichen Geruch. Wenn Sie einige Sekunden einen leichten chlorigen Geruch wahrnehmen, schadet das nicht. **Für den sicheren Umgang mit Chlordioxid** reicht es aus, in der Aktivierungszeit das Glas mit *Fenster öffnen* einer Untertasse abzudecken oder ein Fenster zu öffnen. Gefährlich für Menschen ist lediglich eine Langzeitexposition oder das direkte tiefe Einatmen von Chlordioxid. Dann könnten die Augen oder die Schleimhäute der Atemwege Schaden nehmen. Da der Geruch unangenehm stechend wahrgenommen wird, ist die Gefahr, versehentlich Chlordioxid einzuatmen, gering. Sollte ein Kind Chlordioxidgas ausgesetzt gewesen sein und Anzeichen von Unwohlsein zeigen, lassen Sie Ihr Kind ärztlich untersuchen.

Auch die Aktivatoren Zitronensäure, Weinsteinsäure und Salzsäure sollen vor Kindern sicher aufbewahrt werden.

11.2 SICHERER UMGANG MIT SALZSÄURE

Als Aktivator wird 3–9%ige Salzsäure angeboten. Alle Salzsäurelösungen bis 5 % werden als nicht gefährlich eingestuft. Darüber hinaus gilt: Salzsäure nicht pur trinken, nicht auf die Haut oder Schleimhaut auftragen. Auch hier ist gründliches Wegspülen mit Wasser sinnvoll und natürlich auch ein Besuch beim Arzt oder die Fahrt ins Krankenhaus, wenn Ihr Kind unverdünnt Salzsäure geschluckt hat.

Erste-Hilfe-Maßnahmen

Allgemeine Hinweise:
Verunreinigte Kleidung sofort ausziehen und sicher entfernen,
- Nach Einatmen: Den Betroffenen an die frische Luft bringen und ruhig lagern.
- Nach Hautkontakt: Bei Berührung mit der Haut sofort mit viel Wasser abwaschen.
- Nach Augenkontakt: Bei Berührung mit den Augen gründlich mit viel Wasser bei geöffnetem Lidspalt spülen und Augenarzt konsultieren.
- Nach Verschlucken: Bei Verschlucken sehr viel Wasser trinken lassen. Kein Erbrechen einleiten. (Perforationsgefahr!) Sofort Arzt hinzuziehen.

11.3 Sicherer Umgang mit Weinsäure bzw. Weinsteinsäure

Weinsteinsäure kann unverdünnt schwere Augenreizungen hervorrufen. Als Aktivator wird 50%ige Weinsteinsäure verwandt. Weinsäure ist nicht brennbar und nicht explosionsgefährlich, sollte aber trotzdem kühl gelagert werden, da sie sich unter thermischer Belastung zersetzt. Nach Einatmen können leichte Reizungen entstehen. Verschlucken kann zu Reizungen der Schleimhäute führen und Übelkeit und Erbrechen verursachen.

Erste-Hilfe-Maßnahmen

Allgemeine Hinweise:

Mit Produkt verunreinigte Kleidungsstücke unverzüglich entfernen. Ersthelfer: Auf Selbstschutz achten! Das Auslösen von Erbrechen durch den Laien sollte im Allgemeinen vermieden werden.

- Nach Einatmen: Reichlich Frischluftzufuhr und sicherheitshalber Arzt aufsuchen.
- Nach Hautkontakt: Sofort mit Wasser abwaschen. Bei andauernder Hautreizung Arzt aufsuchen.
- Nach Augenkontakt: Augen bei geöffnetem Lidspalt zehn Minuten unter fließendem Wasser abspülen und Arzt konsultieren.
- Nach Verschlucken: Mund ausspülen und ein Glas Wasser trinken (lassen). Kein Erbrechen auslösen. Sofort ärztlichen Rat einholen und Verpackung oder Etikett vorzeigen.

11.4 Sicherer Umgang mit Zitronensäure

Zitronensäure soll vor Kindern sicher in einem verschlossenen Behälter kühl und trocken aufbewahrt werden. Zitronensäure reizt, besonders die Augen sind dafür empfindlich, aber auch andere Schleimhäute und die Haut.

Erste-Hilfe-Maßnahmen

- Nach Einatmen: Frischluftzufuhr, falls Beschwerden auftreten, Arzt konsultieren.
- Nach Hautkontakt: Sofort mit Wasser und Seife abwaschen.
- Nach Augenkontakt: Augen bei geöffnetem Lidspalt 15 Minuten unter fließendem Wasser spülen und Arzt aufsuchen.
- Nach Verschlucken: Mund ausspülen und viel Wasser trinken. Falls Beschwerden auftreten, einen Arzt aufsuchen.

Im Allgemeinen ist es unwahrscheinlich, dass Ihr Kind MMS oder Aktivatoren in größeren Mengen unverdünnt zu sich nimmt, da alle nicht besonders wohlschmeckend sind. Wenn Sie aber in Sorge oder im Zweifel sind, lassen Sie Ihr Kind sicherheitshalber ärztlich untersuchen.

11.5 SICHERER UMGANG MIT CHLORDIOXIDLÖSUNG

Eine 0,3%ige Chlordioxidlösung muss nicht als Gefahrstoff gekennzeichnet sein. Aber wie immer gilt: Die Dosis macht das Gift. Deswegen gelten folgende Sicherheitshinweise:

Bei Verschlucken den Mund ausspülen und reichlich Wasser nachtrinken. Nach Verschlucken größerer Mengen, zum Arzt gehen!

Nach Einatmen größerer Mengen sollten Sie die Frischluftzufuhr gewährleisten, sich warm halten und einen Arzt konsultieren.

11.6 SICHERER UMGANG MIT MMS 2

MMS 2 soll kühl und trocken, fern von brennbaren Stoffen aufbewahrt werden. Calciumhypochlorit ist in Pulverform in Kapseln als sogenanntes MMS 2 verfügbar.

Diese sollen unbedingt **vor Kindern sicher aufbewahrt werden.**

Wenn man die Kapsel öffnet und das Pulver in Wasser löst, entsteht eine Säure: die hypochlorige Säure. Wenn Sie diese Säure trinken (in der Konzentration von einem Glas Wasser auf z. B. 400 mg Kapselinhalt), können Sie Schleimhautverätzungen herbeiführen. Deshalb **halten Sie sich genau an die Einnahmeempfehlung:**

Einnahme-empfehlung

2 Glas Wasser trinken, 1 Kapsel schlucken, 1 Glas Wasser hinterhertrinken. Dann aktiviert das Wasser das Calciumhypochlorit erst im Magen – und der kann damit umgehen. Das ist die sichere Art, es einzunehmen!

Falls Ihr Kind doch an das Calciumhypochlorit gelangt sein sollte, gelten folgende Erste-Hilfe-Maßnahmen:

Erste-Hilfe-Maßnahmen

• Nach Augenkontakt: Sofort 15 Minuten lang bei geöffneten Lidern mit klarem Wasser reichlich ausspülen. Anschließend Arzt aufsuchen.

- Nach Hautkontakt: Sofort mit klarem Wasser und Seife reichlich reinigen. Verschmutzte Kleidung sofort ausziehen und reinigen lassen. Bei anhaltender Irritation Arzt aufsuchen
- Nach Einnahme: Kein Trinken geben und kein Erbrechen herbeiführen. Sofort per Krankenwagen ins Krankenhaus bringen. Bewusstlosen niemals etwas verabreichen
- Nach Einatmen: An die frische Luft gehen. Bei unregelmäßigem Atmen künstliche Beatmung ausüben und Arzt benachrichtigen. Bei Bewusstlosigkeit in Sicherheitsseitenlage legen und Krankenwagen rufen.

11.7 Sicherer Umgang mit DMSO

Dimethylsulfoxid, eine farb- und geruchlose Flüssigkeit, wirkt unverdünnt auf Haut und Schleimhäuten reizend und kann dadurch zu schweren Augenreizungen führen. DMSO ist brennbar und muss deshalb von Funken, Hitze, heißen Oberflächen und offenen Flammen ferngehalten werden. Es soll in einem verschlossenen Behälter für Kinder unzugänglich aufbewahrt werden.

- Nach Einatmen: Reichlich Frischluftzufuhr.
- Nach Hautkontakt: Sofort mit Wasser abwaschen.
- Nach Augenkontakt: Augen bei geöffnetem Lidspalt mehrere Minuten unter fließendem Wasser abspülen und Arzt konsultieren.
- Nach Verschlucken: Mund ausspülen und reichlich Wasser trinken.

Erste-Hilfe-Maßnahmen

Im Zweifelsfall oder falls Beschwerden anhalten, Arzt aufsuchen!

12 _____

DOSIERUNGSEMPFEHLUNG BEI VERSCHIEDENEN ERKRANKUNGEN

Bitte lesen Sie zuerst Kapitel 6, falls Sie es noch nicht getan haben. Dort finden Sie die Grundlagen jeder MMS-Einnahme ausführlich geschildert.

In diesem Kapitel werde ich auf davon abweichende Modifizierungen für einzelne Erkrankungen eingehen:

Die Anleitungen sind aufgrund der Ausführungen von Jim Humble im Buch „MMS: Der Durchbruch" sowie im Film „MMS verstehen" und auf seinen diversen Internetseiten zusammengestellt worden. Zusätzlich hat Jim Humble mir bisher unveröffentlichtes Material zugeschickt und in Gesprächen detailliert Fragen beantwortet.

Die Dosierungsempfehlungen sind keine ärztlichen Anweisungen meinerseits. Da MMS nicht als Medikament zugelassen ist, kann ich es weder verordnen noch empfehlen. Wenn Sie mit MMS experimentieren wollen, tun Sie das auf eigene Verantwortung. Lesen Sie das ganze Buch und entscheiden Sie selbst, was für Rückschlüsse Sie aus den Informationen ziehen. Falls die Krankheit, an der Sie leiden, hier nicht speziell aufgeführt ist, heißt das nicht, dass die Anwendung von MMS nicht auch bei Ihnen eventuell nützlich sein könnte. Es bedeutet lediglich, dass für diese Krankheit keine speziellen Dosierungsempfehlungen von Jim Humble vorliegen, d. h., Sie könnten nach einem Standardeinnahmeverfahren vorgehen oder selbst überlegen, welche Vorgehensweise für Sie sinnvoll sein könnte. Da Jim Humble seine Einnahmeanweisungen „Protokoll" nennt, habe ich das übernommen, um Ihnen beim Nachforschen seiner verschiedenen Publikationen das Vergleichen zu erleichtern.

Aids

Drei Tropfen MMS in einem sauberen trockenen Glas aktivieren, nach Aktivierungszeit mit Wasser und evtl. Saft (ohne Vitamin-C-Zusatz) auffüllen und trinken. Wiederholen Sie das am besten achtmal täglich. Falls es Ihnen schlecht damit geht, nehmen Sie nur zwei Tropfen, auch einen Tropfen oder auch einen halben Tropfen. Notfalls reduzieren Sie die Anzahl der Einnahme, aber stoppen Sie sie nicht! Erhöhen Sie wieder, wenn Sie sich besser fühlen. Organisatorisch einfacher ist es, sich gleich morgens 24 Tropfen MMS zu aktivieren und in einer verschließbaren Glasflasche, die Sie in acht gleiche Portionen unterteilen können, mit Wasser und Saft trinkfertig bereitzustellen und im Stundenabstand jeweils ein Achtel zu trinken, bis die Flasche leer ist entsprechend dem neuen Standardprotokoll (Kapitel 6).

Laut Jim Humble stehen Ihre Chancen zu genesen sehr gut. Er schreibt, dass die Heilung für gewöhnlich drei Tage bis drei Monate in Anspruch nimmt, meistens aber nicht länger als 30 Tage. Zusätzlich kann MMS 2 gegeben werden. Lesen Sie bei Bedarf die Anleitung in Kapitel 9 „MMS 2". In einigen schwierigen Fällen hilft evtl. nur intravenöse Anwendung, die in jedem Fall von einem Arzt ausgeführt werden sollte. Siehe auch Jim Humble, „MMS: Der Durchbruch", Seite 126. Mehr zum Thema Aids finden Sie unter

www.rethinkingAIDS.de/allg/saenger1.htm.

Dort ist das Geleitwort von Prof. Dr. Heinz Ludwig Saenger zu dem Buch von Michael Leitner, „Mythos HIV: Eine kritische Analyse der AIDS-Hysterie, verfälschte Statistiken, trickreiche Virusnachweise, untaugliche Tests und illegale Medikamente", Verlag videel, abgedruckt. Alles Gute!

Allergien

Für Allergien aller Art empfiehlt Jim Humble, so lange MMS nach dem neuen Standardprotokoll einzunehmen, bis die Beschwerden ganz abgeklungen sind, und dann noch eine Woche lang achtmal täglich drei Tropfen einzunehmen. Danach empfiehlt er, auf eine Erhaltungsdosis überzugehen.

Falls Sie zu Anfang noch antiallergische Medikamente einnehmen, empfiehlt er, zu MMS-Gaben einen Abstand von drei Stunden zu lassen, sofern das möglich ist. Alles Gute!

Alzheimer

Bis jetzt ist, soweit ich weiß, erst ein Mensch, der an Alzheimer erkrankt war, mit MMS behandelt worden. Die Behandlung war erfolgreich, soweit Angehörige das beurteilt haben. Ich vermute, dass die Chancen für Alzheimerpatienten recht gut stehen, durch MMS eine Besserung Ihres Zustandes zu erreichen. Denn Aluminium steht im Verdacht, Alzheimer

Oxidation von Aluminium

zu erzeugen – und MMS hat die Eigenschaft, Metalle zu oxidieren. Da es noch wenig Erfahrung auf diesem Gebiet gibt, würde ich vorsichtig mit dem neuen Standardprotokoll beginnen. Alles Gute!

Apoplex

Bei Apoplex ist schnelles Handeln wichtig. Während des akuten Schlaganfallereignisses rät Jim Humble zu folgendem Vorgehen:

DMSO   Nehmen Sie zwei gestrichene Teelöffel DMSO mit mindestens genauso viel Saft gemischt alle 15 Minuten oral ein. Zusätzlich nehmen Sie alle 15 Minuten zwei Tropfen aktiviertes MMS, das nicht mit dem DMSO gemischt wird. Sie können es aber kurz hintereinander nehmen bzw. sich verabreichen lassen.

Nach dem Apoplex empfiehlt Jim Humble, das neue Standardprotokoll mit einem Vierteltropfen stündlich zu beginnen. Dazu gibt er zusätzlich zehn Tropfen DMSO wie oben beschrieben, wenn noch Schäden zurückgeblieben sind. Lesen Sie bitte Kapitel 10 über DMSO, bevor Sie es anwenden. Währenddessen soll der Schlaganfallpatient unter Beobachtung sein oder zumindest jede Stunde gefragt werden, wie es ihm geht. Sollte es ihm besser gehen, dann können sie vorsichtig steigern, sonst pausieren Sie lieber. Selbstverständlich ist es angeraten, das Ganze unter ärztlicher Aufsicht durchzuführen. Wenn Sie bei einem homöopathischen Arzt in Behandlung sind, ist es sinnvoll, ihn sofort zu benachrichtigen. Bei der Vielzahl homöopathischer Mittel, die hier Gutes bewirken könnten, betrachte ich es als verantwortlich, die Auswahl des Homöopathikums einem erfahrenen Kollegen zu überlassen, der Sie kennt. Eine homöopathische Selbstmedikation auf die Indikation hin ist in diesem Fall nicht geeignet. Alles Gute!

Arteriosklerose

Vitamin C Jim Humble rät, über mehrere Wochen hohe Dosen von Vitamin C (1–10 g) einzunehmen. Beginnen Sie langsam, wenn Sie Durchfall bekommen, reduzieren Sie die Dosis. Auf dem Hintergrund, dass Gefäßwände zur Stärkung Vitamin C benötigen und bei Vitamin-C-Mangel an Spannkraft verlieren, ersetzt das Cholesterin das Vitamin C, um die Gefäßwände vorm Zusammenklappen zu schützen. Wo auch immer das passieren würde, wäre ein Infarkt in dem betreffenden Gebiet die Folge. Deswegen ist es sinnvoll, die Gefäßwände erst mit hinreichend Vitamin C zu stabilisieren, ehe Sie die Ablagerungen abbauen. Jim Humble schildert den Fall einer Dame (Jim Humble, „MMS: Der Durchbruch", Seite 121), der Mediziner mitgeteilt hatten, dass Ihre Arterien zu 80 % verstopft seien. Sie nahm daraufhin 30 Tage lang dreimal täglich 15 Tropfen aktiviertes MMS. Bei der nächsten Kontrolluntersuchung betrug der Grad der Verstopfung weniger als 50 %. Das ist ein wundervolles Ergebnis nach nur 30 Tagen, allerdings war die Dosis auch ziemlich hoch. Ich persönlich würde zu einem vorsichtigeren Vorgehen raten, Sie könnten sonst massive Übelkeit bekommen. Wenn Sie dem Standardprotokoll folgen und langsam steigern, vermeiden Sie das. Jim Humble sind mehrere Menschen bekannt, denen es gelungen ist, mithilfe von MMS die Verkalkung der Arterien zu reduzieren.

Literaturtipp: „Die Cholesterinlüge", Prof. Dr. med. Walter Hartenbach, F. A. Herbig Verlagsbuchhandlung, München 2006. Alles Gute!

Arthritis

Jim Humble rät, nach dem Standardprotokoll vorzugehen und mit zweimal zwei Tropfen nach den Mahlzeiten zu beginnen, um nach Möglichkeit zweimal 15 Tropfen bzw. achtmal drei Tropfen zu erreichen.

Nach Jim Humbles Erfahrungen hilft MMS bei rheumatoider Arthritis und Lyme-Arthritis, nicht aber bei der ebenfalls weitverbreiteten seronegativen Arthritis. Bei dieser Form liegen keine Befunde im Blut vor. Sie entsteht durch Verspannungen und falschen Gebrauch der Muskeln, was wiederum zu mehr Verspannungen führt; das schadet auf die Dauer den Gelenken. Jim Humble empfiehlt, einige Übungen aus dem Buch „Schmerzfrei leben mit der Egoscue-Methode" von Pete Egoscue und Roger Gittines, Beust 2000. (Dieses Buch ist inzwischen vergriffen.) Ersatzweise können Sie das Buch antiquarisch erwerben oder in englischer Sprache („Pain Free", ISBN 978-0-553-37988-4, Bantam Books, Februar 2000) oder Sie bestellen die DVD („Egoscue-Pain Free Workout for Beginners" – UK-Import).

Pete Egoscue behauptet, dass selbst in schweren Fällen die Schmerzen bei Durchführung der Übungen innerhalb einer Woche verschwinden.

Ich persönlich habe gute Erfahrungen mit Osteopathie und Craniosakraltherapie gemacht. Glücklicherweise hat die Anzahl der gut ausgebildeten Osteopathen und Craniosakraltherapeuten in den letzten 20 Jahren sprunghaft zugenommen. Wenn die Muskeln, Sehnen, Faszien oder Bänder stark verkürzt sind, empfiehlt sich, eine strukturelle Integration vornehmen zu lassen, z. B. durch SOMA-Therapie oder Rolfing. Das ist unter Umständen stark schmerzhaft, wobei SOMA-Therapie sanfter arbeitet als Rolfing. Basische Bäder als Vorbereitung können entlastend wirken. Wie schmerzhaft die Therapie ist, hängt in erster Linie vom eigenen Widerstand ab. Wenn es Ihnen gelingt, den Widerstand loszulassen, sich darauf zu konzentrieren, ihn z. B. wegzuatmen, lässt die Spannung des Muskels nach und damit auch der Schmerz. Das braucht Sie nicht zu wundern: Sie erzeugen die schmerzhafte Muskelverspannung selbst durch verdrängte Gefühle, deren Schmerzhaftigkeit Sie nicht bewusst fühlen wollten. In dem Moment, in dem Sie hinfühlen und sich entscheiden, wahrzunehmen, was ist, kann sich das Ganze manchmal sogar schnell auflösen. Das geht selbstverständlich auch ohne zusätzliche intensive Massage (wie bei Rolfing oder SOMA-Therapie), braucht dann aber viel Konzentration und etwas Erfahrung in irgendeiner Form von Körperarbeit: Alexandertechnik, Atemtherapie, Bioenergetik, Feldenkreis, Qi Gong, Tai Chi, Yoga, Zilgrei und anderes mehr. Schauen Sie, was in Ihrer Nähe angeboten wird und was Ihnen Freude macht. Es kann auch hilfreich sein, sich von einem erfahrenen Physiotherapeuten beraten zu lassen.

Wenn Sie etwas für sich tun wollen, sollte es auf jeden Fall Freude bereiten oder ein Wohlgefühl auslösen bzw. hinterlassen. Dann ist es das Richtige für Sie. Auch Singen im Chor oder Tanzen kann erstarrte Strukturen wieder auf angenehme Weise lösen helfen. Weitere Anregungen finden Sie im Kapitel 18 „Leitlinien für ein gesundes Leben". Alles Gute!

Asthma

Jim Humble empfiehlt, MMS über einen längeren Zeitraum einzunehmen. Akut bei einem Asthmaanfall hilft es manchmal, aber darauf kann man sich nicht verlassen. Bei allen ihm bekannten Anwendern, die Asthma hatten und es durchgehalten haben, bis sie zweimal täglich 15 Tropfen längere Zeit einnehmen konnten, ist das Asthma verschwunden!

Also rät er, mit zweimal täglich zwei Tropfen zu beginnen (nach dem Essen) und langsam zu steigern, bei Unwohlsein die Einnahme wieder um zwei Tropfen zu verringern, wie im Standardprotokoll angegeben. In seinem Buch „MMS: Der Durchbruch" (Seite, 123 ff.) schildert Jim Humble den Fall einer Dame, die zwei Monate lang MMS einnahm, obwohl sich zuerst das Asthma verschlimmerte. (Anmerkung der Autorin: Auch in der Homöopathie sind sogenannte Erstverschlimmerungen ein bekanntes Phänomen; sie leiten zuweilen die Heilung ein.) Sie hielt zwei Monate durch. Danach war das Asthma komplett verschwunden. Wenn Sie kleinere Dosen besser vertragen, versuchen Sie das neue Protokoll: achtmal täglich je nach einer Stunde eine Achtelportion der Tagesration aus der großen Flasche einnehmen.

Wenn Sie an Asthma leiden, kann jede Form von Körperarbeit Sie gut unterstützen. In Indien wird Asthma mit Yoga behandelt, in China mit Chi Gong.

Jede Art von Übung, die Ihnen hilft, sich weiter und freier zu fühlen, ist hilfreich. Überlegen Sie auch, mit welchen Gedanken, alten Gewohnheiten und Mustern Sie sich einengen, sich Ihren Raum nehmen lassen. Wenn Sie auf Ihre Gefühle achten, wenn die Beschwerden stärker sind, können Sie durch Bewusstwerdung vorankommen. Geben Sie niemand die Schuld, niemand hat Schuld, nicht einmal Sie selbst. Es geht nicht um Schuld, sondern um Verantwortung. Sie können herausfinden, was Sie brauchen und was Ihnen nicht guttut, und sich für sich selbst einsetzen. Niemand anders kann das für Sie tun. Wenn Sie gar nicht damit zurechtkommen, rate ich Ihnen, einen Psychotherapeuten aufzusuchen oder einen Therapeuten, der kinesiologisch arbeitet.

Begleitend kann Homöopathie sehr hilfreich sein. Das sollte keine Rangfolge darstellen. Schauen Sie einfach, was Sie anspricht. Das kann auch etwas ganz anderes sein. Aber tun Sie etwas für sich! Alles Gute!

Augenerkrankungen

Bei Augenkrankheiten empfiehlt Jim Humble, einem der Protokolle zur Einnahme zu folgen und zusätzlich MMS auch als Augentropfen zu verwenden (siehe in Kapitel 8.6 „MMS-Augentropfen"). Alles Gute!
Seminartipp: „Gesundheit aus eigener Kraft", www.jerkov.de

Basaliom

Bei einem Basaliom ist es sinnvoll, zusätzlich zur inneren Einnahme MMS auch äußerlich anzuwenden.

Aktivieren Sie 20 Tropfen MMS (vorzugsweise mit der säurereduzierten Methode, siehe Kapitel 6.2 „Säure-Basen-Ausgleich") in einer 60–100 ml großen Glasflasche mit Sprühkopf. Geben Sie 60 ml Wasser hinzu. Sprühen Sie alle ein bis zwei Stunden etwas von der Lösung auf das Basaliom, mindestens aber zweimal täglich.
Das ausführliche Protokoll für das Hautspray finden Sie im Kapitel 8 „Weitere Darreichungsformen von MMS". Alles Gute!

Bluthochdruck

Jim Humble empfiehlt, dem neuen Protokoll zu folgen. Es gibt Fälle, in denen MMS geholfen hat, den Blutdruck zu normalisieren.

Hoher Blutdruck ist zumeist essenzieller Natur. Das bedeutet, dass die Schulmedizin die Ursache dafür nicht finden kann. Wie soll sie sie auch finden, wenn sie materielle Parameter misst, die Ursache aber ziemlich sicher in verdrängten Gefühlen zu finden ist? So ist die Behandlung von hohem Blutdruck zumeist eine schwierige Angelegenheit. Es ist aber besser, sich auf den Weg zu machen, als gar nichts zu unternehmen. Ich empfehle Ihnen, Kapitel 18 „Leitlinien für ein gesundes Leben" durchzulesen. Alles Gute!

Literaturtipps: Middeke, Martin; Völker, Klaus; Laupert-Deick, Claudia: „Blutdruck senken ohne Medikamente", Trias Verlag 2010. Bopp, Anette; Breitkreuz, Thomas: „Blutdruck senken", Gräfe und Unzer 2009.

Borreliose

Hier hat Jim Humble manchmal sehr langwierige Verläufe gesehen. Er empfiehlt, mit einer Dosis von einem Tropfen aktiviertem MMS pro Stunde zu beginnen und baldmöglichst zu steigern, wenn es sein muss bis sechs Tropfen pro Stunde, wenigstens zehn Stunden am Tag. Mit diesem Vorgehen wurde in einigen Fällen eine deutliche Linderung der Beschwerden innerhalb weniger Wochen beobachtet. In einigen Fällen musste über Monate oder Jahre therapiert werden. Um unerwünschte Reaktionen zu vermeiden, empfiehlt Jim Humble heute, mit dem neuen Standardprotokoll zu beginnen und sinnvoll zu steigern – d. h. so schnell wie möglich, aber so langsam wie nötig.

Wenn Anwender, die gar keine Besserung erzielt hatten, die Dosis erhöhten – sofern möglich –, konnten sie manchmal doch noch Erfolg erzielen, unter Umständen erst nach einer mehrjährigen kontinuierlichen Einnahme.

Wenn sie zu schnell an die Übelkeitsschwelle kommen, hilft evtl. ein Bad, diese nach oben zu verschieben. Deswegen empfiehlt Jim Humble mehrmals wöchentlich heiße Bäder mit mindestens 15 Tropfen aktiviertem MMS. In hartnäckigen Fällen rät er, zusätzlich MMS 2 einzunehmen.

Mir sind auch Menschen bekannt, die bereits nach kurzer Zeit eine Linderung ihrer Borreliose-Symptomatik beobachten konnten. Wenn Sie nicht zu dieser Gruppe gehören, empfehle ich Ihnen, Kapitel 18 „Leitlinien für ein gesundes Leben" zu lesen.

Als geistiges Ungleichgewicht, auf dessen Nährboden eine Krankheit erst entstehen kann, wird bei Borreliose ein tiefsitzender Mangel an Selbstliebe bis hin zum Selbsthass vermutet. Wenn Sie sich auf den Weg machen wollen, das zu ändern, ist zumeist Hilfe von außen förderlich, z. B. durch Homöopathie, Psychotherapie, Kinesiologie, Geistheilung oder andere Therapien. Am besten wählen Sie eine Methode, die Ihnen sympathisch ist, und hören sich um, wer einen guten Ruf genießt.

Es gibt viele Wege, die zum Ziel führen, und derjenige, mit dem Sie sich anfreunden können, ist gerade gut für Sie; für jemand anders mag das anders sein. Nur alleine ist es nicht besonders aussichtsreich. Ich sage nicht, dass es unmöglich ist, nur nicht sehr wahrscheinlich. Denn wenn Sie einen Zugang zu Ihrer Problematik hätten, hätten Sie die Bewusstseinsinhalte nicht so stark verdrängt, dass Sie daran chronisch krank werden konnten. Wenn Sie es sich wert sind, Hilfe zu suchen und anzunehmen, ist das schon ein vielversprechender Anfang. Alles Gute!

Coxsackie-Viren

Jim Humble rät, vorsichtig mit dem Standardprotokoll anzufangen. Wenn ein Coxsackie-B-Virus zu einer Herz- oder Herzklappenentzündung geführt hat, kann das Abtöten des Virus vorübergehend zu Herzrasen führen. Bleiben Sie deswegen bei kleinen Dosen, bis das Herzrasen abgeklungen ist. **Seien Sie vorsichtig!** Alles Gute!

Diabetes

Jim Humble rät, vorsichtig mit dem neuen Standardprotokoll zu beginnen. Es sind ihm viele Fälle bekannt, in denen Diabetes mit MMS geheilt wurde. Das kann jedoch nicht garantiert werden. Wenn die insulinbildenden Zellen völlig zerstört wurden, kann das MMS den Diabetes nicht heilen, da MMS nur Erreger abtötet und entgiftet.

Wenn Sie bewusster mit sich umgehen wollen, achten Sie darauf, wo Sie sich die Süße des Lebens versagen und wie und wann Sie sie genießen können.

Diätetisch könnte Stevia für Sie interessant sein. Durch Stevia oder Steviosid wird keine Insulinausschüttung in Gang gesetzt. Steviosid ist noch süßer als Stevia. Seien Sie vorsichtig, es ist ca. 300-mal süßer als Zucker. Wenn Sie zu viel nehmen, schmeckt es bitter. Manchmal finden Sie Stevia schon im örtlichen Supermarkt, auf jeden Fall aber im Reformhaus oder im Internet. Auch der Genuss von Fruktose ist in Maßen für Sie zuträglich. Von raffinierter Glukose ist abzuraten.

Das ist Ihnen sicherlich nicht neu, neu ist aber vielleicht, dass Sie sich mit Stevia Süße gönnen können und gleichzeitig Ihrem Körper etwas Gutes tun. Alles Gute!

Erkältung

Die meisten Arten von Erkältungen inkl. grippaler Infekte werden durch Viren hervorgerufen. Schulmedizinisch gibt es dagegen keine kausale Therapie. MMS dagegen tötet Viren ab, auch Rhinoviren. Je nach Ausprägung der Symptomatik empfiehlt es sich, mit Claras 6+6-Protokoll oder mit dem neuen Standardprotokoll zu beginnen. Auch die Naturheilkunde kann hier gut unterstützen. Heißer Holundersaft, Lindenblütentee, Salbeitee, warme Fußbäder, ätherische Öle zur Abschwellung der Schleimhäute und Sekretlösung, z. B. Eukalyptus oder Latschenkiefer zum Einreiben oder Inhalieren, sind gut geeignet. Wichtig ist aber auch, das Signal des Körpers ernst zu nehmen und ihm ein paar Tage Ruhe zu gönnen. Denn normalerweise lässt er sich die Viren nicht so ungehindert ausbreiten. Er entsorgt sie einfach. Wenn Ihr Körper das nicht tut, hat das einen Grund. Falls Sie sich wirklich einmal verkühlt haben sollten, liegt es daran. Bei meinen Patientinnen und Patienten sind die meisten sogenannten Erkältungen nicht aufgrund von Kälteeinwirkung entstanden. Oft liegt eher eine emotionale Verkühlung zugrunde. Etwas Ruhe und Besinnung ist dann auch vonnöten. Alles Gute!

(Schweine-)Grippe

Vermutlich sind diese Empfehlungen für alle neuen Grippearten sinnvoll. Entwickelt wurde dieses Protokoll für die Schweinegrippe. Jim Humble war unter den Ersten in Mexiko, die daran erkrankten. Weil es ihm akut sehr schlecht ging, begab er sich ins Krankenhaus. Sein MMS nahm er weiter. Die behandelnden Ärzte waren erstaunt, wie schnell er sich erholte.

(Schweine-) Grippeprotokoll

Beginnen Sie mit einem Tropfen aktiviertem MMS pro Stunde für drei bis vier Stunden. **Wenn Sie keine unerwünschten Reaktionen haben,** können Sie auf zwei Tropfen pro Stunde erhöhen. Wenn Sie sich mit zwei Tropfen pro Stunde nach drei bis vier Stunden nicht schlechter fühlen, erhöhen Sie auf drei Tropfen pro Stunde.

Das Grundprinzip ist einfach. Solange Sie keine Verbesserung verspüren, brauchen Sie mehr Tropfen. Wenn Sie sich aber nach der MMS-Einnahme schlechter fühlen, brauchen Sie weniger Tropfen. Denken Sie daran, dass Sie heftige Übelkeit und Brechdurchfälle erzeugen können, wenn Sie zu viel nehmen, andererseits geht es Ihnen auch schlecht, wenn die Grippe überhandnimmt. Das Ziel ist, so viele Tropfen wie möglich pro Stunde zu nehmen, ohne dass das MMS zu einer Verschlechterung des Allgemeinzustandes führt. Nehmen Sie also pro Stunde so viel MMS, wie Sie vertragen, mindestens acht Stunden, besser zwölf Stunden am Tag. Die meisten Grippearten verschwanden mit diesem Protokoll nach 24–48 Stunden, bei einer Schweinegrippe dauerte es etwas länger. Wenn es Ihnen gut geht, können Sie das MMS absetzen. Wenn es nicht besser wird, nehmen Sie zusätzlich MMS 2.

Dasselbe gilt für Kinder, nur, dass Sie mit einem halben Tropfen oder weniger (je nach Körpergewicht) beginnen und gut beobachten, wie es Ihrem Kind damit geht. Passen Sie auf, dass Sie nicht zu viel geben. Wenn es dem Kind mit der letzten MMS-Gabe schlechter geht, pausieren Sie bzw. reduzieren Sie je nach Zustand. Normalerweise geben Sie nicht mehr als zwei Tropfen pro Stunde für ein Kind, auf keinen Fall geben Sie mehr als zwei Tropfen pro 23 kg Körpergewicht des Kindes pro Stunde. Wenn es dem Kind aber nicht besser geht, hat es wahrscheinlich zu wenig MMS bekommen und die Grippesymptomatik schreitet voran. Deswegen ist es sinnvoll, nicht zu lange auf einem 1-Tropfen-Level zu bleiben, sondern zu steigern, so lange, wie das Kind es verträgt, ohne durch das MMS in eine Verschlechterung zu rutschen. Das Ganze ist nicht so einfach, es braucht Aufmerksamkeit und Zeit. **Aber immerhin haben Sie etwas in der Hand, um Grippeerreger abzutöten. Das hat die sogenannte Schulmedizin nicht.** Insofern weiß ich keine sichere Alternative zu dieser von Jim Humble erprobten Vorgehensweise. Natürlich können Sie eine Grippe auch gut homöopathisch behandeln, wenn Sie bei einem erfahrenen Homöopathen in Behandlung sind und er das richtige Mittel findet. Zeit und Aufmerksamkeit brauchen Sie in jedem Fall. Eine Grippe ist eine schwerwiegende Erkrankung im Gegensatz zu den wesentlich häufiger vorkommenden grippalen Infekten. Sie verlangt eine sorgfältige Behandlung. Wenn Sie unsicher sind, ziehen Sie einen Arzt hinzu.

Begleitend ist es trotzdem sinnvoll, mit dem MMS weiterzumachen. **Denn nichts von dem, was Ihnen der Arzt anbieten kann (Wissensstand der Medizin 12/2010), hat die Kraft, das Grippevirus abzutöten, das MMS wohl. Alles Gute!**

Gürtelrose, siehe Herpes

Hauterkrankungen aller Art

Hauterkrankungen sprechen zumeist gut auf Besprühen oder MMS als Badezusatz an. Siehe Kapitel 8 „Weitere Darreichungsformen von MMS". Alles Gute!

Hautkrebs

Alle ein bis zwei Stunden aufsprühen, dieses Vorgehen hat Jim Humble bei Hautkrebs empfohlen. In einigen Fällen veränderte sich die Haut schon nach wenigen Tagen. Der Krebs schrumpelte erst zusammen und fiel später ab. Trotzdem empfiehlt er gleichzeitig auch die orale Einnahme von MMS nach dem neuen Standardprotokoll. In hartnäckigen Fällen empfiehlt Jim Humble, nach dem Aufsprühen auf die Haut noch zusätzlich DMSO aufzutragen.

Siehe Bilder und Erfahrungsbericht Seite 74

Lesen Sie dazu unbedingt erst Kapitel 10 über DMSO. Alles Gute!

Hepatitis A, B, C und andere Hepatitisformen

Besonders langsam beginnen

Da durch die Entzündung schon eine eingeschränkte Leberfunktion vorliegt, ist es besonders wichtig, vorsichtig zu beginnen. Jim Humble empfiehlt, mit zwei Tropfen zu beginnen, da die meisten zwei Tropfen als Erstdosis vertragen. Ich würde lieber mit einem Tropfen beginnen und bei der nächsten Gabe auf zwei Tropfen gehen. Denn wenn erst einmal starke Übelkeit eingetreten ist, ist die Gefahr groß, gegen die Einnahme eine Aversion zu entwickeln. Das Ziel ist, die Tropfenanzahl langsam zu steigern, bis Sie achtmal täglich drei Tropfen bzw. zweimal täglich 15 Tropfen erreicht haben. Sie dosieren sanfter, indem Sie die geplante Tagesration morgens aktivieren und dann in acht Portionen in stündlichem Abstand austrinken. Jim Humble hat herausgefunden, dass eine gleichmäßige kontinuierliche Einnahme von den meisten Menschen besser toleriert wird als ein- bis zweimal täglich eine hohe Dosis. Als Ziel strebt er an, morgens 24 Tropfen MMS zu aktivieren. Sie können selbstverständlich auch hier mit wenig beginnen und dann steigern.

Viel Wasser trinken

Begeben Sie sich in ärztliche Behandlung und lassen Sie Ihre Leberwerte in angemessenen Abständen kontrollieren. Achten Sie darauf, dass Sie genügend Wasser trinken, und unterstützen Sie Ihre Leber mit entlastenden Maßnahmen (siehe Kapitel 7 „Was tun bei unerwünschten Reaktionen?"). Alles Gute!

Herpes

Im gemäßigten Falle beginnen Sie eigenverantwortlich – nach Verträglichkeit – mit 8 x täglich 1 Tropfen und steigern vorsichtig auf 8 x täglich 3 Tropfen mindestens eine Woche, im Extremfall 2–4 Monate lang. In schweren Fällen können Sie auf 10x täglich 4–6 Tropfen steigern, wenn es Ihnen guttut. Falls auch das noch nicht ausreichen sollte, haben Sie die Möglichkeit zusätzlich MMS 2 einzusetzen. Zumeist ist es günstig, neben der innerlichen Einnahme auch mit MMS-Hautspray zu arbeiten (s. Kapitel 8.1). *Siehe Bilder und Erfahrungsbericht Seite 63*

Herpes, insbesondere Herpes zoster, ist eine schwerwiegende Erkrankung, die anzeigt, dass Ihr physisches System völlig überfordert ist! Bauen Sie Stress ab und sorgen Sie gut für sich! Lesen Sie Kapitel 18 „Leitlinien für ein gesundes Leben". Alles Gute!

Herzerkrankungen

Bei allen Herzkrankheiten gilt: je weniger gut Ihr Allgemeinzustand ist, desto vorsichtiger gehen Sie mit MMS um. So kann es hilfreich sein, vorsichtig mit Fußbädern zu beginnen oder mit weniger als einem Tropfen nach dem neuen Standardprotokoll, um dann bei guter Verträglichkeit, in kleinen Schritten zu steigern. Falls Sie MMS nach dem neuen Standardprotokoll nicht gut vertragen, können Sie auf die langsame Aktivierung nach Fischer ausweichen.

Durch das Abtöten von Bakterien bei Vorliegen von entzündlichen Herzklappenerkrankungen kann es zu vorübergehendem Herzrasen kommen. Gewöhnlich geht das nach einigen Tagen vorüber. Alles Gute! *Vorübergehendes Herzrasen*

HIV, siehe Aids
Hypertonie, siehe Bluthochdruck

Kinderkrankheiten

Jim Humble empfiehlt, dem neuen Protokoll zu folgen und entsprechend dem Gewicht des Kindes die Tropfenzahl anzupassen. Genaueres lesen Sie in Kapitel 6 „Wie MMS angewendet wird".

Alles Wichtige zum Thema „Kinderkrankheiten" finden Sie in dem leicht verständlichen und äußerst informativen Buch „Vom Sinn der Kinderkrankheiten" von Manfred von Ungern-Sternberg, Narayana Verlag 2013 *Literaturtipp*

Krebs

Ich empfehle auf jeden Fall eine basenreiche Ernährung bzw. eine Entsäuerung, da Krebszellen ein saures Milieu brauchen.

Siehe Erfahrungs- berichte Seiten 70, 71 und 74

Jim Humble liegen Berichte von Anwendern vor, bei denen unter MMS der Krebs verschwand, bei anderen ging er zurück, wieder anderen half MMS nicht. Sein neues Krebsprotokoll (Stand Oktober 2010) sieht vor, dass Sie mit einem halben Tropfen morgens beginnen, wenn Ihnen nicht übel wird, steigern Sie abends auf einen Tropfen, am folgenden Morgen zwei Tropfen, abends dann drei Tropfen, am darauffolgenden Morgen vier Tropfen, abends fünf Tropfen usw. Bis Sie 15 Tropfen erreicht haben, erhöhen Sie die Tropfenzahl, solange es Ihnen gut geht. Wenn sich Übelkeit einstellt, pausieren Sie, bis die Übelkeit abgeklungen ist, und machen Sie dann mit einer Dosis weiter, die zwei Tropfen unter der Dosis liegt, die Übelkeit erzeugte. Bleiben Sie eine Weile dabei und versuchen Sie, dann wieder zu steigern. Wenn Sie auch bei einem halben Tropfen schon Übelkeit entwickeln, können Sie ein paar Tage probieren, die Übelkeit auszuhalten, wenn die Übelkeit Tag für Tag nachlässt, obwohl Sie ein- bis zweimal täglich einen halben Tropfen MMS einnehmen, haben Sie eine Chance, mit MMS zu arbeiten. Sie dürfen nur ganz langsam steigern und sollten einige Tage ohne Übelkeit mit einer Dosis verbracht haben, ehe Sie zu Anfang um einen halben Tropfen oder später um einen Tropfen erhöhen. Wenn Sie ein bis zwei Tropfen vertragen, versuchen Sie, schneller zu steigern, wenn möglich.

Jim Humbles Erfahrungen mit Krebsbehandlungen auch in fortgeschrittenen Stadien haben ihn dazu veranlasst, das Protokoll, das er für Krebsstadium IV entwickelt hat, für alle Krebsarten zu empfehlen:

Krebsprotokoll

Beginnen Sie mit einem Tropfen aktiviertem MMS stündlich für mindestens zehn Stunden am Tag. Wie immer füllen Sie das Glas mit Wasser und nach Geschmack mit Saft auf (kein Orangensaft!). Lassen Sie auch Vitamin-C-Tabletten weg bis mindestens zwei Stunden nach der letzten Einnahme. Steigern Sie so schnell wie möglich auf acht bis zehn Tropfen pro Stunde. In fortgeschrittenen Stadien wird das Übelkeit erzeugen. Die Übelkeit wird erst dann nicht mehr auftreten, wenn der Krebs nicht mehr da ist. Steigern Sie so schnell Sie können und soweit Sie es noch aushalten. In weit fortgeschrittenen Krebsstadien haben Sie nicht so viel Zeit, um in Ruhe ganz ohne unerwünschte Reaktionen das MMS arbeiten zu lassen.

> Dazu empfiehlt Jim Humble, MMS 2 einzunehmen. Siehe dazu Kapitel 9 „MMS 2". Diese Vorgehensweise, die stündliche MMS-Einnahme mit MMS-2-Kapseln zu kombinieren, wird auch als „MMS 2000 Protokoll" bezeichnet. Im fortgeschrittenen Krebsstadium ist es sinnvoll, so schnell wie möglich auf vier bis sechs Kapseln oder mehr pro Tag zu steigern. Zwischen zwei Kapseln sollten zwei Stunden Abstand eingehalten werden. Die Einnahme von MMS 1 und MMS 2 in dieser Menge ist nicht leicht. Passen Sie auf, dass Sie sich mit MMS nicht kränker fühlen als ohne. MMS 2 sollte dreißig Minuten nach MMS 1 eingenommen werden.

Es ist ein Balanceakt, die Menge zu finden, die Sie vertragen, und nicht zu schnell oder zu langsam zu steigern.

Falls der Körper auch bei kleinsten Mengen dauerhaft mit Übelkeit reagiert und Sie die Dosis nicht erhöhen können, ist das MMS für Sie nicht hilfreich einsetzbar.

In diesem Fall rät Jim Humble, indianische Kräuter von Kathleen aus Texas zu erwerben. Sie und ihr Vater verkaufen diese Kräuter schon seit mehr als 60 Jahren. Eine Ampulle kostet ca. 60 US$ zzgl. Versand nach Deutschland (ca. 40 US$, Stand Oktober 2010). Jim Humble hat viel Gutes von der Wirkung dieser Kräuter gehört; ich habe damit noch keine Erfahrungen gemacht. Kathleen ist telefonisch unter (001) 806 647 1741 zu erreichen (sie spricht englisch; Zeitverschiebung zu Texas: MESZ minus 7 Stunden; Deutschland 17.00 Uhr = Texas 10.00 Uhr). *Indianische Kräuter von Kathleen aus Texas*

Eventuell können Sie durch aktiviertes MMS als Badezusatz die Übelkeitsschwelle nach oben verschieben. Lesen Sie dazu Kapitel 7 „Was machen bei unerwünschten Reaktionen?" bzw. im Kapitel 8 „Weitere Darreichungsformen von MMS", wie Sie MMS als Badezusatz verwenden.

Um den Heilungsverlauf beurteilen zu können, empfiehlt Jim Humble, einen medizinischen Krebstest durchzuführen, der eine 99%ige Genauigkeit verspricht. Der Test heißt AMAS. Getestet wird das Vorliegen spezifischer Krebs-Antikörper im Blut. Genaueres dazu können Sie unter www.oncolabinc.com nachlesen.

Falls Sie an einer Krebsart erkrankt sind, deren Verlauf sich durch spezifische Tumormarker gut verfolgen lässt, können Sie natürlich auch diese zur Verlaufsbeobachtung bestimmen lassen. Besprechen Sie das Ganze mit Ihrem Arzt.

Wenn Ihr Körper kleinere oder mittlere MMS-Mengen gut toleriert, steigern Sie langsam weiter. Sowie sich die Übelkeitsschwelle nach oben verschiebt, sind Sie wieder ein Stück weitergekommen. Wenn Sie nicht erhöhen können, ohne dass Ihnen übel wird, bleiben Sie bei der Dosis, die Sie gut vertragen. Es kann sein, dass Sie bei einer Krebserkrankung sehr lange MMS einnehmen müssen. Bei Bedarf und natürlich nur, wenn Sie es vertragen, ist die Behandlung nach dem Protokoll für Krebs im fortgeschrittenen Stadium (Stadium IV) am effektivsten.

Allgemeine Bemerkungen zu Krebserkrankungen

In jedem Fall ist es hilfreich, wenn Sie sich Zeit nehmen, sich mit sich selbst zu beschäftigen, um herauszufinden, warum bzw. wozu Sie an einer Krankheit erkrankt sind, die Ihren physischen Körper zerstören könnte. Außerdem ist es sinnvoll, dass Sie für sich herausfinden, wie Sie mit der Krebserkrankung umgehen wollen. Weitere Anregungen dazu finden Sie in Kapitel 18 „Leitlinien für ein gesundes Leben" und in den folgenden Literaturempfehlungen.

Literaturemp-
fehlungen bei
Krebserkran-
kungen

Arnim, Sigmund, „Das Kaali-Patent: Sieg über Krebs und Aids" (Dr. Steven Kaali), 392 Seiten, Indigo-Verlag: 2./2007, ISBN: 978-3-00-0169973-1

Coy, Dr. Johannes, „Die neue Anti-Krebs-Ernährung. Wie Sie das Krebs-Gen stoppen", 208 Seiten, Gräfe und Unzer Verlag: September 2009, ISBN 978-3833816635

Engelbrecht, Torsten; Dr. med. Claus Köhnlein; Inez Maria Pandit M.D.; Juliane Sacher, „Die Zukunft der Krebsmedizin", ISBN 978-3-935407-30-4, naturaViva Verlag 2010

Humble, Jim, „MMS: Der Durchbruch", Mobiwell Verlag, 9. Auflage 2010, ISBN 978-3-9810318-4-3

Köhler, Dr. med. Bodo, „Synergistisch-biologische Krebstherapie", ISBN 978-3-9805739-2-4, 160 Seiten

Köhler, Dr. med. Bodo, „Grundlagen des Lebens. Stoffwechsel und Ernährung. Leitfaden für eine lebenskonforme Medizin", 2001, ISBN 978-3899061765

Kremer, Dr. med. Heinrich, „Die stille Revolution der Krebs- und Aidsmedizin", 534 Seiten, Verlag: Ehlers; 6./2006; ISBN 978-3934196636

Last, Walter, „Krebs natürlich heilen – Wie Sie sofort beginnen können, Ihre Gesundheit zu retten", 209 Seiten, Mobiwell Verlag 2010; ISBN 978-3-9810318-7-4

Lebedewa, Tamara, „Krebserreger entdeckt! Entstehung, Vorsorge, Heilung", ISBN 978-3932130137, Taschenbuch

Moritz, Andreas, „Krebs ist keine Krankheit – Krebs ist ein Überlebensmechanismus. Entdecken Sie den versteckten Sinn von Krebs, heilen Sie seine Ursachen ...", 172 Seiten, voxverlag.de 2009, Bad Lausick, ISBN 978-3981221510

Moritz, Andreas, „Die wundersame Leber- & Gallenblasenreinigung. Ein kraftvolles Verfahren ...", voxverlag.de, 3. Aufl. 2009, 208 Seiten, ISBN: 978-3981221503

Norbekov, Mirsakarim, „Eselsweisheit: Der Schlüssel zum Durchblick – oder wie Sie Ihre Brille loswerden", ISBN 978-3-442-21776-2, Goldmann Verlag

Sanders, Eva-Maria, „Leben! Ich hatte Krebs und wurde gesund", ISBN 978-3453148635, Heyne Verlag

Simonton, Richard, „Wieder gesund werden", ISBN 978-3-499-61152-0, Rowohlt Verlag

Wollenberg, Ernst, „Krebs-Bankrott" 2003, ISBN 978-3932130168

Kostenlose Broschüren können Sie auch bei der *Gesellschaft für biologische Krebsabwehr* erhalten, die verschiedene Schriften zum Thema Krebsbekämpfung herausgibt und eine Internetseite mit umfangreichen Informationen anbietet (Gesellschaft für biologische Krebsabwehr e. V., Voßstr. 3, 69115 Heidelberg, Tel.: 06221/138020, www.biokrebs.de)

Viel Mut macht insbesondere das Buch von Richard Simonton, das zeigt, dass auch sogenannte austherapierte Patienten allein durch die entsprechenden Meditationsübungen und Visualisierungen wieder gesunden konnten. Alles Gute!

Magengeschwüre

Auch bei Magengeschwüren hat MMS hilfreich gewirkt. Jim Humble rät, vorsichtig mit einem Tropfen oder weniger zu beginnen (weniger als einen Tropfen erzielen Sie durch stärkere Verdünnung nach dem neuen Standardprotokoll). Wenn Sie unsicher sind, empfehle ich, mit Fußbädern langsam steigernd zu beginnen (siehe Kapitel 8.5 „MMS als

Fußbad") oder die langsame Aktivierung nach Fischer durchzuführen. Alles Gute!

Malaria

Jim Humble empfiehlt bei Malaria prinzipiell eine Gabe von 15 Tropfen aktiviertem MMS, die nach ein bis zwei Stunden wiederholt wird. In fast allen Fällen ist der Malariakranke innerhalb von vier bis 24 Stunden völlig beschwerdefrei gewesen. Wenn noch kein völliges Wohlgefühl vorhanden ist, vermutet Jim Humble, dass neben der Malaria noch eine weitere Krankheit vorliegt. Er rät dann zu einer dritten Gabe von 15 Tropfen aktiviertem MMS und einer zusätzlichen Gabe MMS 2.

Bitte beachten Sie die besonderen Einnahmemodalitäten von MMS 2 (siehe Kapitel 9)!

Große Erfolge   Die Behandlung von Malaria ist, soweit Jim Humble das beobachten konnte, eine einzige Erfolgsgeschichte. In Afrika haben die einfachen Dorfbewohner weder Geld noch Gelegenheit, Labortests vornehmen zu lassen. Sie fühlen sich gesund und gehen nach Hause. Das konnte Jim Humble in 100 % der von ihm Behandelten Malariakranken beobachten. Bei sich selbst und 100 Patienten hat Jim Humble zu Dokumentationszwecken Labortests durchführen lassen. Bei ausnahmslos allen Testpersonen zeigten sich nach MMS-Einnahme im Blut keine Malariaerreger mehr.

Es scheint mir als ein großer Segen, dass mit Bekanntwerden des MMS Malariakranken in Zukunft eine sichere, einfache, preiswerte und nachhaltige Therapie zur Verfügung steht.

Auch Tropenreisende können statt nebenwirkungsreicher konventioneller Malariaprophylaxe nun auf eine gesundheitsschonende Alternative zurückgreifen. Alles Gute!

Melanom

Zusätzlich zur inneren Einnahme hat sich bei einem Melanom, wie bei anderen Hautkrebsarten auch, folgendes Vorgehen bewährt:

Geben Sie 20 Tropfen MMS in eine (60- bis 100-ml-)Glasflasche mit Sprühkopf. Vorzugsweise wenden Sie die säurereduzierte Aktivierung an (siehe Kapitel 6.2 „Säure-Basen-Ausgleich").

Nach abgeschlossener Aktivierung füllen Sie 60 ml Wasser in die Glasflasche. Nun können Sie alle ein bis zwei Stunden die MMS-Lösung auf das Melanom sprühen und sie nach etwa drei bis fünf Minuten oder vor dem nächsten Aufsprühen mit klarem Wasser wieder abwaschen.

Das ausführliche Protokoll für das Hautspray finden Sie im Kapitel 8 „Weitere Darreichungsformen von MMS". Anempfohlen seien Ihnen die allgemeinen Bemerkungen zu Krebserkrankungen sowie die Lektüre von Kapitel 18 „Leitlinien für ein gesundes Leben". Alles Gute!

MRSA

MRSA steht als Abkürzung für Methicillin-resistenter Staphylococcus aureus bzw. multiresistenter Staphylococcus aureus. Weltweit gehört die bakterielle Infektion mit Staphylococcus aureus zu den häufigsten im Krankenhaus erworbenen Infektionen. Wenn ein Bakterienstamm eine Resistenz gegen Methicillin und andere Antibiotika vorweist, was in den letzten Jahren immer häufiger der Fall ist, wird die Behandlung mit schulmedizinischen Möglichkeiten schwierig.

Nur wenige teure und nebenwirkungsreiche Mittel stehen der Schulmedizin zur Verfügung. Jede schwere MRSA-Infektion führt zu einer signifikanten Erhöhung der Sterblichkeit und verursacht durchschnittliche Mehrkosten zwischen 6 000 und 20 000 Euro.
(Quelle: Informationsblätter des Kompetenzzentrums Patientensicherheit in Zusammenarbeit mit den kassenärztlichen Vereinigungen.)

Symptome — Folgende Symptome können bei einer MRSA-Infektion auftreten: allgemeine Hautinfekte, z. B. Karbunkel, Furunkel, Abszesse, Gerstenkörner, eitrige Knochenmarkinfektion (Osteomyelitis), Hirnhautentzündung (Meningitis), Entzündung der inneren Herzhaut bzw. der Herzklappen (Endokarditis), Lungenentzündung (Pneumonie), grippeähnliche Symptome wie hohes Fieber, Übelkeit, Erbrechen, Hautausschlag an Händen und Füßen, Kopfschmerzen, Glieder- und Rückenmuskelschmerzen, Blutvergiftung, septische Arthritis, septischer Schock ...

Sterbewahr-scheinlichkeit — Laut Jim Humble liegt die Sterbewahrscheinlichkeit statistisch zwischen 11 und 80 %: 80 % bei Unbehandelten, 11 %, wenn man den schwächsten Staphylokokkenstamm hat und die medizinische Standardbehandlung erhält. Jim Humble sagt, dass MMS in etwa 99 % der Fälle heilsam wirkt. Chlordioxid hat definitiv die Fähigkeit, jede Art von Bakterie zu töten – auch MRSA.

Die MRSA-Behandlung nach Jim Humble besteht aus zwei Maßnahmen.

Innere Anwendung — Schritt 1: Folgen Sie dem neuen Standardprotokoll – Protokoll 1000 – und erhöhen Sie die Dosis, bis Sie drei Tropfen pro Stunde erreicht haben.

Schritt 2: Sie benötigen ein trockenes, sauberes, durchsichtiges Glas, dessen Durchmesser groß genug ist, um über das Eitergeschwür oder die betreffenden Hautpartien zu passen. Verwenden Sie kleinere Gläser für kleinere Geschwüre.

Äußerliche Anwendung   Geben Sie sechs Tropfen MMS in das Glas, dann fügen Sie zum Aktivieren die passende Aktivatormenge hinzu. Schwenken Sie das Glas, um die Flüssigkeiten zu mischen. Nun entsteht gelbliches Chlordioxidgas. Halten Sie die Öffnung des Glases so auf die betroffene Hautstelle bzw. die Haut auf die Öffnung des Glases, dass keine Flüssigkeit die Haut berührt, aber das Chlordioxidgas zur Haut zieht. Nun dringt das Chlordioxid in das mit MRSA infizierte Hautgebiet ein und löst den Eiter. Für maximal fünf Minuten belassen Sie das Glas am selben Platz, nicht länger! Sonst kann die Haut beschädigt werden und die Heilung dauert länger. Wenn Sie das Glas rechtzeitig innerhalb von fünf Minuten entfernen, erreichen Sie üblicherweise eine schmerzfreie Verringerung der Infektion. Wenn das MRSA nach einer Behandlung noch nicht völlig zerstört wurde, können Sie die Anwendung frühestens nach vier Stunden wiederholen, nicht eher, sonst erzeugen Sie eine Verbrennung der Haut. Ein leichter Hautschaden kann je nach Empfindlichkeit Ihrer Haut auch schon innerhalb von fünf Minuten gesetzt werden. Die Haut heilt aber normalerweise innerhalb kurzer Zeit wieder ab. Wenn Sie eine sensible Haut haben, können Sie die Intensität der Hautreizung dadurch verringern, dass Sie zwischen dem Glas mit Chlordioxidgas und der Haut einen kleinen Spalt lassen, sodass etwas Gas entweichen kann.

Dieselbe fünfminütige Behandlung können Sie allen von MRSA betroffenen Hautstellen angedeihen lassen. Es verursacht keine Schmerzen. Nach der Chlordioxidgasbehandlung ist es günstig, den behandelten Bereich mit Vaseline und einem Verband abzudecken.

Auf diese Weise behandelte Jim Humble Menschen, die seit Längerem unter MRSA litten, innerhalb von einer Woche bis zwei Monaten erfolgreich, gewöhnlich erfolgte die Heilung innerhalb einiger Wochen.

Multiple Sklerose (MS)

Bis jetzt sind Besserungen bei MS durch MMS-Anwendung berichtet worden, nicht aber Heilungen.

Ich empfehle, das neue Standardprotokoll je nach Verträglichkeit zu steigern und mit äußeren Anwendungen zu kombinieren. Einen Versuch ist es bestimmt wert, da die Möglichkeiten der Schulmedizin bei MS stark begrenzt sind. Weitere hilfreiche Methoden für MS-Erkrankte sind vielfältig, zumeist symptomlindernd, aber nicht alles hilft allen. Besonders geeignet für viele MS-Erkrankte sind Fußreflexzonentherapie, Feldenkrais, Hippotherapie oder Kältetherapie. Die klassische Homöopathie bietet die Möglichkeit zur Heilung in dem Sinne, dass keine weiteren Schübe mehr erfolgen, wenn das richtige Homöopathikum gefunden wurde. Eine Wiederherstellung des degenerierten Gewebes ist selbst durch die Homöopathie nur bis zu einem gewissen Grad möglich. Alles Gute!

Weiterführende Literatur:
„Homöopathie bei Multipler Sklerose", Christa von der Planitz, Thomas Lorz, Urban & Fischer Verlag, ISBN 978-3-437572-50-0 (vor allem für Fachkreise).
„Alternative Therapien bei MS – und was wirklich hilft!", Dr. Andrea Flemmer, Hippocampus Verlag, ISBN 987-3-936817-29-4 (für Betroffene und Interessierte).

Neurodermitis

Wie bei anderen Hauterkrankungen auch sind mit äußerlicher Anwendung von MMS gute Erfolge erzielt worden. Sie können MMS als Spray oder im Badewasser verwenden. Siehe Kapitel 8 „Weitere Darreichungsformen von MMS". Alles Gute!

Parkinson

Bei der Parkinsonschen Erkrankung liegen Erfolge im Sinne einer Verbesserung des Zustandes vor, nicht aber Berichte über Ausheilungen. Jim Humble empfiehlt, das neue Standardprotokoll je nach Verträglichkeit zu steigern. Eventuell ist es günstig, dieses Vorgehen mit äußeren Anwendungen zu kombinieren. Alles Gute!

Rückenschmerzen

Sie können es mit einem der Protokolle, das Sie für sich für geeignet halten, versuchen. Öfter hilft es oder bessert zumindest die Beschwerden. Auch Massagen, Krankengymnastik oder SOMA-Therapie können Linderung schaffen. Vorsichtige Bewegung ist in den meisten Fällen gut, ebenso entspannende Verfahren wie autogenes Training, Craniosakraltherapie, Osteopathie, Zilgrei, Singen bzw. Musik- oder Kunsttherapie. Aber wenn die Schmerzen trotzdem immer wieder kommen, ist es notwendig, sich bewusster zu werden, woher sie wirklich kommen. Wenn der Orthopäde z. B. sagt, dass die Schmerzen von einem Bandscheibenvorfall herrühren, der auf den Nerv drückt, stellt das lediglich eine Beschreibung des momentanen Zustandes dar. Die Ursache jedoch liegt tiefer. Nicht bewusst fühlen Sie sich so eingeengt, so unter Druck, dass Ihnen das im wahrsten

Sinne des Wortes auf die Nerven geht. Ihr Körper versucht, mit dem Symptom Ihre Aufmerksamkeit auf das wahre Problem zu lenken. Er hilft Ihnen zu fühlen, dass die Situation, in der Sie sich befinden, so nicht gut erträglich ist. Falls Ihnen dieser Gedanke neu ist, empfehle ich Ihnen, das Kapitel 18 „Leitlinien für ein gesundes Leben" gründlich durchzulesen.

Zumeist psychische Ursachen

Rückenschmerzen haben zumeist psychische Ursachen. Sie haben sich zu viel aufgeladen, tragen zu viel, haben sich verbogen, übernommen, verzerrt oder was auch immer. Louise L. Hay empfiehlt in Ihrem Buch „Heile Deinen Körper" (Verlag Alf Lüchow, ISBN 978-3-899012569) verschiedene Affirmationen bei Rückenproblemen unterschiedlicher Lokalisation. Für Probleme in der Lendenwirbelsäule sieht sie als wahrscheinlichen Grund Furcht ums Geld und Mangel an finanzieller Unterstützung. Als neues Gedankenmuster bietet sie an: „Ich vertraue dem Prozess des Lebens. Für alles, was ich brauche, ist immer gesorgt. Ich bin in Sicherheit."

Bei Problemen in der Brustwirbelsäule hält sie alte Schuldgefühle für verantwortlich und empfiehlt die Affirmation: „Ich lasse die Vergangenheit los. Ich bin frei, mich liebenden Herzens voranzubewegen."

Bei Problemen im Halswirbelbereich liegt nach Frau Hays Erfahrung ein Mangel an emotionaler Unterstützung zugrunde. Weil der Patient mit Verspannungen der Halsmuskulatur sich zumeist ungeliebt fühlt und selbst Liebe zurückhält, empfiehlt sie die Affirmation: „Ich liebe und akzeptiere mich. Das Leben unterstützt und liebt mich." Eine gute

Rückenwohl-Globuli

Unterstützung bieten auch die von mir entwickelten Rückenwohl-Globuli. Sie können sie für den Halswirbelsäulenbereich, Brustwirbelsäulenbereich, Lendenwirbelsäulenbereich, den Kreuzbeinbereich oder den Steißbeinbereich jeweils einzeln oder auch als Set beziehen. Wenn Sie wandernde oder schon seit Jahren chronische Schmerzen haben, empfehle ich, das ganze Set zu nehmen. Die von mir informierten Globuli setzen Impulse auf verschiedenen Ebenen. Das ist wissenschaftlich noch nicht nachgewiesen, aber ich habe gute Erfahrungen damit gemacht.

Falls Sie Ihre Probleme alleine nicht lösen können, empfehle ich Ihnen kinesiologische, psychotherapeutische und homöopathische Begleitung.

Schlafstörungen

Manchmal hilft MMS gut. Ich empfehle, abends zehn Tropfen aktiviertes MMS in Wasser zu nehmen, wenn Sie es vertragen. Am besten beginnen Sie mit zwei Tropfen, um auszutesten, wo Ihre Verträglichkeitsschwelle liegt, und steigern dann täglich. Eine gute Übung aus dem Bereich der

Kinesiologie ist, eine Hand auf den Bauchnabel und die zweite Hand auf die Stirn zu legen. Welche oben und welche unten ist, ist egal. Nach 10 bis 15 Minuten sollten sich die Energien in Ihnen ausgeglichen haben. Mit etwas Glück sind Sie dann eingeschlafen. Sonst können Sie einmal tief durchatmen und die Hände wechseln. Achten Sie dabei darauf, dass Sie bequem liegen. Für Menschen, die nicht leicht zur Ruhe kommen und unter Einschlaf- und Durchschlafstörungen leiden, habe ich Globuli informiert. Sie können Sie bei Interesse über meine Website

www.informierteGlobuli.de

beziehen. Da Anwender mit den von mir informierten Globuli auch nicht immer ein befriedigendes Ergebnis erreichen, habe ich ein Rückgaberecht innerhalb von sechs Wochen eingeräumt.

Eine geregelte rhythmische Lebensführung, täglich etwas Bewegung an frischer Luft und beruhigende Kräutertees sollten die Basis sein. Wenn Sie Ihren Körper den Tag über wiederholt überanstrengen, aufregen oder aufputschen, ist es etwas zu viel verlangt, wenn er dann auf Knopfdruck schlafen soll. Hilfreich ist auch, sich in den Wachphasen nicht aufzuregen oder sich über den fehlenden Schlaf zu ärgern. Die dadurch ausgeschütteten Stresshormone lassen garantiert keinen Schlaf zu. Wenn es trotz allem nicht funktionieren will, rate ich Ihnen, einen Kinesiologen oder einen Homöopathen aufzusuchen. Auch Akupunktur könnte kurzfristig durch Harmonisierung des Qi, vor allem der Leberenergie, hilfreich sein. Vielleicht haben Sie auch Lust, autogenes Training, Qi Gong oder Tai Chi zu lernen oder an einem Yogakurs teilzunehmen, um sich selbst besser beruhigen zu können. Alles Gute!

Schlaganfall, siehe Apoplex
Schweinegrippe, siehe unter Grippe

Schwere Erkrankungen

Schwere und schwerste Erkrankungen sollten ärztlich begleitet werden. Jim Humble empfiehlt, das Protokoll für Krebserkrankungen in den fortgeschrittensten Stadien zu befolgen. Siehe unter „Krebs".

Er hat schon diverse von Ärzten aufgegebene Patienten mit gutem Erfolg beraten. Auch wenn jemand schulmedizinisch austherapiert ist, macht er Hoffnung auf Besserung oder sogar Genesung, wenn es möglich ist, dem „MMS 2000 Protokoll" zu folgen. Alles Gute!

Sonnenbrand

Geben Sie die unverdünnte Lösung wie bei Verbrennungen ohne Aktivator auf die verbrannten Hautstellen – schließlich ist ein Sonnenbrand auch eine Art Verbrennung. Nehmen Sie reichlich unverdünntes MMS direkt aus der Flasche auf die Partien mit Sonnenbrand und verteilen Sie sie mit den Fingerspitzen oder einem sauberen Tuch. Lassen Sie MMS 15 bis 30 Sekunden einwirken und spülen Sie die Lösung gründlich mit reichlich Wasser ab. Es dürfen keine Spuren von MMS mehr auf der Haut zurückbleiben, sonst verschlimmert sich der Sonnenbrand. Für das gründliche Abwaschen stehen Ihnen fünf Minuten zur Verfügung. Je nach Ausmaß und Schwere des Sonnenbrandes ist es geboten, einen Arzt zurate zu ziehen.

Vorbeugen ist besser als heilen: Vermeiden Sie lange Sonnenbäder, besonders in den ersten Urlaubstagen an der See oder in den Bergen. Halten Sie sich lieber im Schatten auf bzw. decken Sie empfindliche Hautpartien ab. Unmengen von Sonnenschutzmitteln zu verbrauchen ist auch nicht gesund wegen der in den Produkten enthaltenen Chemikalien bzw. Metalle. Alles Gute!

Tinnitus

Aufgrund der alten chinesischen Weisheit wird ein Ohrgeräusch in der Traditionellen Chinesischen Medizin (TCM) als Folge eines Nieren-Yin-Mangels betrachtet. Bei einem frisch aufgetretenen Ohrgeräusch *Ruhe* empfehle ich als Erstes Ruhe. Denn die Nierenenergie erschöpft sich durch Überarbeitung, Aufregung, Ärger, Schlafmangel oder Wasserman- *Wasser* gel. Als Zweites ist es elementar wichtig, genügend Wasser zu trinken. Siehe auch meine Ausführungen über Wasser und Salz in Kapitel 18 „Leitlinien für ein gesundes Leben".

Wenn ein Tinnitus oder ein Hörsturz eingetreten ist, hat der Körper die Rote Karte gezogen. Rund fünf Liter Wasser für einen etwa 70 kg schweren Erwachsenen rate ich für die folgenden Wochen an. Neben Ruhe und Wasser ist MMS manchmal hilfreich. Am besten beginnen Sie mit dem neuen Standardprotokoll. Mit Akupunktur und Qi-Gong-Übungen habe ich auch sehr gute Erfahrungen gemacht. Falls Sie alten *Groll auflösen* Groll hegen, sollten Sie unbedingt kinesiologischen, psychotherapeutischen oder homöopathischen Rat suchen. Wenn Sie Ihren Groll nicht auflösen, kann Ihre Nierenenergie sich nicht erholen. Alles Gute!

Übergewicht

Übergewicht kann die vielfältigsten Ursachen haben. Meist geht es auf eine ungesunde Lebensweise zurück. Lesen Sie Kapitel 18 „Leitlinien für ein gesundes Leben".

Jim Humble empfiehlt, mit zwei Tropfen aktiviertem MMS zu beginnen und langsam auf drei Tropfen pro 12 kg Körpergewicht zu erhöhen. Achten Sie auf Ihre individuelle Schwelle der Verträglichkeit und überfordern Sie sich nicht. Einige Anwender haben auch mit kontinuierlichen Einnahmen von zwei- bis viermal zwei bis sechs Tropfen sehr gute Ergebnisse. Manche nehmen sogar ab, obwohl Sie Ihre Essgewohnheiten nicht verändern. Das kommt aber nicht so häufig vor. Wenn Sie sich gesund mit biologischer Vollwertkost ernähren und sich täglich etwas frische Luft und Bewegung gönnen, eine ausgeglichene Psyche haben und sich mit sich wohlfühlen, kann es auch sein, dass Sie das Gewicht haben, das zu Ihnen passt. In der Studie „Morbidität und Mortalität bei Übergewicht und Adipositas im Erwachsenenalter" (Quelle: Deutsches Ärzteblatt, Oktober 2009, Jahrgang 106, Heft 40) wurde festgestellt, dass übergewichtige Menschen keine kürzere Lebenserwartung haben als normalgewichtige Menschen. Das Risiko zu erkranken ist für einige Krankheiten erhöht, für andere gleich oder sogar geringer. Bei ausgeprägter Fettsucht steigen allerdings sowohl das Morbiditäts- als auch das Mortalitätsrisiko.

In einer finnischen Studie zu dem Thema Übergewicht und Abnehmen von 2005 fanden Jaako Kaprio und Kollegen von der Universität Helsinki heraus, dass gesunde übergewichtige Patienten ihre Lebenserwartung verkürzen, wenn sie abnehmen. Untersucht wurden 2.957 Probanden mit einem Bodymaßindex größer oder gleich 25 kg pro Quadratmeter.

Die Teilnehmer, die zu Beginn der Studie beabsichtigten abzunehmen und das auch tatsächlich taten, hatten im Vergleich zu denjenigen, die nicht hatten abnehmen wollen und ihr Gewicht stabil hielten, ein 1,86-fach höheres Risiko zu versterben. Damit war ihr Sterberisiko sogar noch höher als das der Gruppe der Studienteilnehmer, die nicht hatten abnehmen wollen und sogar noch zunahmen. Im Vergleich zu denjenigen, die ihr Gewicht stabil hielten, lag diese Gruppe mit einem 1,57-fach höheren Sterberisiko zwar höher, aber nicht so hoch wie bei der Gruppe derjenigen, die abgenommen hatten. Da diese Studie nicht die erste ist, die unerwünschte Folgen durch Abnehmen entdeckt, sehen die finnischen Forscher, die von dem deutlichen und unerwarteten Ergebnis selbst verblüfft waren, weiteren Studienbedarf. Sie schlagen vor zu untersuchen, ob für Übergewichtige die optimale Strategie darin besteht, ihr Gewicht zu halten. (Quelle: Deutsches Ärzteblatt, Oktober 2009, Jahrgang 106, Heft 40

Selbstannahme   So oder so ist Selbstannahme die wichtigste Voraussetzung für Wohlgefühl, was wiederum eine Voraussetzung ist für ein dauerhaft wohltuendes Gewicht.

Falls Sie doch entschlossen sind, abzunehmen, hier noch ein paar Literaturempfehlungen:

Literatur-
empfehlungen   Leonard Pearson, „Die Psycho-Diät", ISBN 3-499-17068-X, November 1992
Sabine Wacker, „Basenfasten", Gräfe & Unzer 2007, ISBN 978-3-8338-0500-4
William L. Wolcott / Trish Fahey, „Essen, was mein Körper braucht", VAK-Verlag, ISBN 3-935767-08-0

Für unterschiedliche Verbrennungstypen sind verschiedene Nahrungsmittel sinnvoll, um Gewichtsabnahme durch Optimierung des Stoffwechsels zu erreichen. Unter den Namen „Metabolic typing" und „Metabolic balancing" finden Sie dazu sowohl Literatur als auch Ärzte und Heilpraktiker, die Sie dahingehend beraten. Alles Gute!

Verbrennungen

Eine Verbrennung kann je nach Intensität und Größe der betroffenen Körperteile lebensgefährlich sein!

Eine Selbstbehandlung sollte nur bei kleinflächigen Verbrennungen 1. bis 2. Grades stattfinden. Wenn Sie unsicher sind, rate ich Ihnen dringend, ärztliche Hilfe in Anspruch zu nehmen.

Jim Humble hat selbst bei Verbrennungen 3. Grades gesehen, dass MMS hilfreich wirkt.

Im Unterschied zu allen anderen Protokollen soll MMS bei Ver-
Unverdünnt   **brennungen unverdünnt direkt aus der Flasche auf die Verbrennung gestrichen werden.**

Weder ein Aktivator noch Wasser sollen in diesem Fall hinzugefügt werden. Je schneller das MMS auf die Haut gebracht wird, desto günstiger.

Verstreichen Sie die Lösung vorsichtig mit den Fingerspitzen ohne Druck auf die Wunde. Egal, wie groß die Verbrennung ist, und unabhängig davon, wie schlimm die Wunde ist, hilft MMS nach Jim Humbles Erfahrungen gut, der Schmerz klingt innerhalb weniger Sekunden ab.

Schnell wieder   **Die unverdünnte MMS-Lösung soll mindestens 30 Sekunden bis max.**
abspülen   **60 Sekunden auf der Brandwunde verbleiben. Suchen Sie nicht lange**

nach einer Uhr, zählen Sie langsam bis 30, dann spülen Sie sie mit klarem Wasser ab. Falls Sie so schnell nicht an klares Wasser gelangen, können Sie ersatzweise auch jede andere trinkbare Flüssigkeit nehmen. **Wichtig ist, dass das MMS nach 30 Sekunden bis spätestens einer Minute wieder abgespült wird – sonst verschlimmert sich die Wunde!**

Bei schweren Verbrennungen ist es sinnvoll, öfter MMS zu geben und wie beschrieben nach spätestens 60 Sekunden abzuwaschen. Das kann die Heilungszeit der Brandwunde nach Jim Humbles Erfahrungen auf ein Viertel der Zeit verkürzen. Je weniger Zeit zwischen der Verbrennung und dem Auftragen von MMS liegt, desto effektiver ist die Behandlung. Auch noch einige Stunden danach ist es von Vorteil, MMS zu nutzen.

Beachten Sie unbedingt, dass das MMS innerhalb einer Minute abgespült wird, da sonst eine Verschlimmerung eintritt!

Aus der homöopathischen Notfallapotheke hat sich für Verbrennungen zweiten Grades Cantharis bewährt. Ich schlage vor, die 30. C-Potenz (d. h. Cantharis C30) alle 20 bis 30 Minuten einzunehmen, bis keine Schmerzen mehr wahrnehmbar sind, dann pausieren, solange die Schmerzfreiheit anhält. Wenn wieder Schmerz fühlbar ist, beginnen Sie wieder, Cantharis C30 zu nehmen. Bei Verbrennungen dritten Grades sollte ein erfahrener Homöopath die infrage kommenden Mittel repertorisieren.

Unabhängig von der Behandlung mit MMS oder Homöopathika ist es je nach Schweregrad der Verbrennung sinnvoll oder notwendig, einen Arzt hinzuzuziehen oder ein Krankenhaus aufzusuchen. Alles Gute!

Für die Behandlung von **Sonnenbrand** siehe unter Sonnenbrand.

Verletzungen

Je nach Schwere der Verletzung ist es notwendig, einen Arzt oder ein Krankenhaus aufzusuchen. MMS ist zur Behandlung verschiedenster Verletzungen eingesetzt worden. Bei tieferen Wunden ist eine Spülung mit aktiviertem MMS günstig. Diese sollte nach Möglichkeit ein Chirurg oder Unfallarzt vornehmen, je nach Ausbildung auch ein Allgemeinmediziner. Bereits erfolgreich zur Spülung eingesetzt wurden vier Tropfen aktiviertes MMS auf 10 ml mit Wasser aufgefüllt.

Bei oberflächlichen Verletzungen ist häufiges Auftragen von MMS mit der Sprühflasche sinnvoll. Siehe dazu Kapitel 8 „Weitere Darreichungsformen von MMS".

Auch homöopathische Mittel können bei Verletzungen wunderbar genutzt werden. Das Standardmittel für Verletzungen aller Art ist Arnika. In der 30. C-Potenz können Sie es für die meisten Verletzungen als Erstes geben. Bei schweren und schwersten Traumata, wie z. B. Schädel-Hirn-Verletzungen, sind höhere Potenzen notwendig. Das sollte auf jeden Fall ein erfahrener Homöopath verordnen. Ich habe Arnika C30 immer dabei, in der Taschenapotheke, im Auto und zu Hause sowieso. Ich empfehle, ein Fläschchen Arnika C30 in der Handtasche oder in einer Tasche zu deponieren, die Sie immer bei sich führen. Wenn Sie es plötzlich brauchen, z. B., wenn ein Kind gestürzt ist, ist es gut, es schnell zur Hand zu haben. Arnika hilft, sowohl den psychischen Schock aufzulösen als auch dem physischen Körper die Signale zu geben, die ihn nach Verletzungen aller Art in die Lage versetzen, schnellstmöglich seine Heilung zu organisieren.

Bei Schnittwunden ist Staphisagria das Hauptmittel. Wenn Nerven verletzt sind, ist Hypericum angezeigt. Bei Zerrungen und Verstauchungen hilft zumeist Rhus-tox.

Homöopathische Mittel wirken hauptsächlich durch Information auf den Körper ein. Deswegen ist nicht die eingenommene Menge entscheidend für die Wirkung, sondern die Höhe der Potenz und die Häufigkeit der Gaben. Mit der 30. C-Potenz liegen Sie für die anfängliche Behandlung nicht lebensgefährlicher Verletzungen ganz gut. Wiederholen Sie alle paar Minuten bis alle paar Stunden je nach Stärke der Schmerzen. **Wenn eine Besserung eintritt, pausieren Sie, bis wieder eine Verschlechterung merkbar wird.**

Ein sehr guter Ratgeber für Zuhause und auf Reisen ist „Erste Hilfe durch Homöopathie", Dr. Manuel Mateu I Ratera, ISBN 3-929271-10-9. Dort finden Sie ausführliche homöopathische Behandlungsmöglichkeiten für Verletzungen aller Art und andere Notfälle. Auf 600 Seiten Bibeldünndruckpapier steht damit kleinformatig und handlich ein umfassendes und übersichtliches Kompendium zur Verfügung, das sogar für Anfänger geeignet ist, da es auch eine kurze Einführung in die Grundprinzipien der Homöopathie beinhaltet.

Für Einsteiger in homöopathische Behandlungsweisen auch sehr hilfreich und unterhaltsam zu lesen ist der Ratgeber „Bevor ich den Arzt rufe" von Dr. med. Manfred Freiherr von Ungern-Sternberg. Genauso wie seine Dokumentation über homöopathisch behandelte Scharlachfälle zeigt dieses Buch, wie gut Homöopathie wirken kann und wie sie erfolgreich angewendet wird.

Bei langwierigen Heilungsverläufen empfehle ich das Globuliröhrchen „Gute Regeneration" aus der Reihe der Energie-Globuli siehe unter www.informierteglobuli.de.

13

MMS FÜR GESUNDE

Auch Menschen, die sich ausgezeichneter Gesundheit erfreuen, können die Einnahme von MMS nutzen, um ihre Gesundheit zu erhalten.

Jim Humble empfiehlt auch Gesunden, langsam zu steigern, um herauszufinden, welche Dosis sie gut vertragen, ohne dass unerwünschte Reaktionen auftreten. Beginnen Sie also mit einem Tropfen. Falls Sie Kapitel 6 („Wie MMS angewendet wird") noch nicht gelesen haben, lesen Sie bitte zuerst Kapitel 6.

Immer, wenn davon die Rede ist, dass ein Tropfen oder wie viel Tropfen auch immer angewandt werden sollen, ist gemeint: 1 Tropfen MMS + Aktivator, Aktivierungszeit abwarten und das Glas mit Wasser auffüllen.

Nur wenn Sie es vertragen! Steigern Sie auf zweimal täglich 15 Tropfen. Wenn Sie das nicht vertragen, bleiben Sie unterhalb der Übelkeitsschwelle und nehmen Sie regelmäßig zweimal täglich oder mehrmals täglich die Menge ein, mit der Sie keine unerwünschten Reaktionen erzeugen. Als optimal sieht Jim Humble dreimal täglich acht Tropfen an. *Nur wenn Sie es vertragen!*

Falls Sie nur wenig MMS vertragen, hilft es in vielen Fällen, MMS als Badezusatz zu verwenden, um über die Haut zu entgiften und so die Leber zu entlasten. Siehe Kapitel 8 „Weitere Darreichungsformen von MMS".

Wenn Sie täglich zweimal 15 Tropfen vertragen, nehmen Sie das eine Woche lang so ein. Alternativ dazu können Sie auch achtmal täglich drei bis vier Tropfen einnehmen. Beides ist erst nach langsamer Steigerung möglich, bei den meisten Menschen tritt sonst Übelkeit oder Durchfall auf. Sie können zum Austesten mit einem Tropfen stündlich beginnen, wenn Sie das gut vertragen, gehen Sie auf zwei Tropfen usw. bis maximal achtmal drei Tropfen für Erwachsene bis 70 kg. Wenn irgendwann unerwünschte Reaktionen auftreten, pausieren Sie, bis Sie beschwerdefrei sind, und beginnen dann mit reduzierter Dosis wieder neu, warten aber mit dem Steigern 14 Tage ab. Falls Sie bereits auf einen Tropfen MMS mit unerwünschten Reaktionen reagieren, können

Sie einen Tropfen aktivieren und in eine Flasche geben, die Sie in acht gleiche Portionen unterteilen können. Dann füllen Sie mit Wasser und bei Bedarf mit Saft auf. So können Sie selbst dosieren, wie viel Sie auf einmal einnehmen wollen, z. B. ein Achteltropfen, nach einer Stunde wieder ein Achteltropfen usw. Das Gleiche geht natürlich genauso mit mehr Tropfen, idealerweise bis zu 24 Tropfen. Nach einer Woche mit zweimal 15 Tropfen oder achtmal drei Tropfen Einnahme ist anzunehmen, dass Ihr Körper von Toxinen, Schwermetallen, Hefen, Pilzen und Mikroorganismen gereinigt ist.

Erhaltungs-dosis   Danach können Sie auf die sogenannte Erhaltungsdosis übergehen. Jim Humble empfahl früher zweimal wöchentlich acht Tropfen oder fünfmal wöchentlich sechs Tropfen. Nach seiner Einschätzung sinkt dadurch das Risiko, akut an Grippe oder anderen Infektionskrankheiten zu erkranken, um etwa 95 %. Heute empfiehlt er Menschen bis zum 60. Lebensjahr zweimal wöchentlich sechs Tropfen und Menschen ab dem 60. Lebensjahr aufwärts täglich sechs Tropfen als Erhaltungsdosis.

Das kontinuierliche Einnehmen einer Erhaltungsdosis kann vielleicht mit Gartenpflege verglichen werden. Wenn immer das, was stört, gleich entfernt wird, können sich unerwünschte Gewächse aller Art gar nicht erst entfalten. Übertragen auf den Menschen hieße das, dass eingedrungene Erreger oder Gifte gleich oder bald durch MMS unschädlich gemacht werden, ehe sie sich im Körper festsetzen oder ausbreiten können. Dadurch erhöhen sich die Chancen, gesund und fit zu bleiben. Aus diesen Gründen empfiehlt Jim Humble, die Erhaltungsdosis ein Leben lang einzunehmen.

Aus meiner Erfahrung heraus ist dies Vorgehen für rund 90 % der Menschen sinnvoll, von denen wiederum nur 50 % die Dosis von zweimal 15 Tropfen vertragen. Es ist also möglich, dass Sie auch nur einmal täglich zehn Tropfen einnehmen und Ihr System sich trotzdem völlig reinigen kann, wenn Sie das drei Monate beibehalten. Wenn Sie beispielsweise nur drei Tropfen täglich vertragen, braucht Ihr Körper länger, bei drei Tropfen etwa 13 Monate, bei fünf Tropfen etwa acht Monate, bei acht Tropfen etwa. sieben Monate (diese Zeiten habe ich kinesiologisch getestet). Sie können Ihnen als Anhaltspunkte dienen. Im Einzelfall können die benötigten Reinigungszeiten bei der jeweiligen Tropfenzahl auch kürzer oder länger sein, da jeder Mensch ein Individuum mit individuellen Abläufen in der Verarbeitung ist. Die genannten Zahlen treffen (ausgetestet) für die meisten Anwender zu, um mit hoher Wahrscheinlichkeit die Befreiung von Erregern sowie die Schwermetallentgiftung sicherzustellen.

Etwa 13 % (ausgetestet) brauchen weniger MMS, um dasselbe Ergebnis zu erreichen. Am besten ist, Sie finden selbst heraus, ob und auf welche Weise und in welcher Dosierung Sie MMS zu Ihrem Nutzen einsetzen.

Auch ein empfindliches System, das nur wenig MMS verträgt, kann in den meisten Fällen gereinigt werden, wenn Sie vorsichtig sind und Ihrem Körper Zeit lassen.

Danach ist es nach meinen kinesiologischen Testungen bei empfindlichen Menschen sinnvoll, auf eine Erhaltungsdosis von zweimal wöchentlich zwei Tropfen zu gehen.

Sie sehen, dass zwischen diesen Werten große Unterschiede liegen. Einigen Menschen wird schon von ein paar Tropfen sterbensübel, andere können Einmaldosen von 18 Tropfen ohne unerwünschte Reaktionen vertragen. Irgendwo dazwischen befinden Sie sich.

Wenn Sie gesund sind und zur Vorbeugung oder Entgiftung MMS nehmen wollen, finden Sie am besten heraus, wie viel MMS Sie vertragen, wenn Sie mit einem Tropfen beginnen und langsam steigern. Falls Ihnen übel wird, setzen Sie aus, bis es Ihnen wieder gut geht, und machen dann mit reduzierter Dosis weiter, z. B. nehmen Sie die Hälfte der Dosis, die Sie gut vertragen, und steigern langsam wieder, indem Sie beispielsweise jeweils ein paar Tage dieselbe Dosis beibehalten, ehe Sie weiter hochgehen. So finden Sie für sich heraus, wie Sie MMS für sich arbeiten lassen, ohne davon beeinträchtigt zu werden.

Wenn Sie nach durchgemachter oder geheilter Krankheit MMS reduzieren wollen, wissen Sie ja bereits, wie viel MMS Sie gut vertragen und auch welche Dosis Ihrer Gesundheit gedient hat. Wie gesagt, es gibt Menschen, die auch mit kleinen MMS-Dosen schnell eine deutliche Verbesserung ihrer Krankheit bemerken. Mein Vorschlag:

Wenn Sie eine große Dosis zur Gesundung brauchten (16 Tropfen oder mehr), wenden Sie Jim Humbles Erhaltungsprotokoll an. Wenn Sie weniger brauchten, um zu genesen, ist es auch wahrscheinlich, dass für Ihr System eine geringere Erhaltungsdosis ausreicht. Das kann von dreimal wöchentlich drei Tropfen bis zu fünfmal wöchentlich vier Tropfen sein und bei besonders empfindlichen Menschen auch zweimal wöchentlich zwei Tropfen nach meinen kinesiologischen Testungen.

Sie sind aufgerufen, für sich selbst zu entscheiden, ob Sie MMS zur Vorbeugung für sich einsetzen wollen und in welcher Dosierung. Die angegebenen Mengenempfehlungen dienen zu Ihrer Information und können als Orientierungshilfe genutzt werden. Sie stellen keine Verordnung dar.

14

MMS FÜR TIERE

Viele Menschen, die für sich mit der Wirkung von MMS zufrieden waren, haben MMS auch ihren erkrankten Haustieren verabreicht, z. B. bei Infektionen oder zum Entwurmen. Insbesondere Hunde, Katzen und Pferde sind erfolgreich behandelt worden. So liegt die Vermutung nahe, dass MMS bei allen Säugetieren gut eingesetzt werden kann. Davon könnten auch Milchviehbauern sowie alle Nutztierhalter profitieren, da MMS beim Abbau im Körper keine schädlichen Abbauprodukte hinterlässt. Die nachfolgenden Dosierungsempfehlungen sind von Jim Humble und Lothar Paulus aufgrund ihrer Erfahrungen und der Berichte von Tierhaltern erstellt worden. Sie stellen keine Verordnung im veterinärmedizinischen Sinne dar. Auch für Ihr Tier gilt:

Sie behandeln es auf eigene Verantwortung, da MMS lediglich als Wasserentkeimungsmittel, nicht aber als Medikament zugelassen ist.

Falls Sie die allgemeinen Richtlinien zur Anwendung von MMS noch nicht gelesen haben, lesen Sie bitte erst Kapitel 6 „Wie MMS angewendet wird".

Für Tiere gilt:

Genau beobachten

Beobachten Sie Ihr Tier gut, nur dann werden Sie merken, wie viel MMS es verträgt bzw. braucht. Wenn Sie erst am starken Durchfall bemerken, dass Sie überdosiert haben, ist der Arbeitsaufwand ungleich größer, als wenn Sie darauf achten, wie Ihr Tier sich bewegt und was es ausstrahlt. Manche Tiere vertragen wesentlich mehr MMS/kg Körpergewicht als Menschen; manche brauchen auch mehr. Wenn das Tier bei einer Infektion keine Besserung zeigt, ist es zumeist ratsam, stündlich zu steigern, bis es dem Tier deutlich besser geht. Im Zweifelsfall konsultieren Sie einen Tierarzt. Einige Tiere reagieren – individuell unterschiedlich – schnell mit Durchfall. Das kann zwar auch Teil der Reinigung sein, die zur Heilung führt, sollte aber trotzdem nach Möglichkeit vermieden werden. Deswegen ist es günstig, wie auch bei Menschen, mit einer geringen Dosis zu beginnen und dann je nach Dringlichkeit langsam oder schnell zu steigern.

Die Verabreichung kann einfach mit einer Einwegspritze ohne Nadel erfolgen. Sie ziehen damit das aktivierte und mit Wasser verdünnte Gemisch auf und spritzen es dann Ihrem Tier in das Maul.

Für Kleintiere empfiehlt sich, die speziell für Kleintiere unter 12 kg hergestellte schwächere MMS-Lösung (3,5 % Natriumchlorit) zu verwenden. Damit ist es einfacher, geringer zu dosieren und die Verträglichkeitsschwelle herauszufinden.

Dosierungs-empfehlungen für Kleintiere

- **Anfangsdosierung für ein Tier von ca. 1,5 kg**:
  1 Tropfen MMS (Natriumchlorit 3,5 %) und
  1 Tropfen Aktivator (10%ige Zitronensäure)
- **Für ein Tier von ca. 3 kg:**
  2 Tropfen MMS (Natriumchlorit 3,5 %) und
  2 Tropfen Aktivator (10%ige Zitronensäure)
- **Für ein Tier von ca. 6 kg:**
  4 Tropfen MMS (Natriumchlorit 3,5 %) und
  3 Tropfen Aktivator (10%ige Zitronensäure)
- **Für ein Tier von ca. 9 kg:**
  6 Tropfen MMS (Natriumchlorit 3,5 %) und
  4 Tropfen Aktivator (10%ige Zitronensäure)
- **Für ein Tier von ca. 12 kg:**
  8 Tropfen MMS (Natriumchlorit 3,5 %) und
  5 Tropfen Aktivator (10%ige Zitronensäure)

Größere Tiere können MMS in derselben Konzentration verabreicht bekommen wie Menschen auch. Im Beispiel wurde mit 10%iger Zitronensäure aktiviert. Selbstverständlich können Sie genauso gut 50%ige Zitronensäure, 50%ige Weinsteinsäure oder auch 3–9%ige Salzsäure als Aktivator verwenden. Allerdings müssen Sie dann die Mengen entsprechend verringern.

Dosierungs-empfehlungen für größere Tiere

- **Anfangsdosierung für ein Tier von 12 bis 24 kg:**
  1 Tropfen MMS (Natriumchlorit 22,4 %) und
  5 Tropfen Aktivator (10%ige Zitronensäure)
- **Für ein Tier von ca. 24 bis 36 kg:**
  2 Tropfen MMS (Natriumchlorit 22,4 %) und
  10 Tropfen Aktivator (10%ige Zitronensäure)

- **Für ein Tier von ca. 36 bis 48 kg:**

  3 Tropfen MMS (Natriumchlorit 22,4 %) und

  15 Tropfen Aktivator (10%ige Zitronensäure)

- **Für ein Tier von ca. 48 bis 52 kg:**

  4 Tropfen MMS (Natriumchlorit 22,4 %) und

  20 Tropfen Aktivator (10%ige Zitronensäure)

- **Für ein Tier von ca. 52 kg und mehr:**

  5 Tropfen MMS (Natriumchlorit 22,4 %) und

  25 Tropfen Aktivator (10%ige Zitronensäure)

Wenn Ihr Tier das gut verträgt, können Sie steigern bis auf maximal zweimal 15 Tropfen am Tag oder in schweren Fällen ungefähr jede Stunde – achtmal täglich vier Tropfen.

Wenn Ihr Tier nach einer Dosis Durchfall bekommt oder andere Unverträglichkeitszeichen zeigt, pausieren Sie, bis alle unerwünschten Reaktionen abgeklungen sind, und setzen dann mit reduzierter Dosis wieder ein: am besten ein bis zwei Tropfen unterhalb der letzten Dosis, die gut vertragen wurde. Diese Dosis kann dann für längere Zeit beibehalten werden. Das gilt genauso für Tiere wie für Menschen.

Tipps   Aus den Erfahrungsberichten hier noch einige Tipps

- Für Pferde: MMS in Weizenkleie geben! Im Hafer riechen sie es und nehmen es nicht.
- Für Hunde: Auf ein Stück Brot geträufelt und in eine Scheibe Wurst gewickelt.
- Für Bienen: pro 10 kg Bienenfutter 18 Tropfen aktiviertes MMS hinzufügen.
- Für Kälber: 20 Tropfen aktiviertes MMS auf einen Liter Milch zu trinken geben. Achtung! Wenn MMS-Tropfen aufgrund der Schlucktechnik oder des Alters der Kälber statt in den Milchmagen in den Gärungsmagen gelangen, kommt es laut Andreas Kalcker zu Durchfall – in dem Fall muss MMS sofort abgesetzt werden.
- Für Tauben: sechs Tropfen MMS auf vier Liter Wasser durchgehend zu trinken geben, etwa 14 Tage Gewöhnungszeit.

MMS Spray für Augen- und Ohrenerkrankungen bei Tieren

Aktivieren Sie vier Tropfen MMS, am besten säurereduziert. Nach der Aktivierungszeit geben Sie 100 ml Wasser dazu und füllen die Lösung in eine Glasflasche mit Sprühkopf. Nun können Sie die MMS-Lösung in Augen oder Ohren sprühen. Wiederholen Sie nach Bedarf.

Bei heftigen Infektionen halbieren Sie die Wassermenge auf 50 ml, dadurch wird das Spray doppelt so stark.

15

Vitamin C und andere Antioxidantien

Antioxidantien nützen dem menschlichen Organismus durch das Einfangen freier Radikale, durch Reduktion von Substanzen, die oxidativ wirken, durch Komplexieren von Metall-Ionen u. a. mehr. Vitamin C beispielsweise verhindert durch seine Anwesenheit im Magen, dass sich aus Nitrit und sekundären Aminen krebserregende Nitrosamine bilden.*

MMS soll nicht zusammen mit großen Mengen von Vitamin C oder anderen stark wirksamen Antioxidantien eingenommen werden.

Der Sinn dieser Maßnahme ist einleuchtend. Wenn Chlordioxid durch Oxidation den Körper von Erregern oder Giften befreit, ist die Anwesenheit von Antioxidantien störend. Wie der Name schon sagt, *Antioxidantien* wirken sie *anti*oxidativ, d. h., sie heben die Wirkung von Oxidation auf: *heben MMS-* Chlordioxid hat die Fähigkeit, den Erregern Elektronen zu entreißen, *Wirkung auf.* Antioxidantien spenden Elektronen, wenn die beiden aufeinandertreffen, neutralisieren sie sich gegenseitig. So kann keines von beiden dem Organismus mehr dienlich sein. Denn prinzipiell kann sowohl das MMS als auch das Antioxidans dem Körper nützlich sein, nur nicht, wenn beide gleichzeitig gegeben werden. Auch hier ist die Wirkung bzw. Störwirkung von Antioxidantien mengenabhängig. Jim Humble empfiehlt ja sogar, Apfelsaft oder andere Obstsäfte (außer Orangensaft) zur Geschmacksverbesserung dem MMS-Gemisch hinzuzufügen. Im Apfelsaft ist selbstverständlich Vitamin C enthalten; die im Apfelsaft vorhandene Menge reicht jedoch nicht aus, um die Wirkung des MMS wesentlich zu blockieren. Wenn aber künstlich Vitamin C zugesetzt oder Orangensaft getrunken wurde, ist die verfügbare Vitamin-C-Menge zu groß und neutralisiert die MMS-Wirkung zeitweise oder völlig. Das gilt genauso für Nahrungsergänzung mit Antioxidantien, insbesondere Vitamin-C-Tabletten. Diese sollten keinesfalls innerhalb von zwei Stunden

---

*   Quelle: siehe UGB: Vitamin C – Viel hilft viel? (1)
     (http://ugb.de/e_n_1_140758_n_n_n_n_n_n.html)

vor oder nach MMS-Einnahme genommen werden, besser ist es, vier Stunden Abstand zu lassen. Auf die Dauer ist es sinnvoll, ausreichend Vitamin C oder andere Antioxidantien zu sich zu nehmen. Wenn Sie sowieso nur einmal täglich MMS einnehmen, beispielsweise abends, können Sie morgens und mittags vitaminreiche Nahrung mit hohem Antioxidantienanteil zu sich nehmen, ohne die MMS-Wirkung zu beeinträchtigen. Genauso gut können Sie morgens MMS einnehmen und dann mittags und abends Ihren Vitaminhaushalt auffüllen. Allerdings vertragen die meisten Menschen Obst und Gemüse, wozu auch Salate gehören, besser vor 17 Uhr; abends wird die Rohkost von vielen nicht mehr richtig verdaut und führt über Gärung zu Blähungen. Falls Sie Rohkost abends noch gut vertragen, können Sie es natürlich trotzdem so machen. Wenn Sie wegen einer schweren Krankheit MMS achtmal täglich von morgens an stündlich in kleinen Mengen zu sich nehmen, empfiehlt es sich, Ihre Vitamine zwei bis vier Stunden nach der letzten MMS-Einnahme zu sich zu nehmen. Alternativ dazu können Sie auch nach einigen Wochen MMS-Einnahme jeweils ein paar Tage Pause machen oder nur einmal täglich abends einnehmen und während dieser Zeit tagsüber viele Vitamine zu sich nehmen. Achten Sie darauf, wie Sie sich wohlfühlen, und überanstrengen Sie Ihren Körper nicht. Oxidative Arbeit ist Anstrengung für den Körper, deshalb kann auch mal eine Pause sinnvoll sein. Es hängt von Ihrem Befinden ab. Wenn Sie auf sich achten, werden Sie feststellen, wie viel richtig für Sie ist. Auch bei Antioxidantien ist das richtige Maß zu beachten, zu viel kann genauso schädlich sein wie zu wenig.

Vitamine zeitlich versetzt einnehmen

Wenn Sie in der Natur vorkommende Antioxidantien nutzen, ist eine Überdosierung unwahrscheinlich. In höherer Konzentration werden Antioxidativa in Nahrungsergänzungsmitteln angeboten. Davon Gebrauch zu machen, halte ich nicht generell für sinnvoll, insbesondere Vitamin E kann dadurch auch leicht überdosiert werden. In Einzelfällen kann es bei erhöhtem Bedarf sinnvoll sein, zusätzlich zur Nahrung Antioxidantien zu substituieren. Ein erhöhter Bedarf entsteht zumeist bei schweren lang anhaltenden chronischen Erkrankungen. Falls Sie aus diesem Grund mit Antioxidantien Ihre Nahrung ergänzen wollen, ist es eine gute Möglichkeit, wie folgt vorzugehen:

- zwischen 6.00 und 9.00 Uhr vitaminreiches Frühstück mit viel Obst sowie Nahrungsergänzung Ihrer Wahl (am besten auch so natürlich wie möglich),

- gegen 10.00 oder 11.00 Uhr bei Bedarf noch einmal Obst als Zwischenmahlzeit,
- zwischen 12.00 und 13.00 Uhr vitaminreiches Mittagessen mit viel Gemüse,
- zwischen 15.00 und 23.00 Uhr stündliche Einnahme von MMS nach dem neuen Standardprotokoll,
- Abendessen gegen 18.00 Uhr.

Auch wenn Sie Antioxidantien über Nahrungsergänzung zuführen, ist es in jedem Fall gesundheitsfördernd, eine vitaminreiche Ernährung beizubehalten.

Natürliche Ernährung ist schon deswegen sinnvoll, weil wir nicht sicher sein können, dass wir Menschen schon alle Substanzen kennen, die ein natürliches Lebensmittel beinhaltet. Es könnten ja auch einzelne Stoffe noch gar nicht entdeckt sein. Wenn Sie also ein Vitaminpräparat einnehmen, könnte etwas fehlen. In einer ganzen Frucht sind Substanzen, die Wissenschaftler schon isoliert haben, und wahrscheinlich auch solche, die noch nicht entdeckt wurden. Alle zusammen werden sie beim Essen vom Menschen aufgenommen und können sinnvoll miteinander wirken. Da wir nicht wissen, ob etwas fehlt oder was fehlt, wenn wir synthetische Produkte zu uns nehmen, ist es in jedem Fall vorzuziehen, Antioxidantien aus natürlichen Quellen zu nutzen.

Genauso kann es sein, dass bestimmte isolierte Stoffe alleine vom Körper nicht gut verarbeitet werden können, weil sie andere Stoffe brauchen, um verwertet zu werden.

Naturbelassene Lebensmittel

In der Natur wird alles Nötige gleich mitgeliefert. Deswegen rate ich Ihnen, Ihren Bedarf an Antioxidantien über Lebensmittel zu decken, die möglichst naturbelassen sind.

Natürliche Vitamin-C-Vorkommen

Viel Vitamin C enthalten Zitrusfrüchte, Kiwis, Acai-Beere, Acerola, Sanddorn, Johannisbeeren, Hagebutten, Spinat, Paprika und Kartoffeln. **Viel Vitamin E** ist in Nüssen und Sonnenblumenkernen enthalten, Tocotrienolen, das auch zur Vitamin-E-Familie gehört, kommt besonders in rotem Palmöl vor, aber auch in verschiedenen anderen Ölen. Die Öle sollten schonend hergestellt sein, bei Erhitzung gehen viele Vitamine verloren, das gilt ebenso für Obst und Gemüse. Weitere Antioxidantien finden Sie in Knoblauch, Wein, Tee, Kaffee.

Auch bei Genussmitteln ist die konsumierte Menge entscheidend. Mit einem Zuviel tun Sie sich keinen Gefallen. Welche Menge für Sie bekömmlich ist, ist individuell unterschiedlich und kann auch beim Einzelnen biorhythmusbedingt oder lebensalterabhängig Änderungen unterworfen sein. Es gibt da kein Falsch oder Richtig im absoluten Sinn.

Immer wieder sind Sie selbst aufgerufen herauszufinden, was gut für Sie ist – und wie viel davon. Die oben aufgeführten Nahrungs- und Genussmittellisten erheben keinen Anspruch auf Vollständigkeit. Sie dienen zur Orientierung.

Übrigens bildet Ihr Körper auch in Eigenregie Antioxidativa: Proteine wie Transferrin, Albumin, Coeruloplasmin, Hämopexin und Haptoglobin sowie Enzyme wie Superoxiddismutase, Glutathionperoxidase, Katalase und andere.

Ihr Körper verfügt also über ein intelligentes System, das ihm erlaubt, bei Bedarf mehr oder weniger Antioxidantien zur Verfügung zu stellen. Eigentlich ist alles wunderbar geregelt, wenn wir die Weisheit der Natur wirken lassen.

Wenn Ihr Organismus so weit aus dem Gleichgewicht geraten ist, dass Sie erkranken, ist es hilfreich, ihn sowohl bei der Oxidation zu unterstützen als auch hinreichend Antioxidativa zur Verfügung zu stellen, da er beides benötigt, nur, wie schon ausgeführt, nicht zusammen, sondern im sinnvollen Wechsel. Sie würden ja auch nicht gleichzeitig joggen und schlafen wollen.

16

WEITERE INFORMATIONSMÖGLICHKEITEN ZU MMS

Wenn Sie gern mehr über das MMS wissen wollen, stehen Ihnen folgende Medien zur Verfügung:

1. Bücher

„MMS: Der Durchbruch", Jim Humble, Mobiwell Verlag,
ISBN 978-3-9810318-4-3, 9. Auflage 2010
Dies ist das ursprüngliche Buch von Jim Humble.

„MMS – Krankheiten einfach heilen", Leo Koehof/Jim Humble/
Dr. Ing. W. Storch, Jim Humble Verlag
Leo Koehof schreibt in seinem Buch über seine Reisen mit Jim Humble in Afrika und Europa und seine Erfahrungen mit MMS. Die Berichte sind teilweise sehr berührend und veranschaulichen, was MMS bewirken kann.

„The Master Mineral Solution of the 3rd Millenium"
(Jim Humbles neustes Buch/e-Book, in englischer Sprache)

„Jim Humbles MMS-Mission" Genesis II – Jim Humbles MMS-Seminar in der Dominikanischen Republik
Leo Koehof/Jim Humble, Jim Humble Verlag
ISBN 978-90-8879-016-4

„MMS Pro und Contra", Leo Koehof, Jim Humble Verlag
ISBN 978-90-8879-022-5

Jim Humbles Trainingsseminar (auf Englisch) kann als Ausbildungskurs für zu Hause per E-Mail unter genesis2mission@gmail.com bestellt werden.

2. DVD

„MMS verstehen", Daniel-Peter-Verlag
Wenn Sie einmal die vielen Personen „live" sehen wollen, die oft im Zusammenhang mit MMS erwähnt werden, dann können wir Ihnen diesen Film empfehlen. In 105 Minuten wird mit informativen Grafiken und spannenden Interviews das Thema MMS bzw. Chlordioxid verständlich erklärt. Sie lernen Jim Humble, den Arzt Dr. John Humiston, einen Chemiker und viele Anwender kennen, jetzt in der 4. Auflage inklusive 16-seitigem Booklet mit interessanten Artikeln über MMS.
DVD, 105 Min., Deutsch, Englisch, Spanisch
ISBN 978-3-9812917-0-4, www.daniel-peter-verlag.de

3. Internet

DEUTSCHSPRACHIGE SEITEN:

www.daniel-peter-verlag.de
Dies ist die Verlagswebsite vom Verleger dieses Buches. Hier können Sie auch die DVD „MMS verstehen" und weitere Bücher über MMS bestellen.

www.jim-humble.de
Auf dieser Seite finden Sie weitere Informationen zu MMS, CDL und DMSO.

www.jimhumblemms.de
Die offizielle deutsche Website von Jim Humble. Hier hat der Verleger des Buches: „MMS: Der Durchbruch" eine deutsche Website von Jim Humble erstellt. Sie finden über 100 interessante Erfahrungsberichte.

www.malaria-hilfe.de
Website des gemeinnützigen Vereins Malaria-Hilfe-Weltweit e.V. mit vielen interessanten Literaturhinweisen und Links

www.jim-humble-mms.de
Kommerzielle Informationsseite zu Jim Humble, MMS 1 und MMS 2; Neuigkeiten, Erfolgsfälle und mehr – zusammengestellt vom MMS-Verkäufer „vitalundfitmit100".

www.mineral-mms.de
Kommerzielle Anbieterseite mit Grundlageninfos zu MMS

Diverse Anbieter von MMS finden Sie im Internet, wenn Sie „MMS"
und „Jim Humble" in eine Suchmaschine eingeben.

www.mms-selbsthilfe.de
Ein deutschsprachiges Diskussionsforum zum Austausch

www.zeitenschrift.com
Die „Zeitenschrift" hat mehrere Artikel über MMS veröffentlicht.
Vieles davon können Sie auf dieser Seite lesen.

www.miracleMS.de
Kommerzielle Seite. Hier informiert Armin Schüttler über Tipps und
Tricks zu Natriumchlorit.

www.base-ist-leben.de
Grundlageninfos zum Säure/Basen Haushalt

ENGLISCHSPRACHIGE SEITEN:
www.jimhumble.biz
Jim Humbles MMS-Homepage

www.bioredox.mysite.com
Homepage von Thomas Lee Hesselink
www.miraclemineral.org
Freier Download vom 1. Teil des E-Books von Jim Humble „Break-
through" sowie den kostenpflichtigen Download des 2. Teiles des
E-Books von Jim Humble „Breakthrough" sowie die Bestellung der
DVD „Understanding MMS".

4. Schulungskurse

a) mit Jim Humble
Mehrmals jährlich bietet **Jim Humble Trainingsseminare** an, zurzeit
hauptsächlich in Costa Rica und Mexiko. Die Unterrichtssprache ist
Englisch. Das Kursprogramm beinhaltet sämtliche Protokolle, prak-

tische Übungen im Umgang mit MMS, die eigene Herstellung von MMS und natürlich den letzten Stand seiner Erkenntnisse.

Wenn Sie Interesse haben, schauen Sie auf Jim Humbles Website, www.jimhumble.biz, wann der nächste Kurs stattfindet, oder schreiben Sie auf Englisch eine E-Mail an *mmsforhispaniola@gmail.com*. Für Informationen über das Puerto Vallarta-Seminar in Mexiko schicken Sie eine E-Mail an: healthvallarta@gmail.com.

Für Informationen zu Seminaren in Costa Rica schicken Sie eine E-Mail an: lukasjlouw@gmail.com.

Aufgrund der vielen eintreffenden Mails zu allen Bereichen rund um MMS und der dünnen Personaldecke kann es unter Umständen eine Weile dauern, bis Sie eine Antwort bekommen. Es ist möglich, dass sich E-Mail-Adressen oder Kursorte ändern.
Falls Sie auf Ihre E-Mail keine Antwort bekommen sollten, finden Sie auf Jim Humbles Website *www.jimhumble.biz* den neuesten Stand der Entwicklungen, sowie weitere Seminarorte, z. B. in Argentinien, Brasilien, Bulgarien, Domini-

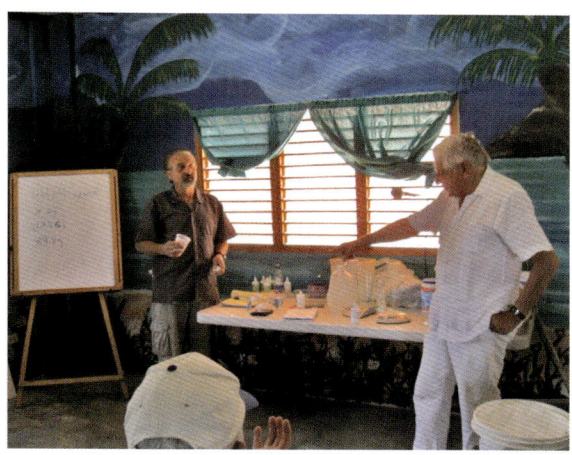

kanische Republik, Ecuador und Peru (zum Zeitpunkt der Drucklegung). Übrigens: Das Seminar ist auch als Heimvideo bzw. DVD erhältlich.

b) *Anwendungsseminare im Praxisinstitut Naturmedizin mit Dr. rer. nat. Hartmut Fischer*
Informationen zu den Kursen finden Sie auf der website
www.pranatu.de.
Herr Dr. Fischer ist Naturwissenschaftler und Heilpraktiker. Er arbeitet unter anderem erfolgreich mit MMS und DMSO.
Außerdem ist Dr. Fischer Autor des „DMSO-Handbuchs", erschienen im Daniel-Peter-Verlag. Mehr zu diesem Buch finden Sie auf Seite 301 f.

RECHTLICHE ASPEKTE

D ie Einnahme von MMS geschieht auf eigene Verantwortung. Die
Inhaltsstoffe von MMS (Natriumchlorit + Aktivatorsäure) sind *Zugelassen in*
ausschließlich zur Herstellung einer Chlordioxidlösung zur Trinkwas- *Deutschland*
serentkeimung zugelassen. *für unser Trink-*
wasser

Seit Jim Humble veröffentlicht hat, welch große Erfolge er mit MMS
erzielt hat, wird von verschiedenen Seiten versucht, seine Arbeit zu be-
hindern. Um Menschen, die MMS herstellen, verkaufen oder einnehmen
wollen, vor Strafverfolgung zu schützen, hat er eine Kirche für Gesundheit und Heilung gegründet.

Auch will er Menschen, die in Staaten mit Impfpflicht leben, dadurch
die Möglichkeit geben, sich vor Zwangsimpfungen zu schützen. In den *Schutz vor*
USA z. B. sind bis zum 17. Lebensjahr bereits mehr als 40 Impfungen *Zwangsimpfung*
vorgesehen. Sie werden auch gegen den Willen der Eltern oder der
Kinder zwangsweise durchgeführt ...

Wie sich die rechtliche Lage weiter entwickeln wird, ist zurzeit nicht
abzusehen. In Spanien war es kurzzeitig verboten, MMS zu verkaufen,
es wurde aber wieder erlaubt. In Deutschland gibt es zurzeit (Januar
2014) nur noch eingeschränkte Möglichkeiten, MMS zu erwerben, nachdem viele Anbieter behördlicherseits aufgefordert wurden, den Verkauf
einzustellen. Chlordioxid unter dem Namen „Dioxychlor" zur Infusi- *MMS-ähnliches*
onstherapie fanden Sie noch 2009 im therapeutischen Angebot der See- *Medikament*
garten Klinik, Zürich, mit der Information, dass es für folgende Indika- *zugelassen*
tionen eingesetzt werden kann:

Grippe, Herpes I und II, Hepatitis-B, Epstein-Barr, Zytomegalie,
Polio, Toxoplasmose und Tuberkulose. Auch bei den virulenten Mykosen
wie Candida albicans und Mycoplasma, bei Blutparasiten sowie bei pleo-
morphen Bakterien, welche meist bei multiplen Allergien vorkommen,
wurde Dioxychlor erfolgreich eingesetzt. Weitere Anwendungsgebiete
sind die Nachsorgetherapie nach Langzeitanwendung von Antibiotika
und deren Folgeschäden, wie dem chronischen Müdigkeitssyndrom
(CFS, Epstein-Barr, HHV-6-Virus). Die überzeugenden Erfolge der Di-

oxychlortherapie in Europa und in den USA haben die Indikationsliste neben den bereits genannten auch auf weitere Krankheitszustände erweitert: Zahnfleischentzündung, Schwäche des Immunsystems, Mukoviszidose, rezidivierende Lungenentzündung und Broncho-Pneumonie mit rezidivirenden Infekten.

Heute ist es trotz guter Erfolge aus dem Angebot verschwunden. Sie können aber auf der Website der Seegarten Klinik im Suchfeld „Dioxychlor" eingeben, dann taucht ein Informationsblatt auf, das in Kürze Wissenswertes über Dioxychlor zusammenfasst, z. B. auch, dass Dioxychlor weder zelltoxisch wirkt noch Kontraindikationen bekannt sind und dass Dioxychlor klinisch über 50.000-mal unter anderem auch in Mayo Kliniken eingesetzt worden ist. Weitere Infos finden Sie unter Kapitel 8.7 „MMS zur intravenösen Infusion".

In den USA übt die FDA Druck aus. Die Firmen, die noch MMS anbieten, wissen nicht, wie lange sie das noch aufrechterhalten können.

Keine Hinweise für Schäden durch MMS

Dabei gibt es keinen Hinweis dafür, dass MMS in der empfohlenen Dosierung je Schäden verursacht hätte. Es ist also möglich, dass MMS eines Tages aus rechtlichen Gründen nicht mehr verkauft werden darf oder zumindest nicht mehr unter diesem Namen. In Kanada, Großbritannien und Frankreich, den Niederlanden und in der Schweiz raten die Behörden vom Konsum des MMS ab, weil es Übelkeit und Durchfall erzeugen kann. Wenn Sie in einem Land leben, das den Verkauf von MMS unterbindet, können Sie nach folgenden Begriffen suchen: „Trinkwasserreinigungsmittel", „Trinkwasserentkeimungsmittel", „0,29%ige Chlordioxidlösung" oder „22,5%ige Natriumchloritlösung". Sie wissen dann, wie Sie diese Mittel nutzen können, wenn Sie das eigenverantwortlich tun wollen.

Alternative Suchbegriffe

Aber vielleicht kommt auch alles ganz anders und MMS wird offiziell als Medikament zugelassen. Es liegt hauptsächlich an uns.

Wenn Impfungen für pharmazeutische Unternehmen keinen Profit bringen, weil sich niemand mehr impfen lassen will, und wenn der „Markt" für Antibiotika einbricht, weil MMS gut antibiotisch wirkt und, soweit bekannt, nebenwirkungsfrei ist, dann wäre es für die Pharmaindustrie vielleicht doch gewinnbringend, sich um einen MMS-Marktanteil zu bemühen. Vorher wahrscheinlich nicht.

Auch das liegt in unser aller Verantwortung.

Wenn Sie bereits positive Erfahrungen mit MMS gemacht haben und weiterhin MMS zu Ihrer Verfügung haben wollen, empfehle ich Ihnen sich für die freie Verkäuflichkeit von MMS dort zu engagieren wo es für Sie möglich ist z. B. bei Ihren Abgeordneten, Behörden und Medien.

Auch auf diffamierende Berichte aus den Medien könnten Sie mit Leserbriefen, Anrufen oder Internetkommentaren reagieren. So z.B. schrieben auf www.br.de/nachrichten/gefaehrliche-schlankheitsmacher-internet-100.html viele Menschen, die entsetzt waren über die irreführende Berichterstattung in Radio und Fernsehen, dass sie im Gegensatz zu den Behauptungen des Journalisten, dass MMS gefährlich sei, nur gute, heilsame Erfahrungen damit gemacht haben. Bezeichnenderweise *ZENSUR!* wurden die gesamten Beiträge (es waren bereits über 60) innerhalb von *Ihr Engagement* vier Tagen vom Bayrischen Rundfunk wieder kommentarlos gelöscht *ist erforderlich!!* und die Kommentarfunktion deaktiviert..

Dieser Vorfall wurde mit Screenshots dokumentiert. Sie können es selbst nachlesen auf:
https://kulturstudio.wordpress.com/tag/miracle-mineral-supplement/

Skandalös auch, dass das Rote Kreuz offensichtlich nicht an MMS interessiert ist, obwohl unter Leitung des ugandischen Roten Kreuzes eine Studie durchgeführt wurde. Dabei wurde 4 Tage lang in einer Klinik in Luuka/Uganda Erkrankten im Rahmen einer klinischen Pilotuntersuchung des Roten Kreuzes MMS verabreicht. Die Studie bewies, dass innerhalb von 24–48 Stunden nach Einnahme von 18 Tropfen aktiviertem MMS im Blut der Patienten labortechnisch keine Malaria mehr nachzuweisen war und zwar bei 100% der Malariakranken, denen es nach MMS auch klinisch gut ging.

Leo Koehof dokumentierte die Aktion in einem ca. 20-minütigen Film: *www.youtube.com/watch?v=ZOO3U7PkXOw*, oder einfach auf www.daniel-peter-verlag.de gehen unter „News" das Video mit der Rotkreuz-Studie anklicken.
Das geschah im Dezember 2012. Bis heute hat das Rote Kreuz nichts unternommen, um diese Tatsachen bekannt zu machen und die Menschen, die an Malaria leiden und oft auch daran sterben durch diese einfache und preisgünstige Maßnahme von Malaria zu befreien. Stattdessen verlangt das Rote Kreuz den Film aus dem Internet zu nehmen?!

Malaria könnte besiegt sein aber offensichtlich ist das Rote Kreuz daran gar nicht interessiert. Das gibt doch zu denken und verweist uns wieder auf unsere Eigenverantwortung. Immerhin haben Sie die Möglichkeit das Rote Kreuz durch Ihr Spendenverhalten oder auch durch Briefe oder E-Mails wissen zu lassen, wie Sie dazu stehen.

18

LEITLINIEN FÜR EIN GESUNDES LEBEN

Allgemeingültige Regeln, wie Sie sich gesund erhalten können, die für jeden gleichermaßen zutreffen, gibt es nicht.

Was ich Ihnen aufzeigen kann, ist, in welchen Lebensbereichen besondere Achtsamkeit vonnöten ist, um gesund zu werden oder Gesundheit zu erhalten. Wenn Ihnen einiges schon bekannt ist, überspringen Sie es einfach und lesen dort wieder weiter, wo Ihr Interesse wieder geweckt wird.

Achtsamkeit   Achtsamkeit dient Ihnen dazu, herauszufinden, was wirklich gut für Ihre Gesundheit ist.

Das kann von Typ zu Typ sehr unterschiedlich sein. Und so kann das, was den einen krank macht, dem anderen richtig guttun. Nehmen Sie zum Beispiel Sport. Während es dem einen gut geht, wenn er sich richtig ausgetobt hat, kann es dem anderen schaden, insbesondere, wenn er sich mehr abfordert, als für seinen Körper passend ist. Wichtig ist, das richtige Maß zu finden – und das ist bei allem so. Wenn Sie sich nicht sicher sind, was Ihre Gesundheit fördert und was nicht, gebe ich Ihnen ein einfaches Kriterium zur Unterscheidung.

Fragen Sie sich: „Geht es mir gut, während ich das tue?" und „Geht es mir gut, nachdem ich es getan habe?".

Wenn Ihnen beispielsweise acht Kilometer Joggen angenehm ist und Sie sich danach entspannt und zufrieden fühlen, ist anzunehmen, dass Ihnen Laufen in dem Maße gut tut. Wenn Sie aber einen ehrgeizigen Kampf mit Ihrem Körper aufnehmen, weil Sie unbedingt an einem Marathonlauf teilnehmen wollen, obwohl Ihr Organismus dafür nicht so geeignet ist und Sie anfangen, sich zu quälen, sich zwingen zu trainieren und nicht mehr auf sich achten, weil Sie nur noch Ihr Ziel im Auge haben, dass Sie sich mit eisernem Willen aufoktroyiert haben ...

Sie merken schon beim Lesen, dass sich das nicht mehr leicht und freudig anfühlt. Die Folgen werden sich früher oder später einstellen. Ganz zu schweigen davon, was passiert, wenn Sie Ihren Körper mit Anabolika unnatürlich aufputschen.

Leistungssportler haben oft einen hohen Preis für Ihre Karriere gezahlt. Anders ist es, wenn Sie so viel Freude an Ihrem Sport haben, dass Sie es gern ausüben, sich darauf freuen, sich sowohl währenddessen wohl-fühlen wie auch hinterher.

Sich anstrengen ist gesund, wenn Sie darauf achten, wann es genug ist, und dann aufhören, damit Sie sich nicht überanstrengen. So kann auch ein Marathonlauf gesund sein. Aber was ist nun eigentlich Ge-sundheit?

Im Laufe der Zeit haben verschiedenste Menschen und Institutionen versucht, das zu beschreiben, alle 10 bis 30 Jahre fällt die Definition wieder anders aus und vielleicht hat auch jeder Mensch sein eigenes Verständnis von dem, was für ihn Gesundheit bedeutet. Es gibt jedenfalls Menschen, die schwer behindert sind und sich gesund fühlen, während sich andere, bei denen nach dem neuesten Stand der Medizintechnik alles im Normalbereich ist, sich trotzdem krank fühlen.

Gesundheit ist so schwer zu fassen, weil sie sich auf verschiedene Ebenen erstreckt und meist erst bemerkt wird, wenn sie abhanden ge-kommen ist.

Übersäuerung ist z. B. ein Kriterium, das die moderne Medizin – ab- *Übersäuerung* gesehen von ganzheitlich denkenden Ärzten und Heilpraktikern – noch völlig außer Acht lässt. Gewebeübersäuerung entsteht schleichend; die Folgen können lange vom Organismus kompensiert werden, ohne dass sofort Krankheiten entstehen. Aber über Jahre bestehend hinterlässt sie nach und nach ihre Spuren, z. B. Biofilme und Ablagerungen. Daraus resultieren Funktionseinschränkungen und erhöhte Infektanfälligkeit.

Dass Übersäuerung einen idealen Nährboden für Krankheiten aller Art liefert, ist in der Erfahrungsheilkunde selbstverständlich. Schon Samuel Hahnemann, der Begründer der Homöopathie, wies in seinem Grundlagenwerk, dem „Organon der rationellen Heilkunde", vor über 200 Jahren darauf hin, dass Heilungshindernisse unbedingt zu entfernen sind, wenn sich Gesundheit wieder einstellen soll.

Dazu gehören lang anhaltende Gemütsverstimmungen durch Ärger, Ängste, Kummer oder Grübeleien sowie Überreizung durch unnatürliche Ernährung oder ungesunde Lebensweise durch Exzesse aller Art.

Das kann neben einem Übermaß an Essen, Genussmitteln wie Sü-ßigkeiten, alkoholischen Getränken, Kaffee, Zigarettenkonsum oder Drogen auch Fernsehen, Arbeit oder Sport sein. Selbst Handysucht ist den Medizinern inzwischen bekannt. Egal, welches Gebiet betroffen ist, was zu viel ist, ist zu viel. Wenn der jeweilige Stress zu lange anhält, entsteht Übersäuerung. Deswegen empfehle ich, bei der Aktivierung von MMS weniger Säure zuzugeben, als standardmäßig vorgesehen ist (siehe Kapitel 6 „Säure-Basen-Ausgleich").

Das MMS führt zur Oxidation von pathogenen Mikroben und anderen Schadstoffen und hilft so in vielen Fällen, Krankheiten zu beenden. Weise ist es, zusätzlich dafür zu sorgen, dass Ihr Körper aus der dauerhaften Übersäuerung herauskommt.

Das ist meiner Meinung nach die beste Gesundheitsvorsorge. Wenn Sie verstehen, dass Ihr Körper Krankheiten meldet, wenn Sie gründlich aus dem Gleichgewicht geraten sind, ist viel für Sie gewonnen. Krankheiten kommen nicht einfach so „vom Himmel" angeflogen. Sie haben sie selbst produziert und vorher den Boden dafür bereitet. Nur MMS oder irgendein Medikament einzunehmen und alles Übrige in Ihrem Leben zu lassen, wie es ist, bringt keine dauerhafte Lösung. Sinnvoll ist, *Gesundheits-* sowohl die Krankheit zu beseitigen als auch für eine gesundheitsför- *fördernde* dernde Lebensweise zu sorgen. Die nachfolgenden Ausführungen bieten *Lebensweise* Ihnen Beispiele und Erklärungen, damit Sie wissen, wo Sie ansetzen können, wenn Sie Übersäuerung vermeiden und die Ordnung in Ihrem Körper wieder herstellen wollen.

Aufgrund meiner kinesiologischen Kenntnisse arbeite ich mit fünf Körpern: dem physischen Körper, dem emotionalen Körper, dem mentalen Körper, dem essenziellen Körper und dem X-Faktor Körper. Jeder von ihnen kann aus dem Gleichgewicht geraten sein und damit ursächlich die Gesundheit beeinträchtigen. Wenn das über längere Zeit der Fall ist, wird sich Krankheit einstellen. Sie zeigt auf, dass etwas nicht in Ordnung ist, manchmal auf verblüffend einfache Weise. Wenn Sie z. B. die Nase voll haben von etwas und das verdrängen, wird sich vermutlich Schnupfen zeigen. D. h., eigentlich erlaubt Ihr physischer Körper den Rhinoviren, sich einzunisten und auszubreiten – was er zu anderen *Physischer* Zeiten nicht getan hat –, weil der physische Körper sich als Ventil zur *Körper* Verfügung stellt. Wenn Sie also so richtig die Nase voll hatten mit *als Ventil* Schleim usw., haben Sie das auch wahrgenommen, d. h., das Gefühl „ich habe die Nase voll" hat seinen Ausdruck gefunden. Wenn es sich genügend ausgedrückt hat, kann es einfach damit aufhören. Dann stellen wir erleichtert fest, dass wir wieder gesund werden. Im akuten Fall ist die Sache damit erledigt. Wenn Sie aber permanent ärgerlich sind und es nicht spüren wollen, werden sich chronische Krankheiten ausbilden. Da in der sogenannten Schulmedizin die Symptome auf der körperlichen Ebene behandelt werden, kann keine Heilung in der Tiefe stattfinden.

Die symptomorientierte Medizin kann nur das Krankheitssymptom unterdrücken, d.h., Sie müssen unter Umständen lebenslänglich Medikamente einnehmen. Wahre Heilung kann erst stattfinden, wenn die emotionale Ebene behandelt wird.

Wenn z.B. in kinesiologischen oder psychotherapeutischen Sitzungen lang gehegter Groll bewusst gemacht und aufgelöst wird, kann die körperliche Ebene aufhören, als Ventil zu dienen, z.B. durch Gelenk- oder Muskelschmerzen, und der Mensch fühlt sich wieder gesund. Heilung kann nur erfolgen, wenn auch der Körper behandelt wird, in dem die Disharmonie besteht. So nutzt es wenig, allein den physischen Körper zu behandeln, wenn er nicht ursächlich die Krankheit erzeugt.

Das gilt natürlich auch für MMS. Falls Sie immer wieder erkranken, lohnt es sich, nach den Hintergründen zu fahnden. Nach meiner Praxiserfahrung entstehen die meisten Krankheiten in einem Wohlstandsland aufgrund emotionaler Ungleichgewichte.

Krankheiten entstehen aufgrund emotionaler Ungleichgewichte.

Im Rahmen der Sozialisation ermutigen zumeist weder Familie noch Schule noch Gesellschaft zu einem offenen Umgang mit Gefühlen. Es hat also fast niemand gelernt, in ausreichendem, d.h. gesundheitserhaltendem Maße seine Gefühle wahrzunehmen und entsprechend darauf zu reagieren. Zudem ist in den letzten Jahrzehnten der Druck am Arbeitsplatz für viele immens angestiegen. Während ein Teil der Gesellschaft überfordert wird und deswegen erkrankt, erkrankt ein anderer Teil, weil er keine Arbeit bekommt.

Die Gründe für den Verlust von Gesundheit können also vielschichtig sein. Um Gesundheit dauerhaft wiederzuerlangen, ist deswegen eine genaue und ausführliche Befragung und Untersuchung notwendig, so wie in der Homöopathie üblich. Danach ist eine Analyse sinnvoll bzw. die Überlegung, wie die Behandlung begonnen werden soll. Damit das alles möglichst zügig und effektiv vonstatten geht, sind Sie zuallererst gefragt. In dem Maße, wie Sie bereit sind, sich besser kennenzulernen, Ihre Gefühle wahrzunehmen, zu achten und mitzuteilen, kann Gesundheit Einzug halten. Wenn Sie alte Gewohnheiten und krankheitserzeugende Einstellungen, die Ihnen nicht guttun, loslassen, kann das sogar ziemlich schnell gehen. Bei akuten Krankheiten ist das eindeutig sichtbar. Bei chronischen Krankheiten sind die Ursachen oft vielschichtig und multifunktional. Da braucht Genesung dann Zeit. Die Erfahrung der Homöopathie zeigt, dass eine Krankheit, die ein Jahr besteht, etwa einen Monat zum Heilen braucht; bei 25 Jahren seit Beginn der Krankheit wären das entsprechend 25 Monate. Geduld und die innere Bereit-

Ausführliche Anamnese und Untersuchung

schaft, mitzuarbeiten und die Verantwortung für die eigene Gesundheit wieder zu übernehmen, helfen. So kommen wir nun dazu, was Sie selbst für sich tun können.

18.1 ACHTSAMER UMGANG MIT GEDANKEN UND GEFÜHLEN

Was Sie denken, bestimmt in erster Linie Ihr Wohlbefinden und damit auch Ihren Gesundheitszustand. Jedenfalls ist das so bei einem Menschen, dessen Grundbedürfnisse nach ausreichend Sauerstoff, Wasser, Essen, Bekleidung und einem Dach über dem Kopf befriedigt sind.

Wenn Sie glücklich sind, ist Ihre Chance, gesund zu werden oder zu bleiben, wesentlich größer, als wenn Sie unglücklich, unzufrieden, zornig oder im Groll sind. Insbesondere alte festgefahrene Gefühlszustände von Groll oder Hass, Kummer und Schuld, Neid und Missgunst machen auf Dauer krank.

Die gute Nachricht ist, dass Sie selbst durch Ihre Gedanken diese Gefühle erzeugen, aufrechterhalten oder auch wieder auflösen können. Wenn Sie darauf achten, was Sie denken, wird Ihnen bewusst, ob Sie freundlich und liebevoll mit sich und anderen umgehen. Probieren Sie es einfach mal selbst aus. Sie werden staunen, wie viel Negatives Sie über sich, andere und Ihre Lebensumstände den ganzen Tag zusammendenken.

Gedanken erzeugen Gefühle, Gefühle bestimmen unsere Worte und Taten und aus all dem zusammen entsteht unser Gesundheitszustand. **Was können Sie tun, wenn Sie bemerken, dass Sie sich selbst mit Gedanken plagen, die Ihnen nicht guttun?**

Je nach Hartnäckigkeit (Ihrerseits) ergeben sich verschiedene Möglichkeiten.

1. Sie haben erkannt, dass Sie einen Gedanken nicht mehr denken wollen. Immer, wenn der Gedanke auftaucht, beschließen Sie, dass Sie ihn weiterziehen lassen, kümmern sich nicht um ihn und denken etwas anderes.

   Wenn Sie das ein paar Mal geübt haben und es funktioniert, wird der Gedanke irgendwann nicht mehr kommen, da Sie ihm selbst die Energie entzogen haben. Oft gelingt das. Versuchen Sie es einfach. Guten Mut und viel Glück!

2. Mit Methode Nr. 1 hatten Sie keinen Erfolg. Das kann übrigens

auch passieren, nachdem Sie sie schon für andere Gedanken erfolgreich angewandt haben. Aber für diesen einen geht es nicht. ... Schließlich haben Sie wirklich recht, wenn nur die anderen nicht so gemein wären ...

Falls Sie wirklich Ihr Leiden beenden wollen, empfehle ich Ihnen, das Buch von Byron Katie „Lieben was ist".

Auf eine genial einfache Weise ermöglicht sie Ihnen mithilfe eines kurzen Schemas, die Gedanken, die Sie bezüglich Ihres Problems hegen, zu verändern. Nur wenn Sie wollen natürlich. Nehmen wir ein einfaches Beispiel:

Sie finden, dass Ihr Partner Ihnen mehr Zuwendung geben sollte. Das tut er zurzeit nicht in dem Maße, wie Sie das wünschen, da er sich anderweitig engagiert (im Verein, in der Gemeinde, in der Politik ...). Jedes Mal, wenn er abends das Haus verlässt, und Sie denken: „Mein Partner sollte mir mehr Zuwendung geben", leiden Sie. Wenn Sie z. B. denken könnten: „Schön, dass er eine erfüllende Beschäftigung hat, so habe ich mal Zeit für mich allein oder Zeit, ein Musikinstrument zu erlernen" oder was auch immer, dann würde es Ihnen gut gehen, obwohl sich an den äußeren Umständen nichts geändert hat.

Die Gedanken sind frei! D.h., dass Sie immer wieder neu wählen können, was Sie denken wollen. Hier nun das Schema aus dem Buch von Byron Katie:

Einfaches Schema zur Befreiung von negativen Gedanken und Gefühlen nach Byron Katie – an einem Beispiel

Es beginnt mit vier Fragen, die Sie sich selbst stellen, dann folgen die Umkehr und der Abschluss. Umkehr bedeutet, dass Sie zuerst das exakte Gegenteil zu Ihrer 1. Aussage aufschreiben, als Nächstes denjenigen, der Sie ärgert, mit „ich" oder „mein Denken" ersetzen und drittens die handelnden Personen tauschen, was auch jeweils zu einer Art gegenteiliger „Umkehr" der 1. Aussage führt.

An einem Beispiel wird das besser deutlich:

Nehmen wir an, Sie leiden darunter, dass Ihr Partner Ihnen nicht so viel Zuwendung gibt, wie Sie wollen. Dann formulieren Sie eine Aussage, die das ausdrückt.

Aussage: Mein Partner sollte mir mehr Zuwendung geben.
1. Frage: Ist das wirklich wahr?
Antwort: Ja.

Wenn Sie mit „Nein" antworten würden, könnten Sie bei Frage 2 weitermachen. Wenn nicht, beantworten Sie die folgende Zusatzfrage.

Zusatzfrage: Kann ich wirklich mit 100%iger Sicherheit sagen, dass das wirklich absolut wahr ist?

Antwort: eventuell.

2. Frage: Wie fühle ich mich, wenn ich diesen Gedanken habe?

Antwort: traurig, ärgerlich, wertlos.

3. Frage: Wie würde ich mich fühlen, wenn ich diesen Gedanken nicht haben müsste?

Antwort: glücklich, zufrieden, wertvoll, geschätzt.

Nun, die Sache ist die, dass die Frau in meinem Beispiel wie jede andere auch frei ist, ihre Gedanken zu wählen; sie muss diesen Gedanken nicht behalten. Sie entscheidet, ihn zu behalten, eventuell auch noch vergangene Geschichten aus der Erinnerung mit anzuhängen, bis sie sich richtig schlecht fühlt, oder ihn loszulassen, weil sie es will, um sich glücklich, zufrieden, wertvoll und geschützt zu fühlen.

4. Frage: Gibt es irgendeinen guten Grund, diesen Gedanken zu behalten?

Mit einem guten Grund ist hier gemeint, ob es irgendeinen vernünftigen Grund gibt, den Gedanken zu behalten in dem Sinn, dass es Ihnen mit dem Gedanken gut geht, was ja der Zweck dieser ganzen Übung ist. Normalerweise gibt es innerhalb dieses Schemas nie einen guten Grund, an dieser Stelle „ja" zu schreiben, denn wenn Sie durch diesen Gedanken nicht leiden würden, hätten Sie die Übung gar nicht erst begonnen.

Antwort: Nein, es gibt keinen guten Grund, diesen Gedanken zu behalten. Wenn Sie sich dazu durchringen konnten, sind Sie schon ein gutes Stück weiter.

Erste Umkehr – exaktes Gegenteil

„Mein Partner sollte mir mehr Zuwendung geben" wird umgekehrt zu: „Mein Partner sollte mir nicht mehr Zuwendung geben." Das hört sich hart an. Wenn Sie jetzt schreien: „Nein, er sollte aber!", können Sie die Übung gleich wieder von vorne beginnen. Sie wollen den Gedanken doch loslassen. Hier prüfen Sie sich selbst, ob sie ihn schon losgelassen haben. Wenn Sie sich noch innerlich empören, haben Sie es noch nicht geschafft. Dann hilft nur, in sich zu gehen und zu überlegen: „Was will ich wirklich?"

Tatsache ist, dass Ihr Partner Ihnen gerade im Moment nicht die Zuwendung gibt, die Sie sich wünschen. Ihr Widerstand dagegen ändert nichts daran. Alles, was passiert, ist, dass Sie gegen eine Wand laufen und sich zum 100. Mal eine blutige Nase holen. Wenn Sie akzeptieren können, dass Ihr Partner Ihnen nicht mehr Zuwendung geben sollte, wenn er das gerade nicht tut, haben Sie gewonnen.

Was nicht bedeutet, dass er das generell nicht tun sollte. Die Umkehraussage ist bezogen auf den Moment, in dem er es nicht tut und Sie denken, er sollte mir doch mehr Zuwendung geben. Er tut es sowieso ja gerade nicht. Wie Sie oben gesehen haben, können Sie Ihr Leiden beenden, wenn Sie das akzeptieren. Wenn Sie sich sagen: „Oh, wenn er es gerade nicht tut, sollte er es nicht tun" – dann unterbrechen Sie Ihren negativen Gedankenkreislauf. Ungeachtet dessen können Sie natürlich auch mit ihm reden, aber darum geht es an dieser Stelle nicht. Es geht darum, dass Sie gut mit etwas zurechtkommen, das gerade so passiert und das Sie in diesem Moment nicht ändern können. Aber Ihre Einstellung können Sie ändern. Das liegt in Ihrer Macht.

Zweite Umkehr

„Ich" bzw. „mein Denken" für die Person oder Institution einsetzen, über die Sie sich aufregen.
„Mein Partner sollte mir mehr Zuwendung geben" – wird zu „Ich sollte mir mehr Zuwendung geben" oder „Mein Denken sollte mir mehr Zuwendung geben".
Besonders hier lohnt es sich, sich etwas Zeit zu nehmen.
Kann es sein, dass Sie selbst sich nicht genug Zuwendung geben? Ehrlich gesagt, ist das ziemlich wahrscheinlich. Wenn wir uns selbst genug Zuwendung geben würden, wären wir nicht so abhängig von der Zuwendung durch andere. Aber wenn Sie erst einmal zu der Einsicht

gelangt sind, dass Sie sich selbst mehr Zuwendung geben sollten (oder Ihr Denken), haben Sie alle Trümpfe in der Hand.

Sie finden, Sie sollten es tun, Sie wollen es tun, wer sollte Sie davon abhalten? Außer Ihnen selbst ist niemand dazu in der Lage. Wenn Sie jetzt z. B. denken: „Ja, aber das geht doch nicht, meine Familie braucht mich doch", können Sie gleich weitermachen mit der Aussage: „Meine Familie sollte mich nicht so vereinnahmen." Lassen Sie uns erst die eine Übung zu Ende führen.

Dritte Umkehr

„Mein Partner sollte mir mehr Zuwendung geben" wird zu „Ich sollte meinem Partner mehr Zuwendung geben".

Und wieder fragen Sie sich: „Könnte das auch wahr sein?"

Vielleicht könnte für ihn Zuwendung bedeuten, dass Sie Verständnis für seine Beweggründe entwickeln.

Zum Abschluss

Um sicherzugehen, dass Sie wirklich gut darauf vorbereitet sind, wenn das wieder passiert, was Sie so aufregte, dann schreiben Sie:

Ich bin bereit, wieder zu erleben, dass das eintritt, was ich vorher nicht wollte, in diesem Fall –, dass mein Partner mir nicht mehr Zuwendung gibt.

Wenn Sie so weit gekommen sind und das mit friedlichem Herzen so anschauen können, wird Ihr Leiden diesbezüglich beendet sein!

Unabhängig davon, ob Ihr Partner sich Ihnen mehr oder weniger zuwendet, bleiben Sie jetzt glücklich und zufrieden, fühlen sich wertvoll und geschützt, weil Sie dies so gewählt haben.

Der Witz an der Sache ist, dass es nun nach einigen Wochen oder Monaten wahrscheinlich ist, dass Ihr Partner sich Ihnen wieder mehr zuwendet, da er das Vergnügen Ihrer glücklichen und zufriedenen Ausstrahlung nicht missen will.

Sie können nach diesem Muster jeden Ärger und jedes Leiden bearbeiten und erlösen, für dessen Entstehung Sie einen anderen verantwortlich machen. Wie eine Art Psychotherapie mit sich selbst können Sie Katie Byrons brillanten Einfall nutzen.

Ich selbst arbeite auch für mich gern damit, da ich einfache effektive Methoden mag. Weitere Beispiele dazu, ausführliche Erklärungen und anderes mehr finden Sie in Ihrem Buch ausführlich beschrieben. (Byron Katie, „Lieben was ist", München 2002)

3. Wenn Sie auch damit keinen Erfolg hatten, liegen vermutlich unterbewusste Muster, Glaubenssätze und Programme Ihren Problemen zugrunde. Ich gehe davon aus, dass Sie sich ehrlich bemüht haben. In diesem Fall sind kinesiologische Sitzungen enorm hilfreich. Vor allem sind Schülerinnen und Schüler von mir, die selbst therapeutisch arbeiten, immer wieder verblüfft, mit wie wenig Aufwand so viel erreicht werden kann. Die Kinesiologie erlaubt mithilfe einfacher *Kinesiologie* Muskeltests Kommunikation mit Ihrem Unterbewusstsein und das Erstaunliche ist, Ihre Muskeln können genaue Auskunft geben über alles, was Ihnen guttut oder nicht und auch darüber, wann und weshalb ein Trauma, Problem, Stress und anderes entstanden ist sowie auch mit welchen Übungen, Informationen oder welchen anderen Mitteln es wieder zu beheben ist. Nicht alles darf man fragen, denn Ihre innere Weisheit entscheidet, ob jetzt der richtige Zeitpunkt ist, dieses Thema zu bearbeiten oder eben nicht, weil erst etwas anderes gelöst werden muss, z. B., wenn Sie noch nicht die nötige Stabilität haben, das Ganze zu verarbeiten. Oft sind auch mehrere Sitzungen nötig, um ein Problem in seinem ganzen Ausmaß bewältigen zu können. Aber es ist viel mehr möglich, als sich die meisten Menschen vorstellen können, ehe sie es ausprobiert haben. Auch hierzu ein Beispiel dazu, wie der Ablauf einer kinesiologischen Behandlung aussehen könnte:

Ein 10-jähriges Mädchen kommt wegen Neurodermitis. Die Haut *Beispiel einer* war schon im Säuglingsalter empfindlich. Seit sie aufs Gymnasium *Behandlung* gekommen ist, reagiert ihre Haut mit juckendem Ausschlag, der *auf kinesiologischer* sie zum Kratzen bringt, wodurch zusätzlich Entzündungen geför- *gischer* dert werden. Die letzte Zeit war es so schlimm, dass sie mehrfach *Grundlage* Antibiotika und cortisonhaltige Salben verwendet hat, um die offenen Hautstellen wieder zu schließen. Die Haut ist das Organ, das uns nach außen abgrenzt. Ein Hautausschlag bedeutet aus der Symbolik der Organsprache übersetzt so viel wie „ich fühle mich an meiner Grenze gereizt, lass mich in Ruhe!".
Durch gezielte Fragen und die Durchführung des kinesiologischen Armtests stellte sich heraus, dass das Mädchen mit dem Lerntempo im Gymnasium nicht gut zurechtkam und sich ständig unter Druck fühlte, da sie den Ehrgeiz hatte, nur gute Noten zu schreiben. In der ersten Sitzung konnte der Stress auf die eigenen Anforderungen und die Anforderungen anderer gelöst werden. Zusätzlich wurde das homöopathische Mittel ausgetestet, das für sie zurzeit

am besten geeignet ist. Die Haut besserte sich innerhalb von neun Wochen so weit, dass sie überhaupt keine medizinischen Salben mehr verwenden musste. Die Haut ist noch trocken, stellenweise gerötet, aber das Jucken ist fast ganz zurückgegangen und die Haut ist seit sechs Wochen nicht mehr offen gewesen. Wir fragen über den Armtest, ob es noch sinnvoll ist, weitere Stressthemen zu lösen. Da die Arme „Ja" sagen, fahnden wir nach weiteren Stressfaktoren und finden heraus, dass sie darunter leidet, dass die Klasse so groß ist und für ihr Wohlbefinden zu unruhig. Auch das kann mithilfe der Kinesiologie aufgelöst werden. Was nicht bedeutet, dass ihr dauerhafte Unruhe jetzt Freude macht, aber sie leidet nicht mehr so extrem darunter, dass sie dadurch krank wird. Außerdem fällt es ihr leichter, sich zu konzentrieren, auch wenn es manchmal unruhig ist. Dadurch kann sie in der Schule mehr aufnehmen und braucht zu Hause weniger Zeit für Hausaufgaben. So hat sie mehr Zeit für sich, was wiederum zu einem ausgeglichenen Gemütszustand führt. Da sie sich wegen der Noten nicht mehr so unter Druck setzt, geht sie auch zu Klassenarbeiten entspannt. Als sie nach weiteren drei Monaten zur 3. Konsultation erscheint, ist ihre Haut fast erscheinungsfrei. Das Mädchen geht jetzt gern zur Schule, hat schon einige Arbeiten mit einer Zwei geschrieben (vorher waren es mehr Dreien und Vieren) und ist zurzeit ohne jede Auffälligkeit an der Haut.

Wieder werden die Arme befragt. Eine weitere Themenablösung ist zurzeit nicht notwendig. So entlasse ich das Mädchen mit dem Hinweis, sich wieder zu melden, falls es zu einer Verschlechterung der Haut kommen sollte oder zu anderen Symptomen.

Das war ein typisches Behandlungsbeispiel. Selten reicht schon eine Sitzung aus, um die ganze Problematik zu lösen. In hartnäckigen Fällen kann es auch sein, dass über mehrere Jahre alle zwei bis vier Monate Stressablösungen vonnöten sind, um die Symptomatik zu beseitigen oder zu lindern. Ob Heilung stattfindet und wann, kann ich vorher nicht versprechen. Aus meiner Erfahrung jedoch kann ich sagen, dass die große Mehrzahl der Patienten mit den erzielten Ergebnissen sehr zufrieden ist. Ob Gesundung eintreten darf oder nicht, hängt hauptsächlich vom Patienten selbst ab. In dem Maße, wie er bereit ist loszulassen, was ihn krank macht, kann er gesund werden. Der Kinesiologe kann mit seinem Fachwissen dabei hilfreich zur Seite stehen. Generell werden Kinder schneller gesund als Erwachsene, sind akute Krankheiten einfacher zu behandeln als chronische und die Haut heilt üblicherweise erst, wenn auch innen alles im Gleichgewicht ist. Mit der Kinesiologie ist die wundervolle Möglichkeit gegeben, individuell an das Problem heranzugehen, zu ertesten, welche zumeist nicht bewussten Stressfaktoren der Symptomatik zugrunde liegen und diese so weit möglich zu beheben.

Es gibt viele kinesiologische Übungen, die der Ausbalancierung von Muskeln, der Harmonisierung vegetativer Funktionen, der Verbesserung des Lymphflusses, der besseren Zusammenarbeit beider Hirnhälften und anderem mehr dienen. Solche Übungen können in Gruppen oder auch alleine durchgeführt werden und helfen für eine Weile, ein bestehendes Problem auszugleichen. D.h., dass Sie die Übungen immer wieder erneut durchführen müssen, da der Effekt früher oder später nachlässt. Eine kinesiologische Sitzung nutzt zwar auch diese Übungen, um Stress zu bearbeiten, geht aber viel tiefer. Sie identifiziert die Stressursache an ihrer Wurzel und löst sie dort. Ich vergleiche es gern mit dem Ausgraben einer Löwenzahnwurzel: Wenn Sie die ganze Wurzel herausgezogen haben, wird auch nichts mehr nachwachsen. Dadurch werden Situationen, die früher enorm viel Stress auslösen konnten, nun als deutlich weniger belastend empfunden. Das bedeutet, dass das Denken nicht mehr durch alte Ängste und Glaubensmuster beeinträchtigt wird, jedenfalls, was das spezielle Thema betrifft, für das eine erfolgreiche kinesiologische Sitzung abgehalten werden konnte. Wer gern mehr darüber wissen will, findet im „Praxisbuch Kinesiologie: Innere Blockaden aufspüren und lösen", Dr. Isa Grüber, Südwest Verlag 2004, 978-3517067261, oder in „Tools of the Trade", Gordon Stokes und Daniel Whiteside, VAK-Verlag, Februar 2011, ISBN 978-3-924077-16-9, jeweils eine anschauliche Einführung in die Möglichkeiten der Kinesiologie. *Literaturtipps*

Zusätzlich kann auch das optimale Heilmittel getestet werden. In meiner Praxis sind das überwiegend homöopathische Mittel oder Blütenessenzen. Gerade bei akuten Krankheiten wirkt das passend gewählte homöopathische Mittel in der optimalen Potenz – das sogenannte Simile – schnell und effektiv.

Ich habe keine Statistik erstellt, glaube aber, so weit den Überblick zu haben, um sagen zu können, dass ich in meiner Praxis in den letzten 20 Jahren nur alle paar Jahre mal ein Antibiotikum verordnen musste. Manchmal teste ich auch, dass eine andere Therapieform momentan Priorität hat, wie z.B. Osteopathie, Musiktherapie, Akupunktur, SOMA-Therapie, Krankengymnastik, Massagen, Medizin mit feinstofflichen

Energieträgern, ayurvedische Medizin, Heilzeichen nach Körbler, Heilsteine und anderes.

Dann ist es nötig, erst diese Art der Therapie anzuwenden und danach zu fragen, ob ein Homöopathikum sinnvoll ist. Oder es kann sinnvoll sein, beides oder mehreres zu kombinieren.

Beispiel   Nehmen Sie z. B. einen Menschen mit chronischen Rückenschmerzen. Der nach der Anamnese durchgeführte kinesiologische Test könnte Folgendes ergeben:

1. Der Patient hat zu lange zu wenig getrunken. Sein Wasserbedarf jedoch liegt bei 2,5 Litern täglich.

2. Der Glaubenssatz: „Ich muss alles alleine machen", hat den Menschen daran gehindert, sich zu entspannen. Dieser nicht bewusste Glaubenssatz wird durch den kinesiologischen Test gefunden und durch kinesiologische Übungen aufgelöst.

Die genannten heilsamen Übungen stammen aus den alten Weisheiten der Chinesen, Inder und Ägypter und den Ergebnissen moderner Hirnforschung sowie aus den Erkenntnissen der Psychotherapie. Dazu kommen Erfahrungen, die Kinesiologen seit gut 60 Jahren mit dieser Methode gemacht haben, und vieles, was von Kinesiologen selbst entwickelt wurde. Einen guten Überblick über die Entstehung der Kinesiologie bekommen Sie in dem Buch „Kinesiologie" von Kim da Silva. Nun wieder zurück zu unserem Beispiel.

Beispiel –   Für den Mann mit chronischen Rückenschmerzen teste ich noch,
Fortsetzung   dass

3. das homöopathische Mittel Bryonia in der 18. LM-Potenz, fünf Wochen lang zweimal täglich genommen werden soll.

Bitte nehmen Sie, liebe Leserin oder lieber Leser jetzt nicht einfach Bryonia und schon gar nicht fünf Wochen lang zweimal täglich. Die Wahrscheinlichkeit, dass es für Sie das Richtige ist, liegt unter 1:1000; wenn es aber das falsche Mittel ist, kann es bei so langer Einnahme eine Arzneimittelprüfung hervorrufen. Das bedeutet, dass die Arznei Ihnen zeigt, welche Symptome sie heilen kann. Und das heißt, dass Sie jetzt noch zusätzlich neue Krankheitssymptome bekommen, die durch Bryonia LM 18 erzeugt wurden. Unter Umständen kann es eine Weile dauern, bis Sie diese wieder loswerden.

Homöopathika sind machtvoll und eine stark wirksame Medizin, wenn   *Homöopathika*
sie fachkundig verordnet wird. Höhere Potenzen sollten deshalb mit
der gebührenden Vorsicht eingesetzt werden, d. h. besser gar nicht, wenn
Sie sich nicht damit auskennen. Bei Ihnen könnte ein völlig anderes
Mittel angezeigt sein.

Unser Rückenschmerzpatient hat das Mittel Bryonia ja speziell für
sich und seinen Zustand ausgetestet bekommen. Also kann ich davon
ausgehen, dass es ihm optimal hilft. Weiterhin teste ich für ihn noch
aus, dass eine unterstützende osteopathische Behandlung günstig wäre.
In seinem Fall ist sie nicht unbedingt notwendig, hilft aber, dass er
sich schneller wieder wohlfühlt. Bis sich verzogene muskuläre Strukturen, Faszien, Sehnen, Bänder und Gelenke wieder an ihren für sie
vorgesehenen Platz begeben, kann eine Weile vergehen, je nachdem,
wie lange sie schon in ihrer Fehlposition waren. Mit etwas energe-
tisch-mechanischer Nachhilfe geht das dann viel schneller. Das Gute
ist: Wenn kein innerer Stress wieder zu Verkrampfungen der Muskeln
führt, bleibt der Rücken auch schmerzfrei. Wenn allerdings noch weiterer Stress zu lösen ist, reicht die osteopathische Behandlung alleine
auch nicht aus. Deswegen ist eine ganzheitliche Therapie, bei der innere und äußere, psychische und körperliche Faktoren berücksichtigt
werden, so vorteilhaft.

Unser Rückenschmerzpatient wird jetzt also mit dem Rezept für
Bryonia LM 18 (zweimal täglich), der Aufforderung, täglich 2,5 Liter
Wasser zu trinken, und dem Rat, sich einen Termin beim Osteopathen
zu holen, nach Hause geschickt. Wenn er sich in etwa acht Wochen
wieder vorstellt, geht es ihm vermutlich schon deutlich besser. Nach
meiner Erfahrung wird er die nächsten vier Jahre noch etwa dreimal im
Jahr kommen. Danach geht es ihm so gut, dass er sich nur noch spora-
disch bei Bedarf meldet, d. h. möglicherweise auch ein oder zwei Jahre
gar nicht. Er hat gelernt, auf sich zu achten, genug Wasser zu trinken,
nicht mehr auf sich zu nehmen, als ihm guttut, und sich gegebenenfalls
Hilfe zu holen, z. B. beim Osteopathen oder durch eine kinesiologische
Sitzung, und er kommt auf diese Weise sehr gut mit seinem Rücken zurecht. Zusätzlich würde ich bei chronischen Problemen auch zu einer
Psychotherapie raten. Sie ist viel besser als ihr Ruf. Gerade im Bereich
der tiefenpsychologisch fundierten Psychotherapie mit ihren vielen Möglichkeiten, der Verhaltenstherapie und den körperorientierten Thera-
pieformen habe ich noch von wenigen Patienten gehört, dass Sie es bedauert hätten, diese Therapie zu absolvieren. Eigentlich würde es den

Psychotherapie

meisten Menschen guttun, sich 30 bis 50 Stunden mit sich selbst zu beschäftigen und dabei eine fachkundige Begleitung genießen zu können.

Bedauerlicherweise ist Psychotherapie für viele Menschen immer noch ein Tabuthema. Schließlich geht es bei einer solchen Therapie nicht in erster Linie darum, schwere psychische Krankheiten wie Schizophrenien oder ausgeprägte Depressionen zu behandeln; das ist oftmals allein durch Psychotherapie gar nicht möglich. Es geht darum, Neurosen, Traumen oder Verhaltensstörungen zu beheben, ohne die es sich wesentlich angenehmer lebt. Auch wenn Sie das nicht so gern hören: Sie haben vermutlich ebenfalls eine kleine Neurose, genau wie ich, Ihr Nachbar, Ihr Brötchenverkäufer und Ihr Chef. Es ist eher schwierig, jemanden zu finden, der keine hat. Insofern ist die Wahrscheinlichkeit groß, dass Sie durch eine Psychotherapie Einsichten gewinnen würden, von denen Sie den Rest Ihres Lebens profitieren könnten.

An der Universität Leipzig wurde in der psychologischen Fakultät eine Untersuchung durchgeführt, die Patienten betraf, die sich wegen Rückenschmerzen einer Bandscheibenoperation unterziehen wollten. Aufgrund eines Fragebogens, den die Patienten vorher ausfüllten, konnten die Forscher sagen, welche Patienten nachher die Operation als erfolgreich ansehen würden, weil sie weniger Schmerzen hatten als vorher, bei welchen Patienten eine Psychotherapie helfen würde und welche Patienten weder durch eine Operation noch durch eine Psychotherapie eine Besserung erfahren würden. Die vorausgesagten Prozentzahlen stimmten ziemlich genau mit den tatsächlichen Ergebnissen überein. Da die Statistiken für den Erfolg einer Bandscheibenoperation in Bezug auf Schmerzfreiheit nicht gerade berauschend sind, ist diese Untersuchung für mich besonders interessant, weil sie zeigt,

1. dass in vielen Fällen die Psychotherapie der Operation zum Erfolg verhelfen kann, und
2. dass es auf den Patienten selbst ankommt. Wenn er nicht will, egal, ob bewusst oder nicht bewusst, kann die Heilung nicht erfolgen. Glücklicherweise funktioniert das umgekehrt auch. Wenn er loslassen kann, was ihn krank macht, und seine Seele gesund werden will, kann der Mensch von jeder Krankheit genesen, unabhängig von der Diagnose.

Beispiele dafür können Sie u. a. nachlesen in „Wieder gesund werden" von Richard Simonton, der mit austherapierten Krebspatienten gearbeitet hat. Das verlangt allerdings aktive Mitarbeit und dass Sie selbst die Verantwortung für Ihre Gesundheit übernehmen.

Dazu gehört an allererster Stelle, in der Psyche aufzuräumen, alten Groll und Ähnliches zu entsorgen, womit wir wieder beim Nutzen der Psychotherapie und der Kinesiologie angelangt sind.

18.2 ACHTSAMER UMGANG MIT DEM MENSCHLICHEN KÖRPER

Der menschliche Körper freut sich schon, wenn er überhaupt beachtet wird – ohne dass er erst durch Schmerzen auf sich aufmerksam machen muss.

Wenn Sie nicht wissen, wie Sie das machen können: Gehen Sie einfach davon aus, dass er sowohl Intelligenz als auch Gefühle besitzt. Allein in einer einzigen Zelle finden Millionen fein gesteuerter Abläufe pro Sekunde gleichzeitig statt. Wie im Großen so im Kleinen.

Wenn wir ein Mikroskop mit ausreichender Vergrößerung hätten, könnten wir sehen, dass in einer Zelle mindestens so viel Betrieb ist wie in einer Großstadt. Kraftwerke, die Energie verfügbar machen, Transportvehikel, Müllverbrennungsanlagen usw. – alles arbeitet höchst effektiv und mit bewundernswerter Präzision zusammen. Schöne Aufnahmen dazu gibt es von Lennart Nilsson. Wenn Sie sich intensiver belesen möchten und Muße haben, sich in die Grundlagen der Physiologie einzulassen, empfehle ich den „Taschenatlas der Physiologie" von Silbernagl, Despopoulos, Gay, Thieme Verlag, 978-3-13-567707-1.

Sie können also davon ausgehen, dass Ihr Körper wundervoll ausgestattet ist und viel besser als Ihr Kopf weiß, was Ihr Überleben sichert, was gesund für Sie ist und was nicht. Versuchen Sie also, ihm zuzuhören.

Er meldet Müdigkeit, wenn er Schlaf braucht.

Er meldet Durst, wenn er Wasser braucht.

Er meldet Hunger, wenn er Essen braucht.

Vor allem aber meldet er, wenn er genug von etwas hat: z. B., wenn er satt ist, überanstrengt oder einfach nur ruhebedürftig.

Ihr physischer Körper braucht genügend Sauerstoff, dann Wasser und Salz sowie liebevolle Zuwendung genauso wie Essen; er braucht Bewegung und Ruhe bzw. Schlaf, Bekleidung und Behausung, da die wenigsten Klimazonen dem Menschen erlauben, sich schutzlos Wind und Wetter auszusetzen. Der Einfachheit halber habe ich für Sie eine Checkliste angefertigt.

Wenn Sie sich etwas Zeit nehmen und die Fragen für sich beantworten, sehen Sie selbst, wo und wie Sie noch mehr auf sich achten können.

18.3 Achtsamkeitscheck Körpergesundheit

Checkliste
- Bekomme ich genug frische Luft?
- Trinke ich genug Wasser? D. h., für einen durchschnittlich großen Erwachsenen sind ca. 2,5 Liter Wasser pro Tag erforderlich.
  Welche Qualität hat mein Wasser?
- Esse ich, was mir guttut und wie viel mir guttut, und nehme ich mir Zeit für die Auswahl und Zubereitung meiner Nahrung?
- Wie gehe ich mit meiner Energie um? Habe ich genug Muße, Erholung und Schlaf? Habe ich genug Bewegung?
- Habe ich Körperpflegeartikel, Bekleidung und Schuhe mit Bedacht ausgewählt?
- Habe ich für einen störungsfreien Schlafplatz gesorgt?
  Habe ich meinen Wohn- und Arbeitsraum so gestaltet, dass ich mich dort wohlfühle?
- Habe ich mich umfassend über Impfungen informiert?

18.3.1 Achtsamer Umgang mit Frischluft

Mehr als alles andere benötigen wir Menschen Sauerstoff zum Überleben. Sowohl als Individuum als auch zur Erhaltung unserer Art auf dieser Erde sollte es uns am Herzen liegen, unsere Luft möglichst sauber zu erhalten und alles zu vermeiden, was die Luftqualität verschlechtert. Insbesondere Wälder helfen uns, die Luft zu reinigen, indem sie Kohlendioxid wieder in Sauerstoff umwandeln.

Dabei zählt jeder Einzelne von uns. Durch Abwarten wird die Lage nicht besser. Was Sie persönlich tun können: Pflanzen Sie für jeden Baum, den Sie abholzen, zwei neue an, bringen Sie unter Freunden, Kollegen und Ihren Abgeordneten gegenüber zum Ausdruck, dass Klimaschutz für Sie erste Priorität hat, denn ohne genügend Sauerstoff können Menschen nicht mehr auf der Erde leben.

Und für Ihre eigene Gesundheit? Nutzen Sie jede Möglichkeit, an die frische Luft zu kommen: mal zu Fuß oder mit dem Fahrrad kleine Besorgungen zu erledigen, mal die Treppe, statt den Fahrstuhl zu benutzen. Wenn es Ihnen ein Anliegen ist, mehr frische Luft zu bekommen, werden sich für Sie auch in Ihrem Alltag unspektakuläre kleine Gelegenheiten ergeben, in denen Sie frische Luft schnappen können. Und wenn Sie merken, dass das im Körper ein Wohlgefühl erzeugt und ohne großen Aufwand zu erreichen ist, werden Sie Lust haben, das bei nächster Gelegenheit zu wiederholen.

18.3.2 Achtsamer Umgang mit Wasser und Salz

Wasser ist das zweitwichtigste Element für Menschen. Nur die Luft zum Atmen benötigen wir dringender. Wasser ist die Grundlage unseres Lebens. Es speichert Informationen und gibt sie wieder weiter. Lebendiges Wasser versorgt uns mit ordnender Energie und muss unabdingbar in und außerhalb menschlicher Zellen in ausreichendem Maße vorhanden sein, um alle Stoffwechselvorgänge zu ermöglichen. Wassermangel strengt den Körper an; der Organismus kann seinen Müll nicht mehr hinreichend entsorgen und viele andere Funktionen nur eingeschränkt aufrechterhalten. Nach ca. zehn Tagen ohne Zufuhr frischen Wassers stirbt ein Mensch langsam. Im Vergleich dazu: 40 Tage fasten kann Menschen sogar guttun, vorausgesetzt, sie nehmen genügend frisches Wasser und Salz zu sich.

Fakten über unser Wasser finden Sie in dem Buch „Wasser und Salz", *Literaturtipp* das von Dr. med. Barbara Hendel und Peter Ferreira zusammengestellt wurde. Unter anderem können Sie dort lesen, dass allein in Deutschland bis zu 300 Pestizide und Fungizide unser Wasser belasten, dass die Struktur des Leitungswassers durch den Druck in den Wasserleitungen zerstört wurde und nicht mehr der Struktur des lebendigen Quellwassers entspricht und dass mit Kohlensäure versetzte oder ozonierte Mineralwässer „tote" Wässer sind und keinen gesundheitlichen Nutzen mehr erfüllen.

In meiner Praxis habe ich bei einigen Patienten erlebt, dass Sie gar keine Medizin brauchten. Sie benötigten nur eine hinreichende Wassermenge, um zu gesunden. Natürliches lebendiges Quellwasser ist sicher energetisch am günstigsten. Aber wenn Sie dieses nicht beziehen können, bringt es schon viel, wenn Sie Ihr Leitungswasser mit einer Handvoll Bergkristalle, Amethyste und Rosenquarze beleben, z. B., indem Sie die Steine in einen Krug legen, Wasser daraufgießen und das einige

Stunden stehen lassen, ehe Sie es trinken. Falls Ihr Wasser stark gechlort sein sollte, empfiehlt sich, erst einen Filter zu benutzen: erst filtern, dann beleben. Im Zweifelsfall ist es jedenfalls besser, überhaupt Wasser zu trinken, als darauf zu verzichten, weil Sie ja nicht das ideale Wasser haben. Was für Sie genug ist, merken Sie nach einigen Wochen selbst, *Ihr* wenn Sie Ihr Durstgefühl wieder beachten. Zu Anfang empfehle ich *Wasserbedarf* 2–2,5 Liter für einen durchschnittlich großen Erwachsenen. Sie können sich an Ihrem Körpergewicht orientieren. Wenn Sie Ihr Gewicht in kg mit 30 ml multiplizieren, dann erhalten Sie die gewünschte Wassermenge, z. B. bei 70 kg: 70 x 30 ml = 2 100 ml = 2,1 l.

Wenn Sie jetzt viele Jahre deutlich weniger getrunken haben und chronisch krank sind, kann der Wasserbedarf auch mal bei 3–4 Litern Wasser liegen. Wenn Sie mit täglich 2,5 Litern Wasser beginnen und jede Woche um 100 ml steigern, finden Sie heraus, wie viel Wasser Ihr Körper wirklich braucht. Falls Sie generell einen Widerwillen gegen Wassertrinken haben, wäre eine kinesiologische Behandlung sinnvoll, um das aufzulösen. Denn ohne, dass Sie Ihren Flüssigkeitsbedarf sinnvoll decken, ist es nicht einfach, gesund zu werden.

Zur Regelung des Wasserhaushaltes im Körper wird Salz benötigt. Heutzutage wird Salz industriell „gereinigt", d. h., die üblicherweise in kleinen und kleinsten Mengen im Urgesteinsalz befindlichen Mineralien, wie z. B. Kalium, Kalzium, Magnesium und viele Spurenelemente, werden künstlich während des Raffinierungsprozesses entfernt. Übrig bleibt reines Natriumchlorid. Das wird dann in den meisten Fällen noch jo- *Konservierungs-* diert. Dazu kommen oft noch jede Menge Konservierungsstoffe, wie *stoffe* Kalziumcarbonat, Magnesiumcarbonat, E 535, E 536, E 540, E 550, E 551, E 552, E 553 b, E 570, E 572 und auch noch Aluminiumhydroxid, das die Streu- und Rieselfähigkeit verbessert. Aluminium wird verdächtigt, die Alzheimer-Krankheit auszulösen. Das jetzt entstandene Kochsalz ist höchst aggressiv und für den menschlichen Verzehr langfristig nicht geeignet. Zudem wird meist zu stark gesalzen. Dann muss der Organismus wertvolle Mineralien und Zellwasser verbrauchen, um das überschüssige Kochsalz wieder auszuschleusen. Generell salze ich daher sparsam. Und ich verwende nur Urgesteinsalz, am liebsten Himalayasalz. Ursalze enthalten noch alle nötigen Mineralien und Spurenelemente, da sie nicht raffiniert werden. Meersalz würde sich prinzipiell genauso eignen, aber da die Meere zum Teil stark verschmutzt sind, greife ich lieber auf Gesteinssalz zurück. Das können Sie ohne große Mühe in den meisten Bioläden und Reformhäusern oder auch über das Internet kaufen und wahrscheinlich mit wenig Aufwand viel Wirkung erzielen.

Genügend Flüssigkeit zu sich zu nehmen ist evtl. etwas schwieriger; wenn Sie Wasser nicht gern mögen, können Sie es auch mit Säften mischen oder Roibuschtee trinken, dann sollten Sie allerdings etwas mehr trinken, da der *physische* Körper für Verarbeitung von überschüssigen Stoffen wieder Wasser verbraucht. Wenn Sie z. B. drei Liter Wasser trinken wollen und sie haben 0,5 Liter Apfelschorle getrunken, dann können Sie davon etwa 0,3 Liter auf Ihre zu trinkende Menge anrechnen. Genau genommen hängt das davon ab, wie viel Apfelsaft Sie hinzugefügt haben. Bei einem Mischungsverhältnis von 1:1 haben Sie nur etwa 0,25 Liter Wasser von Ihrem Wasserbedarf gedeckt. Bei Roibuschtee rechne ich ungefähr zwei Drittel der Teemenge auf meinen Wasserbedarf an. Es kommt wirklich nicht auf die letzten 100 ml an. Wichtig ist, dass Sie überhaupt trinken.

Keiner kann das für Sie tun!

Wenn Sie verstanden haben, wie wichtig und wundervoll Wasser für Ihr Wohlbefinden ist, fällt es Ihnen vielleicht leichter, so viel Wasser zu sich zu nehmen, wie Ihnen guttut. Zu den Themen Wasser und Salz finden Sie in folgenden Büchern hochinteressante Ausführungen:

> „Wasser und Salz – Urquell des Lebens", Dr. med. Barbara Hendel, Peter Ferreira, Ina Verlag, 978-3000082336   *Literatur*
>
> „Wasser, die gesunde Lösung", Batmanghelidj F., VAK Verlag, 978-3924077839
>
> „Die Botschaft des Wassers", Dr. Masaru Emoto, Koha Verlag, 978-3-929512-21-2
>
> „Jod-Krank: der Jahrhundert-Irrtum", Dagmar Braunschweig-Pauli, Dingfelder Verlag 2000, 978-3-926253583
>
> „Störungen der Schilddrüse", Dr. med. Max Otto Bruker, Ilse Gutjahr, EMU Verlag, 978-3891890622

18.3.3 Achtsamer Umgang mit Essen

Wenn Sie durch Essen Energie und Kraft gewinnen wollen, sind ein paar Dinge zu beachten.

Kaufen Sie Nahrungsmittel, die den Namen „Lebensmittel" verdienen. Hochwertige Lebensmittel sind dadurch erkennbar, dass sie verderben können. Wenn Sie weißes Auszugsmehl oder raffinierten Zucker jahrelang liegen lassen können, ohne dass er verdirbt, liegt das daran, dass die Bezeichnung „Lebensmittel" dafür eigentlich nicht mehr zutreffend ist. Nahrungsbestandteile, die lebendige Energie enthalten, könnten faulen, schimmeln oder sich anderweitig zersetzen – deswegen sind sie entfernt worden. Die meisten Fertigprodukte bestehen aus derartig behandelten Lebensmitteln und sind monatelang haltbar. Das ist zwar praktisch, hat aber große Nachteile. Was sich hält, sind Kalorien; Vitamine halten sich nicht so lange. Vor allem aber gehen bei vielen Verfahren industrieller Weiterverarbeitung der Biophotonengehalt und die Ordnung des Lebensmittels verloren und damit wird es relativ wertlos. Sie würden auch wenig mit Ihrem Konto anfangen können, wenn Ihnen die Zahlen irgendwie zusammengewürfelt geliefert würden. Der Sinn Ihres Kontoauszuges wäre deutlich verändert, um es präzise zu sagen, das Ganze wäre nicht mehr zu gebrauchen.

So ist auch ein volles Korn, ein Apfel oder jedes andere wahre Lebensmittel mehr als die Summe seiner Teile. Stellen Sie sich vor, Sie bräuchten einen Fachmann für irgendetwas. Ein lebender Fachmann unterscheidet sich biochemisch in nichts von einem gerade verstorbenen. Beide bestehen aus exakt den gleichen Bausteinen. Was aber wollen Sie noch von diesem toten Fachmann? Er kann Ihnen keine Informationen mehr geben. Da nützt es Ihnen nichts, wenn Wissenschaftler aus Chemie, Biochemie und Mechanik Ihnen versichern, dass bei dem toten Fachmann doch alles in Ordnung sei.

Experimente zeigen, dass wir Menschen nicht alles durcheinanderbringen sollten. Die Schäden sind nicht abschätzbar, denn wir wissen nicht, was wir tun. Schon aus einer Karotte gewinnt der menschliche Körper mehr Kalzium als aus einer Kalziumtablette. Nicht weil mehr Kalzium darin wäre, sondern weil er das Kalzium ohne die dazugehörigen Hilfsstoffe nicht in die Zellen einschleusen kann. Diese werden aber in der Kalziumtablette nicht mitgeliefert.

Pasteurisierung z. B. zerstört den Informationsgehalt der Milch. Biochemisch macht das keinen Unterschied, aber die lebendige Ordnung wird gestört. Das führte dazu, dass die Kinder, die die meiste pasteurisierte Milch tranken, die schlechtesten Zähne hatten.

Noch drastischer wirkte sich das Pasteurisieren der Milch auf ein Kalb aus. Nachdem es ausschließlich mit der pasteurisierten Muttermilch seiner Mutterkuh ernährt wurde, verstarb es innerhalb von drei Wochen!

Wieso?

Die Lebendigkeit der Milch war zerstört worden, also konnte sie dem Kalb kein Leben mehr vermitteln.

Denn dazu sind Lebensmittel eigentlich da. Es liegt auf der Hand, dass das Ultrahocherhitzen die Qualität der Milch noch weiter verringert. Am schlimmsten aber empfinde ich die Unsitte, Essen in einem Mikrowellenherd zuzubereiten.

Ich würde eher auf Essen verzichten, als etwas aus der Mikrowelle zu mir zu nehmen. Die Nahrung wird durch Mikrowellen so verändert, dass Katzen, die in einem Raum mit künstlichem Licht gehalten wurden und ausschließlich mit Kost aus der Mikrowelle gefüttert wurden, wobei sie aus den verschiedensten Nahrungsangeboten frei wählen konnten, innerhalb eines Monats verstarben. Das ergab eine wissenschaftliche Studie aus England, auch zitiert in dem Buch „Wasser und Salz Urquell *Literaturtipp* des Lebens" von Dr. med. Barbara Hendel und Biophysiker Peter Ferreira, INA Verlags GmbH, ISBN 979-3-00-008233-6.

Die Katzen sind verhungert, obwohl sie sich komplett überfressen hatten. Der molekulare Aufbau der Nahrung ist durch die kurzwellige Bestrahlung der Mikrowelle derartig verändert worden, dass keine resonante Energieform mehr messbar war und sogar die Chemie der Materie sich veränderte.

Ich stelle mir die Frage, wieso Menschen das gut verkraften sollen? Das erscheint mir ziemlich unwahrscheinlich. Ich vermute, dass das Mikrowellenessen eine der Ursachen für Stoffwechselstörungen und Fettleibigkeit ist.

Der wahre Wert eines Lebensmittels geht weit über den Gehalt an Kalorien, Vitaminen, Spurenelementen und Mineralien hinaus. Er wird bestimmt durch die Menge an Lichtinformation, die in den Menschen übergeht. Dieses Licht wird z. B. zur Kommunikation zwischen den Zellen benötigt. Das hat Prof. Fritz-Albert Popp in seinem Labor nachgewiesen. Das in der Nahrung gespeicherte Licht wird vom menschlichen Körper aufgenommen. Die Lichtquanten (Photonen), die er Biophotonen nannte, ermöglichen sowohl innerhalb der Zelle als auch zwischen den Zellen eine Art Lichtsignalfunkbetrieb.

Hohe Lebensmittelqualität erhöht die Ordnung im Körper, niedrige Qualität führt zu Chaos. Wenn Sie wollen, dass Ihr physischer Körper „in Ordnung" ist, hat es wenig Sinn, ihn mit Nahrung anzufüllen, die ihn aus der Ordnung bringt, im Extremfall sogar in kurzer Zeit in den Tod. Was er braucht, um gesund zu sein, ist eine unbelastete, ordnende, lichtvolle Nahrung. Es liegt an Ihnen, dafür zu sorgen, dass er sie bekommt. Und so kann eine Woche fasten mit Urgesteinsalzsole und lebendigem Wasser mehr Ordnung in Ihrem Körper schaffen als vieles, was Sie vorher probiert haben. Falls Sie noch nie gefastet haben, ist es sinnvoll, sich vorher zu belesen oder sich von einem fastenerfahrenen Arzt beraten zu lassen.

Literaturtipps   Anleitungen dazu geben auch Bücher, wie z. B. die von Hellmut Lützner, „Wie neugeboren durch Fasten" (ISBN 978-3833807008) und Dr. Andreas Buchinger, „Heilfasten" (ISBN 978-3830421221). Auch eine F.-X.-Mayr-Diät kann einem aus der Ordnung geratenen Organismus wieder viel Entlastung geben. Weitaus wichtiger als eine gute Kur zum Einstieg ist aber, was Sie jeden Tag essen. Denn Lichtenergie benötigen Sie jeden Tag wieder. Prof. Fritz-Albert Popp ist es gelungen, ein Messgerät zu entwickeln, mit dem sich die Biophotonenmenge nachweisen und quantitativ bestimmen lässt. So kann er Eier von Freilandhühnern von Eiern aus Legebatterien unterscheiden. Sie brauchen nicht lange zu raten, in welchen mehr Lichtenergie enthalten ist. Aber auch Biosalat lässt solchen aus konventionellem Anbau weit hinter sich, was

Biophotonen-   den Lichtgehalt betrifft. Zurzeit ist solch ein Biophotonenmessgerät
messgerät   noch nicht für den Endverbraucher verfügbar, die Kosten betragen rund 80 000 Euro. Aber Prof. Popp und sein Team vom Institut für Biophysik in Neuss wollen in Zusammenarbeit mit einem amerikanischen Wissenschaftler ein handliches kleines Gerät entwickeln, das sich für den täglichen Einkauf eignet und etwa 100 Euro kosten soll.

Das sind gute Aussichten für uns alle. Dann kann wieder lichtbringende Nahrung von lichtarmer unterschieden werden, selbst wenn Intuition und Instinkt dazu nicht mehr ausreichen.

Literaturtipps   „Biophotonen. Das Licht in unseren Zellen" von Marco Bischof, Zweitausendeins-Versand, 978-3861500957

„Die Botschaft der Nahrung" von Fritz-Albert Popp, Zweitausendeins Versand, 978-3861503194

Als DVD erhältlich: „Quantenmedizin – Licht ist Leben", Prof. Dr. Fritz-Albert Popp

Fatal wirkt sich deswegen auch die inzwischen übliche Art des Brotbackens auf die Qualität des Brotes aus: Mehl wird in Backmischungen, die monatelang haltbar sind, vorrätig gehalten und nach und nach verbraucht. Früher war es üblich, frisch vermahlenes Mehl innerhalb von drei Tagen, am besten am gleichen Tag zu backen. Dadurch werden alle Vitalstoffe erhalten. Es gibt auch heute noch einige Bäcker, insbesondere Bio-Bäcker, die frisch vermahlenes Mehl verbacken. Wenn Sie darauf hinweisen, dass Sie Brot aus frisch vermahlenem Mehl bevorzugen, werden dem auch wieder mehr Bäcker gerecht.

Frisch gemahlenes Mehl am gleichen Tag verbacken

Wenn Nahrungsmittel mit unnatürlichen Methoden wie ultrahocherhitzen, mit Konservierungsmitteln, mit Säuerungsmitteln, künstlichen Aromen, Farbstoffen und Geschmacksverstärkern verändert werden, werden sie dadurch nicht gesünder. Für zugesetzte Stoffe gibt es zwar meist Grenzwerte, die vom Gesetzgeber als unbedenklich angesehen werden, wie sich eine lange Zeit der Kumulierung im Körper auswirkt, weiß aber eigentlich keiner. Menschliche Zellen kennen Getreide, Obst u. Ä. schon seit Anbeginn der Menschheit. Alle von uns Menschen in den letzten Jahrzehnten künstlich geschaffenen Substanzen sind deswegen vergleichsweise nagelneu. Und so wie es aussieht, tut es uns Menschen nicht gut. Denn fast alle der sogenannten Zivilisationskrankheiten werden zum großen Teil auf ungesunde Ernährung zurückgeführt.

Essen Sie also so natürlich wie möglich: d. h. biologisch – oder wollen Sie Schadstoffe zu sich nehmen?

Fünf Hände voll Obst und Gemüse jeden Tag sowie Vollkornprodukte sind die Basis einer gesunden Ernährung.

Merksatz

Übrigens belegen Studien, dass Vegetarier gesünder sind und länger leben als Fleischesser. Die bisher weltweit größte Studie wurde 1994 im British Medical Journal veröffentlicht. Untersucht wurden 11 000 Menschen mit gleichem sozialen Status und weitgehend ähnlicher Lebensweise. Die Studie zeigte, dass die Vegetarier in fast allen untersuchten Gesundheitsparametern bessere Werte aufwiesen als die Fleischesser. Die Sterberate bei Vegetariern war um 20 % geringer und die Krebstodrate sogar um 40 % niedriger. Mehr über wissenschaftliche Studien können Sie in der vom Vegetarier Bund Deutschland e. V. (Vebu) zusammengestellten Broschüre „Gesundheit! Wissenschaftliche Studien zur fleischfreien Ernährung" nachlesen.

Studien

Wie Sie sie bekommen und weitere Informationen unter www.vegetarierbund.de oder in der Geschäftsstelle, Blumenstr. 3, 30159 Hannover, Tel. 0511/363 20 50.

Info   Ausreichend Vitamine, Mineralien und Eiweiß erhalten Sie, wenn Sie Obst oder Gemüse sinnvoll mit Vollkorngetreide, Hülsenfrüchten, Nüssen und Samen kombinieren. Wenn Sie ab und zu Eier und Milchprodukte dazu essen, kommt es sowieso nirgendwo zu Engpässen. Denn der Mensch braucht in erster Linie essenzielle Aminosäuren, kein Fleisch. Und die essenziellen Aminosäuren sind auch in Pflanzen enthalten. Umfangreiche Literaturempfehlungen zum Thema vegetarische Ernährung erhalten Sie beim Vegetarierbund Deutschland e. V.

Wenn Sie doch Fleisch essen wollen, ist es sinnvoll, beim Einkauf auch hier auf die Qualität zu achten. Dabei rede ich nicht von „Gammelfleisch". Wie und wo ein Tier gelebt hat, ob z. B. glücklich frei laufend oder in tierquälerischer Massentierhaltung und womit es gefüttert wurde, sind Fragen, die zu bedenken sind. In dem Informationsflyer des Vegetarierbunds Deutschland „12 Fragen und Antworten zum Thema Fleisch" können Sie nachlesen, dass Massentierhaltung Tiere oft krank macht und einen massiven Einsatz von Pharmazeutika erfordert. Insbesondere Antibiotika, Hormone, Beruhigungsmittel und andere Psychopharmaka. Die Rückstände im Fleisch isst der Mensch dann mit. Auch Gifte aus den Futtermitteln können sich in den Produkten aus Fleisch und Milch anreichern. Noch immer verabreicht man Tieren sogenanntes Kraftfutter, das Kadaver und Knochenmehl enthält ... Für reine Pflanzenfresser wie Rinder wirkt sich das unter Umständen ungünstig aus.

Merksatz   *Das Wichtigste aber: Genießen Sie Ihr Essen, nehmen Sie sich Zeit für Ihr Essen und essen Sie nur so viel, bis Sie satt sind.*

Wenn Sie zu viel essen, ist das auf die Dauer nicht gesund. Um eine vollständige Verbrennung zu gewährleisten, ist es sinnvoll, **dreimal täglich** zu essen, **nach jeder Mahlzeit vier bis sechs Stunden Abstand** zu lassen und **nach 21 Uhr nicht mehr zu essen.**

Von wenigen Ausnahmen abgesehen gilt das für die meisten Menschen in nördlichen Ländern. In südlichen Ländern ist das wahrscheinlich anders. Wenn sich jahrhundertelang Sitten gebildet und gehalten haben, heißt das, dass Generationen von Vorfahren so gegessen haben. Das hinterlässt genetisch Spuren und wirkt sich darauf aus, wie und wann welche Art von Nahrung gut verdaut bzw. vertragen wird.

Übrigens ist frisch zubereitetes Gemüse oder Obst nicht nur reich an natürlichen Vitaminen, sondern auch preisgünstiger als Fertiggerichte. Und Sie tun auch etwas für den Klimaschutz, wenn Sie sich beim Fleischkonsum zurückhalten. Der gesamte CO_2 Ausstoß durch weltweit genutzte Verkehrsmittel aller Art inkl. Autos und Flugzeugen setzt nicht so viel CO_2 frei wie die weltweite Viehwirtschaft! (Quelle: www.vebu.de/umwelt/probleme-der-viehwirtschaft/608)

Dazu kommt, dass für neue Flächen zum Futtermittelanbau noch immer bestehende Waldflächen gerodet werden. Ein Hektar Land ernährt 10 bis 22 Menschen wenn er mit Kartoffeln, Soja oder Gemüse bebaut wird. Wenn derselbe Hektar zur Rinderhaltung genutzt wird, kann nur ein Mensch davon ernährt werden. D. h., wenn die Nachfrage nach Fleisch sinken würde, würden mehr landwirtschaftliche Flächen für die Ernährung der Menschen zur Verfügung stehen. Es könnte also eigentlich genug zu essen für alle Menschen dieser Erde geben. Mir erscheint es paradox, dass ein Teil der Menschheit krank wird, weil er zu wenig Lebensmittel zur Verfügung hat, während ein anderer Teil der Menschheit seine Gesundheit durch übermäßiges Essen sowie durch zu viel Fleischkonsum gefährdet.

Wenn Sie Obst und Gemüse nicht im eigenen Garten haben und Sie qualitätsbewusst einkaufen wollen, können Sie sich anhand der Biosiegel orientieren. Inzwischen ist der Begriff „Bio" im Zusammenhang mit biologischer Landwirtschaft ein durch EU-Recht europaweit geschützter Begriff ebenso wie „aus kontrolliert biologischem Anbau" und „Öko".

Demnach müssen mit dem deutschen Biosiegel gekennzeichnete *Info* Lebensmittel folgende Bedingungen erfüllen:
Sie dürfen
- nicht zur Konservierung ionisierender Strahlung ausgesetzt werden;
- nicht durch und mit gentechnisch veränderten Organismen erzeugt werden;
- nicht mit Einsatz von synthetischen Pflanzenschutzmitteln und
- nicht mithilfe von leicht löslichen mineralischen Düngern erzeugt werden,
- jedoch bis zu 5 % konventionell erzeugte Bestandteile enthalten – das aber nur auf in der Verordnung im Anhang VI c gelistete Rohstoffe begrenzt.

Weitere Inhalte, aus der EG-Öko-VO:

- Die Verwendung von Zusatz- und Hilfsstoffen bei verarbeiteten Produkten ist stark (durch Anhang VI a und b) eingegrenzt – Geschmacksverstärker, künstliche Aromen und Farbstoffe sind ebenso wie Emulgatoren nicht erlaubt.
- Die Einfuhr von Rohwaren und Produkten aus Drittländern ist geregelt und wird streng, chargenbezogen kontrolliert.
- Die Verwendung von Pflanzenschutzmitteln ist verboten.

Es wird gefordert,

- Fruchtfolgen (Zwei-, Drei- und Vierfelderwirtschaft) abwechslungsreich zu gestalten,
- Tiere artgerecht zu halten und
- mit ökologisch produzierten Futtermitteln ohne Zusatz von Antibiotika und Leistungsförderern zu füttern.

Bei biologischen Produkten darf in Ausnahmefällen ein GVO-Anteil über dem Schwellenwert von 0,9 % verwendet werden, wenn zu dem Zeitpunkt, zu dem der Bauer Futter kaufen muss, am Markt kein Futter angeboten wird, das komplett gentechnikfrei ist. (Quelle: http://de.wiki pedia.org/wiki/Bio-Siegel)

Info   Strengere Kriterien legen Produktionsverbände an.

- „Bioland" z. B. fordert „organisch-biologische" Kreislaufwirtschaft ohne künstliche Dünger, Zusatzstoffe und Pflanzenschutzmittel;
- „demeter" garantiert „biologisch-dynamische" Kreislaufwirtschaft nach anthroposophischer Lehre ohne künstlichen Dünger, Zusatzstoffe und Pflanzenschutzmittel;
- „MSC – Marine Stewardship Council" darf nur für Fisch aus umweltschonender und bestandsichernder Fischerei vergeben werden;
- „Naturland" zertifiziert außer Lebensmitteln auch Textilien, Kleidung und Kosmetika;
- „Ecovin" zeichnet Weine, Säfte, Trauben und Sekte aus ökologischem Landbau aus.

Wegen der großen Nachfrage nach Bioprodukten gibt es heutzutage Hunderte von verschiedenen Biosiegeln für die verschiedensten Produkte. Wenn Sie genau wissen wollen, welcher Qualitätsstandard sich hinter einem bestimmten Biosiegel verbirgt, können Sie unter www.bio bay.de/biosiegel-guetezeichen eine umfangreiche Auswahl mit Erklärungen finden. Eine kurze Übersicht über häufig verwandte Biosiegel mit einer Bewertung von „sehr empfehlenswert" bis „nicht empfehlenswert" bietet der BUND für Umwelt und Naturschutz in Deutschland auf seiner Homepage www.bund.net an. Sie können auf der Startseite im Suchfeld „Biosiegel" eingeben und landen auf einer Seite, auf der Sie nur auf die Übersicht klicken müssen, um die Empfehlungen lesen zu können. Die Beurteilung „sehr empfehlenswert" haben die Verbände Biokreis, Bioland, Biopark, demeter, Ecoland, Ecovin, Gaea und Naturland erhalten. Weiterführende Informationen erhalten Sie auf den Internetseiten der jeweiligen Verbände. Das Biosiegel, das den Mindeststandard laut EG-Öko-Verordnung sichert, wird immerhin noch als empfehlenswert eingestuft. Interessant in diesem Zusammenhang ist auch das Buch „Die Ökolüge" von Stefan Kreutzberger, Paul List Verlag *Literaturtipps* 2009, ISBN 978-3430300452. Es wurde für Verbraucher geschrieben, die die Vielzahl der Biosiegel in diversen Wirtschaftszweigen nicht alleine überprüfen können und sich dennoch Transparenz wünschen. Begriffe wie „naturnah", „naturgerecht", „kontrolliert" und andere mehr bedeuten noch lange nicht, dass biologisch angebaut wurde. Sie hören sich gut an und wollen so Käufer werben, die sich für gesunde Produkte entscheiden.

Es lohnt sich daher, die Anforderungen an die einzelnen Siegel zu kennen. Dann können Sie selbst wählen, ob Sie ein Produkt, das diesem Kriterium genügt, essen wollen oder nicht. Übrigens, in einem Bioladen stammen die Lebensmittel normalerweise aus Produktionsbetrieben, die mit „sehr empfehlenswert" vom BUND beurteilt werden. Bei Verkauf ab Biohof können Sie davon ausgehen, dass alle Produkte, die in einem solchen Hofladen angeboten werden, entweder vom eigenen Hof sind oder die Qualitätskriterien dieses Hofes erfüllen bzw. extra gekennzeichnet sind. Wenn Sie sich nicht sicher sind, schadet es jedoch nie zu fragen. Telefonische Auskunft gibt auch der Infoservice des BUND, Tel.: 030/275 864 69.

Weitere nützliche Informationen erhalten Sie unter www.bund.net und unter www.oekolandbau.de

Qualitativ hochwertiges Essen schmeckt von Natur aus besonders aromatisch; wenn Sie erst Ihren Gaumen mit biologischem Essen verwöhnt haben, werden Sie darauf nicht mehr verzichten wollen. Der

Literaturtipp

Wissenschaftler Prof. Dr. Fritz-Albert Popp schreibt in seinem Buch „Die Botschaft der Nahrung" (Verlag Zweitausendeins, 978-3861503194, 2005), dass biologisch angebaute Pflanzen nachweislich viel mehr Biophotonen enthalten als Pflanzen aus konventionellem Anbau. Sie haben also außer mehr Genuss auch noch mehr Energiezufuhr. Wenn ein menschlicher Körper genügend Nähr- und Vitalstoffe sowie Biophotonen erhalten hat, ist er auch satt und der Mensch zufrieden. Wenn Sie nur „leere" Nahrungsmittel zu sich nehmen, die kaum lebendige Kräfte enthalten, werden Sie nicht wirklich satt und haben das Bedürfnis, immer weiter zu essen, oder Sie haben schnell nach dem Essen schon wieder Hunger. Dadurch essen Sie dann zu viel. Auch das wird auf die Dauer teurer als eine reichhaltige biologische Ernährung aus Gemüse, Obst und Vollkorn.

Essen kann gut schmecken, preiswert und gesund sein: Probieren Sie selbst!

Im Internetportal „EATSMARTER" bekommen Sie Zugriff auf umfangreiche kostenlose Inhalte: über 1000 Rezepte, Expertentipps und mehr Infos zum Thema Biokost von Ernährungswissenschaftler Prof. Dr. Barth. Interessant ist auch, das Essen mit frischen Kräutern und Gewürzen abzuschmecken. Auch sie haben medizinische Wirkungen und es lohnt sich, sich damit zu befassen, nicht nur wegen des Geschmackserlebnisses. In der asiatischen Heilkunde galt Nahrung traditionell als Medizin. Erst wenn sich durch eine gesunde Ernährung nach den fünf Elementen keine Heilung erzielen ließ, wurden andere therapeutische Maßnahmen wie Akupunktur oder Heilkräuter eingesetzt. Auch in der Geschichte der deutschen Medizin wurde eine gesunde Ernährung stets empfohlen. Von Hildegard von Bingen über Vollkornkost und F.-X.-Mayr-Kuren gibt es viele verschiedene Ansätze. Der eine schwört auf Rohkost oder Vollwertkost nach M. O. Bruker, der andere auf lactovegetabile Diät, Ernährung nach den fünf Elementen, basische Ernährung, Metabolic typing oder Metabolic balancing. Diese Liste ist bei Weitem nicht vollständig. Es gibt auch hier viele Wahrheiten und Wege zum Heil. Wenn Sie experimentieren und herausfinden, mit welcher Art von Ernährung Sie gesünder werden und sich wohlfühlen, lohnt sich der Aufwand.

Sie haben die Gelegenheit, kulinarisch zu genießen und es sich gut gehen zu lassen. Wenn Sie einen einfachen, kurzen Überblick bevorzugen:

Essen Sie viel Obst, Gemüse, Vollkornprodukte, bevorzugen Sie *Fazit*
pflanzliche Öle, meiden Sie raffinierten Zucker und weiße Mehle
(wenn Sie Süßes gern haben, können Sie auf Fruchtzucker oder
Stevia als Süßmittel ausweichen). Vor allem essen Sie alles möglichst naturbelassen. Margarine z. B. ist weniger naturbelassen als
Butter, ultrahocherhitzte Milch ist weniger naturbelassen als
Frischmilch, Essen in Dosen zwar gut konserviert, aber nicht
mehr so lebendig wie frisches.

Übrigens haben alle Versuche, die durchgeführt wurden, ergeben, dass
Tiere, denen Bioessen oder konventionelles Essen angeboten wird, ausnahmslos immer das Bioessen vorziehen. Das und viele weitere lesens-
werte Fakten finden Sie in dem Buch „Die Ernährungsfalle" von Hans-
Ulrich Grimm. Wie die Lebensmittelindustrie unser Essen manipuliert,
erfahren Sie in seinem informativen und übersichtlich gestalteten Lexi-
kon. Sie werden lesen, dass vieles von dem, was in der Lebensmittelab-
teilung des Supermarktes steht, zur Konservierung, Geschmacksver-
stärkung oder optischen Verschönerung Zusatzstoffe aller Art enthält,
u. a. Sägespäne, Fischabfälle, Schimmelpilzkulturen und künstliche „De-
signerstoffe". Für viele dieser künstlichen Zusätze sind bereits verschiedenste krankheitsfördernde Wirkungen bekannt. Und oftmals werden
mehrere dieser Stoffe in einem Produkt kombiniert. Um Ihnen ein Beispiel über die möglichen gesundheitlichen Folgen zu geben, zitiere ich
den ersten Teil der Informationen, der unter dem Stichwort „Modifizierte
Stärke" zu finden ist (Seiten 321–322):

„Modifizierte Stärke zählt zu jenen völlig neuen Designerstoffen, die es in
der Natur gar nicht gibt. Sie wurden von Zulieferfirmen „maßgeschneidert"
für die Bedürfnisse der Nahrungsindustrie. Modifizierte Stärke findet sich
unter anderem in vielen Wellness- und Diätprodukten, in industriellem Müsli
etwa und in vielen Nahrungsmitteln für kleine Kinder. Sie treibt den Blut-
zuckerspiegel und das Zuckerverarbeitungshormon Insulin in die Höhe und
kann daher die Nahrungsverarbeitung und Gewichtsregulierung stören. Das
wirkt dann so, als wenn man das Kind zum Müsli nebenher noch ein bisschen
mit Weißbrot und Zucker füttert. Modifizierte Stärke darf sogar in Milch-
nahrung verwendet werden, mit der man Babys vom Stillen entwöhnt (Säug-
lingsnahrung)." (Quelle: „Die Ernährungsfalle" von Hans-Ulrich Grimm,
Heyne Verlag 2010, 978-3453170742)

Modifizierte Stärke zählt zu jenen Bestandteilen der Industrienahrung, die das Hormonsystem im Körper stören können. Die Designerstärke zählt zu den „schnellen Kohlenhydraten" mit hohem glykämischen Index. Sie hat einen Indexwert von 95, mehr als Marzipan, Gummibärchen und Marsriegel. Das bedeutet: Die modifizierte Stärke treibt den Spiegel des Zuckerverarbeitungshormons Insulin in kurzer Zeit in die Höhe. Das kann zu Übergewicht beitragen und Störungen wie das metabolische Syndrom fördern, mit erhöhtem Risiko für Herzkrankheiten und der Zuckerkrankheit Diabetes. Auch Darmkrebs könnte dadurch begünstigt werden.

Info   Die Designerzutat findet sich etwa in Aletes „Jogolino Erdbeere" und in Hipps „Hippness crisp"-Müsli, im Fruchtjoghurt von Weight-Watchers- und „Du darfst"-Produkten, etwa einem namens „Cremig fein kochen mit Finesse" (7 % Fett) oder einem „Huhn Toscana". Maggis „Champignoncremesuppe mit leckeren Kräutern" müsste genau genommen „Modifizierte Stärkesuppe" heißen, denn davon ist laut Etikett am meisten drin. Auch im Restaurant, in der Kantine und im Krankenhaus kann den Kunden und Patienten diese neue Zutat begegnen: Die Cateringfirma ETO beispielsweise, die zum Imperium von Dr. Oetker gehört, nimmt für den „Gefüllten Eierpfannkuchen mit Champignons und Butterpilzen" unter anderem modifizierte Stärke.

Unter dem Stichwort „Plastikhormone" finden Sie Wissenswertes über die sogenannten Weichmacher. Denn auch wie Essen verpackt wurde, bleibt nicht folgenlos. Essen, das längere Zeit in Klarsichtfolie abgepackt daliegt, verdächtige ich grundsätzlich, Weichmacher aufgenommen zu haben, da diese bei Kontakt nachweislich in Nahrungsmittel übergehen. Weichmacher sind Substanzen aus Kunststoffen. Sie stören den menschlichen Hormonhaushalt, da sie wie Hormone wirken. Dadurch können Stoffwechselprobleme wie Diabetes und Übergewicht, aber auch Störungen des Immunsystems, Schäden im Knochengerüst und bestimmte Krebsarten ausgelöst werden. Zudem kann die Geschlechtsentwicklung und die Fortpflanzungsfähigkeit beeinträchtigt werden.

Das empfinde ich als besonders besorgniserregend, da sich Plastikhormone als Verunreinigung besonders häufig in industrieller Babynahrung, in Schnullern und Kinderspielzeug nachweisen lassen.

Für mich gilt daher:

Hände weg von mit Folien überzogenen oder in Plastik abgepackten Nahrungsmitteln. Und bei Babynahrung plädiere ich dafür, sie selbst frisch zuzubereiten. Dann wissen Sie, was drin ist. Zum Aufbewahren von Nahrungsresten eignen sich Glas- oder Porzellangefäße. Auf einen Schnuller können Sie vielleicht nicht immer verzichten. Nachfragen beim Verkäufer, ob der Schnuller Weichmacher enthält oder nicht, lohnt sich. Auf die Dauer verändert die Nachfrage das Angebot. Und es gibt schon Schnuller und Babyflaschen ohne das Störhormon Bisphenol A.

Falls Sie Gewichtsprobleme haben, ist das Buch „Die Weizenwampe" von Dr. William Davis und auch die Lektüre von Hans-Ulrich Grimm „Die Ernährungsfalle" besonders hilfreich. Sehr empfehlenswert ist vom selben Autor „Echt künstlich", ein Buch, das zeigt, wie Sie sich schützen können, indem es Lebensmittelzusatzstoffe nach E-Nummern sortiert erklärt. Es gilt als Standardwerk der Verbraucheraufklärung. Und wer wissen will, was die Industrie unseren Kindern auftischt, sollte sich „Die Wahrheit über Käpt'n Iglo und die Fruchtzwerge" von Hans-Ulrich Grimm und Annette Sabersky zulegen. *Gewichtsprobleme*

Auch das Buch „Futter fürs Volk" von Volker Angres, Claus-Peter Hutter und Lutz Ribbe zeigt seriös recherchiert auf, welche Mechanismen dahinterstecken, dass heutzutage Lebensmittel auf unseren Tischen kaum noch zu finden sind, sondern eher eine Art gut verpackter Restmüll. Und wer das Unglaubliche immer noch nicht wahrhaben will, kann es in Thilo Bodes Buch nachlesen: „Die Essensfälscher – Was uns die Lebensmittelkonzerne auf die Teller lügen".

Wenn Sie sich ausführlich darüber informiert haben, was alles im Essen stecken darf, können Sie leichter wählen, was Sie wirklich essen wollen.

Einige Anregungen dazu möchte ich Ihnen mit folgenden Literaturempfehlungen geben:

Bruker, Max Otto: „Unsere Nahrung, unser Schicksal"; EMU-Verlag *Literaturliste*

Bruker, Max Otto, Ilse Gutjahr: „Zucker, Zucker ...: Krank durch Fabrikzucker", EMU-Verlag 1999

Braunschweig-Pauli, Dagmar: „Die Jod-Lüge. Das Märchen vom gesunden Jod", Herbig Verlag, 4. Auflage, 2003

Kollath, Werner: „Die Ordnung unserer Nahrung", Haug-Verlag

Bircher, Dr. Ralph: „Geheimarchiv der Ernährungslehre", Kopp Verlag 2010

Von Haller, Albert: „Gefährdete Menschheit", Hippokrates Verlag
Rütting, Barbara: „Mein neues Kochbuch", Goldmann Verlag

Wolcott, William L./,Fahey, Trish: „Essen, was mein Körper braucht",
VAK-Verlag

„Heilige Hildegard Dinkelkochbuch", Christiana Verlag 2010

Temelie, Barbara: „Ernährung nach den 5 Elementen", Joy Verlag

Temelie, Barbara/Trebuth, Beatrice: „Das Fünf-Elemente-Kochbuch",
Joy Verlag

18.3.4 Achtsamer Umgang mit eigener Energie

Ihnen stehen verschiedenste Formen von Energie zur Verfügung: körperliche (auch nervliche), emotionale, geistige und seelische Energie als direkte, Zeit, Geld und Besitz als indirekte Energiequellen. Wichtig ist zu wissen, dass Energie immer der Absicht folgt und dass keine Energie in unserem Universum verloren geht; sie wandelt sich nur um. Wenn Sie sich also klar darüber sind, welches Ziel Sie verfolgen, ändert Ihr Energiefluss automatisch die Richtung: Sie bewegen sich auf Ihr Ziel zu. Solange Sie keine bewusste Entscheidung getroffen haben, werden Sie von nicht bewussten Inhalten gesteuert, von Prägungen und alten Glaubensmustern, die Sie in Ihrem Denken einengen, oft ohne, dass Sie es bemerken. Und Sie werden zum Spielball der Interessen anderer, die ihre Ziele klar gesteckt haben und sich dafür einsetzen. Es ist ungefähr so wie bei einer Reise: Wenn Sie sich nicht darüber im Klaren sind, wohin Sie eigentlich wollen, werden Sie irgendwo landen. Es ist wahrscheinlicher, dass Sie sich dann in Umständen wiederfinden, die Ihnen nicht behagen, als umgekehrt.

Falls Sie nicht zufrieden sind mit Ihrem Leben, ist es folglich notwendig zu schauen, was Ihre Ziele sind. Dann können Sie entscheiden, in was Sie Ihre Energie investieren, um dorthin zu gelangen. Es hat beispielsweise wenig Sinn, mit Gewalt gegen Krieg zu kämpfen. Frieden ist ein Zustand, der sich nur einstellen und dauerhaft halten kann, wenn in den Herzen der beteiligten Menschen Frieden herrscht. Wütende Gedanken im Zorn fortgeschleudert haben ihre Wirkung im Universum und unterhalten Unfrieden. Sie können Frieden nur erreichen, indem

Sie in sich selbst Frieden herstellen. Alles andere kann nur kurze Zeiten *Frieden* des Waffenstillstandes erzeugen. Die meisten, die den Zustand tiefen *schließen* Friedens einmal in sich erlebt haben, wissen, dass er es wert ist, Frieden *fördert Heilung.* zu schließen auch mit Menschen, Umständen oder vergangenen Ereignissen, die zurecht Empörung hervorgerufen haben. Natürlich können Sie recht behalten, wenn Sie das vorziehen. Die Folge ist, dass Sie damit auch Ihre Energie in unangenehme Gefühle lenken. Schwierig wird es dann, wenn Sie glauben, andere seien schuld daran, dass Sie sich so schlecht fühlen. Das ist nicht wahr. Es liegt immer in Ihrer alleinigen Verantwortung.

Was Sie denken, bestimmt, wie Sie sich fühlen, das kann Ihnen keiner abnehmen. Die Konsequenzen tragen dann auch Sie, egal, wie Sie sich entscheiden. Mir ist es wichtig, dass Sie verstehen, wie viel Macht Sie besitzen. Sie können wirklich denken, was Sie wollen.

Die Gedanken sind frei! Niemand kann Sie davon abhalten.

Am meisten Energie verlieren Sie, wenn Sie über Zustände, die Sie *Energieräuber* ärgern, schimpfen. Sie beschweren sich: D. h., Ihr Leben wird schwerer. Wenn Sie es wieder leichter haben wollen, beobachten Sie, wie Sie mit Ihrer Energie umgehen. Im Universum ist immer reichlich Energie vorhanden. Es besteht also kein Grund dafür, im Energiemangel verhaftet zu sein. Sowie Sie sich für etwas begeistern, fließt Ihnen jede Menge Energie zu. Falls Sie sich schon lange nicht mehr für etwas begeistern konnten und vergessen haben, wie sich das anfühlt:

Begeisterung kommt auf, wenn Ihnen etwas wirklich Freude macht oder Sie eine tiefe Sinnerfüllung erleben. Währenddessen oder auf dem Weg dorthin darf es auch mal etwas anstrengend sein. Wenn Sie wahre Begeisterung trägt, wird Sie das kaum stören.

Wenn Ihnen Energie fehlt, liegt das daran, dass Sie Ihre nicht richtig einsetzen. Das erkannt zu haben, ist schon eine große Hilfe. Es führt dazu, dass Sie wieder die Verantwortung für sich übernehmen. Dadurch können Sie sich Ihrer eigenen Macht überhaupt erst wieder bewusst werden. Dann können Sie Ihr Ziel für sich formulieren. Angenommen, es handelt sich um Wohlbefinden – Sie könnten nachdenken darüber, was in Ihrem Leben Wohlbefinden erzeugt und was nicht, und sich entschließen, mehr Energie für das aufzuwenden, was Ihr Wohlbefinden fördert. Das können Kleinigkeiten in der Struktur des Tagesablaufes sein, wie z. B. Zeit für zehn Minuten an der frischen Luft einzuplanen, eine Viertelstunde Morgengymnastik oder ein gemütlicher Treff mit Freunden. Was auch immer Ihr Wohlbefinden steigert, ist willkommen.

Sie könnten aber auch zu der Erkenntnis kommen, dass Ihre Arbeitsstelle, Ihr Wohnort, Ihr Partner oder Ihre Familie nicht Ihr Wohlbefinden steigert. Es geht nicht darum, dass ich Ihnen Lebensumwälzungen anraten will. Das kann ich gar nicht beurteilen. Aber manchmal geht es nicht ohne, wenn Sie gesund bleiben oder werden wollen.

Literaturtipp Sinnvoll ist zunächst einmal, ehrlich sich selbst gegenüber zu sein. Bei Beziehungsproblemen empfehle ich zuerst die beiden Bücher „Männer sind anders, Frauen auch" von John Gray und „Liebe Dich selbst und es ist egal, wen Du heiratest" von Eva-Maria Zurhorst. Wenn Sie Ihre Gefühle wahrnehmen, werden Sie eine Chance haben, eine Lösung zu finden, die Sie gesund erhält. Das Ziel von Wohlbefinden zu haben bedeutet nicht, dass Sie nicht auch traurig, ärgerlich oder ängstlich sein dürfen. Indem Sie es zulassen, kann es sich lösen. Wenn Sie es nicht wahrhaben wollen, erzeugt dieses abgelehnte Gefühl einen enormen Energieverlust. Ständig muss nun ein Bereich in Ihnen damit beschäftigt sein, das Eindringen dieses unangenehmen Gefühls ins Bewusstsein abzuwehren. Je mehr dieser Anteile von Ihnen in so einem abgewehrten Zustand gehalten werden, desto mehr Energie kostet Sie das. Es ist ein Teil unserer Standardausrüstung, so mit heftigen Gefühlsinhalten umzugehen. Mit anderen Worten: Jeder reagiert so. Aber das heißt ja nicht, dass wir das auch so belassen müssen. Es liegt an Ihnen. Wenn Sie gesund sein oder bleiben wollen, ist eine der Grundvoraussetzungen dafür, sich selbst so anzunehmen, wie Sie sind, d.h. auch mit all dem, was Sie an sich nicht so gern haben wollen, und auch mit allen früher abgelehnten Gefühlen. Es kann übrigens auch spannend sein, sich selbst besser kennenzulernen. Das zu erwartende Resultat ist mehr Energie, mehr Zufriedenheit und mehr Gesundheit. Es lohnt sich wirklich, sich mehr für sich selbst zu interessieren.

Zeit-management Ein wichtiger Punkt zu beachten ist, wie Sie mit Ihrer Zeit umgehen. Wenden Sie Zeit auf für Dinge, die Ihnen Freude machen? Oder arbeiten Sie nur Ihre Pflichten ab und haben den Eindruck, nie Zeit für sich zu haben bzw. für das, was Sie wirklich machen möchten? Wenn Sie Zeitprobleme haben, hilft eine kurze Analyse: Es gibt bestimmte Abläufe in Ihrem Leben, die Sie nicht jeden Tag gestalten können, weil Sie diesen Beruf haben oder eine andere Verpflichtung zu erfüllen ist. Außerdem brauchen Sie eine gewisse Menge Schlaf, Zeit für Körperpflege und Ähnliches. Von 24 Stunden bleibt dann eine gewisse Zeit frei.

In unserer industriellen Gesellschaft ist der Anteil an Freizeit vergleichsweise hoch. Sie können sie gesundheitsfördernd nutzen, indem Sie sich Prioritäten setzen.

Gönnen Sie sich genügend Schlaf? Das Schlafbedürfnis variiert bei Menschen sehr stark. Egal, wie viel oder wie wenig Schlaf andere Menschen brauchen, für Sie ist nur interessant, wie viel Schlaf Sie benötigen, damit es Ihnen gut geht und dass Sie diese Menge an Schlaf auch bekommen. *Genügend Schlaf*

Wie viel Zeit brauchen Sie für sich alleine, um sich wohlzufühlen, wie viel Zeit wollen Sie mit Ihrem Partner und Ihrer Familie verbringen, wie viel mit Freunden und mit welchen, wie viel Zeit für Ihr Hobby, ein Ehrenamt oder was auch immer? Nur Sie allein können wissen, was Ihr wahres Bedürfnis ist. Wenn Sie das für sich geklärt haben, können Sie Ihre Zeiteinteilung dementsprechend gestalten. Natürlich ist das für eine alleinerziehende Mutter anders als für den überstundengeplagten Selbstständigen oder für einen Arbeitslosen. Aber jeder darf für sich ein maßgeschneidertes Zeitmanagement erstellen. Wenn Sie realistisch Ihren Tagesablauf betrachten und schauen, wonach Ihr Herz sich sehnt, werden Sie Möglichkeiten finden, wenigstens für einige Minuten am Tag bzw. für ein paar Stunden in der Woche genau das zu tun, was Sie wirklich tun wollen, und die Freude daran kann Ihnen mehr Energie geben, als Sie sich jetzt vielleicht vorstellen können.

Auch wie Sie mit Geld umgehen, kann Ihre Gesundheit fördern oder gefährden. Wenn Sie stets mehr ausgeben, als Ihnen zur Verfügung steht, geraten Sie in Schulden. Damit lebt es sich nicht gut. Je größer der Schuldenberg, desto bedrückender ist die Lebenssituation. Da hilft nur, reinen Tisch zu machen, die Einnahmen und die Ausgaben zu analysieren und entweder die Einkünfte durch zusätzliche Arbeit zu erhöhen oder die Geldverwendung daraufhin zu untersuchen, welche Ausgaben sinnvoll sind und welche nicht. Wichtig für jeden ist auch zu überlegen, wen und was Sie mit Ihrem Geld unterstützen wollen. Denn Produkte, die von den Kunden nicht angenommen werden, verschwinden schnell wieder vom Markt. Mit anderen Worten, wir alle zusammen haben die Macht, dafür zu sorgen, dass es keine Kinderarbeit und keine unmenschlichen Arbeitsbedingungen mehr gibt auf diesem Planeten. Wenn wir nur Produkte kaufen, die nachgewiesenermaßen nicht aus solchen Quellen kommen, wird es eines Tages keine Kinderarbeit mehr geben. Ähnliches gilt für Lebensmittel aus tierquälerischer Massentierhaltung, Fischfang, der Delfine sterben lässt, Holz aus tropischen Regenwäldern usw. Wenn wir beim Kauf nachfragen, woher ein Produkt stammt oder wie es hergestellt wurde, sensibilisieren wir auch die Händler für diese Problematik, besonders, wenn die Ware in den Regalen liegen bleibt. *Umgang mit Geld*

Wir alle können mitmachen, diese Welt zu verbessern, jeden Tag, mit jedem Euro.

Auch wie wir unser Geld anlegen, spielt energetisch eine wichtige Rolle. Solange wir weiter im Vertrauen auf die Fachkompetenz der Banken unser Geld der Bank überlassen, ohne uns darum zu kümmern, was damit geschieht, so lange brauchen wir uns auch nicht zu wundern, wenn die Banken damit machen, was sie wollen.

Interessiert es Sie, ob in Ihrem Fonds Aktien von Firmen sind, die hohe Gewinne durch Gentechnik, Rüstungsgeschäfte oder Auslagerung Ihrer Produktionsstätten in Länder mit Niedrigstlohnkosten machen? Falls ja, ist es unerlässlich, nicht nur nach Gewinnmöglichkeiten Ausschau zu halten, sondern zu klären, welchen Unternehmen Sie Ihr Geld überhaupt überlassen wollen. Das mag nicht immer große Gewinne geben. Dafür wissen Sie, in was Sie Ihre überschüssige Energie investiert haben, und können guten Gewissens schlafen. Denn Geld kann sich nicht einfach von alleine vermehren. Irgendein Mensch muss den Wert, der dahintersteht, durch Arbeit erzeugt haben. D.h., wenn wir etwas günstig einkaufen können oder eine hohe Gewinnspanne bei Geldgeschäften haben, ist an anderer Stelle jemand entweder schlecht bezahlt worden oder hat einen Verlust erlitten.

Die Frage ist, ob Ihnen Ihr Geldzuwachs diesen Preis wert ist. Und glauben Sie nicht, dass es egal ist, da es doch vermutlich alle so machen. Wir alle zusammen haben eine enorme Stärke. Wenn wir unsere Energie bewusst für das einsetzen, was wir wollen, wird sich unsere Welt sehr schnell verändern können.

18.3.5 Achtsamer Umgang mit Körperpflegemitteln, Bekleidung und Schuhen

Die Haut ist unser größtes Organ. Das, womit wir über die Haut in Berührung sind, kann über die Poren in den Körper aufgenommen werden, wenn wir schwitzen in erhöhtem Maße. Deswegen ist es wichtig, die Haut fernzuhalten von Kontakt mit Schadstoffen aller Art. Sowohl Kosmetika als auch Kleider und Schuhe können damit belastet sein.

Giftstoffe in Körperpflegeprodukten

In Körperpflegeprodukten aller Art fand die Occupational Safety and Health Administration des U.S. Department of Labor 2083 Chemikalien, von denen 884 giftig sind:

146 davon können Tumore verursachen

376 davon können zu Haut- und Augenirritationen führen.

314 davon können biologische Veränderungen verursachen.

218 davon können zu Fortpflanzungsstörungen führen.

(Mehrfachnennungen möglich)

(Quelle: www.s-hennebach.de/gh/Infos/Schadstoffe.htm)

Eine Kurzübersicht vieler nicht empfehlenswerter Inhaltsstoffe enthält der *Literaturtipps* Öko-Test-Ratgeber Kosmetik. Diese Liste können Sie auch auf der Homepage der Firma Nokomis unter www.nokomis.at einsehen. Dort steht unter dem Punkt „Schadstoffe in Körperpflegemitteln" für häufig verwendete Substanzen erklärt, welche Schäden sie hervorrufen. Eine ähnliche Aufstellung über gefährliche Inhaltsstoffe in Pflegeprodukten und Kosmetika finden Sie unter www.biotonus.de/html/gefahrliche-inhaltsstoffe.php.

Auch der Artikel „Wenn das Shampoo krank macht" von J. Harmening und Gabriela Haas (Quelle: www.zeitenschrift.com/magazin/40-kosmetik.ihtml) klärt über krankheitserregende Stoffe auf, die sich freiwillig niemand auf die Haut schmieren würde. Bedauerlicherweise sind sie aber in fast allen konventionellen Körperpflegeprodukten enthalten. Hautcremes, Shampoos, Zahnpasta, Rasierschaum, Make-ups, Gele, Flüssigkeitsseifen, Lotionen, Lippenstifte, Deos, Parfüme oder was auch immer Sie in Ihrem Bad stehen haben, überall ist der ein oder andere gefährliche Inhaltsstoff enthalten. Zumeist sind es gleich mehrere.

Die Food and Drug Administration (FDA) hat festgelegt, dass ein Kosmetikhersteller jeden beliebigen Inhaltsstoff oder jedes beliebige Rohmaterial verwenden und das Endprodukt ohne Zustimmung der Regierung auf den Markt bringen und vertreiben darf.

(Quelle:www.zeitenschrift.com/magazin/40-kosmetik.ihtml: „Obwohl die Food and Drug Administration (FDA) Kosmetikartikel zwar klassifiziert, werden diese von ihr jedoch unglaublicherweise nicht reguliert. Wie in einem Dokument auf der Homepage dieser Behörde (http:/vm.cfsan.fda.gov/~dms/cos-hdb1.htlm) nachgelesen werden kann, ‚darf ein Kosmetikhersteller jeden beliebigen Inhaltsstoff oder jedes beliebige Rohmaterial verwenden und das Endprodukt ohne Zustimmung der Regierung auf den Markt bringen und vertreiben'.")

Das ist wirklich ungeheuerlich, wenn man bedenkt, wie gefährlich die meisten dieser Inhaltsstoffe sind. Hier einige Beispiele aus dem oben erwähnten Artikel der „Zeitenschrift":

a-Hydroxysäure

Dabei handelt es sich um eine organische Säure, die durch anaerobe Atmung entsteht. Hautpflegeprodukte mit a-Hydroxysäure greifen nicht nur die Hautzellen an, sondern auch den Schutzmantel der Haut. Langfristige Hautschäden können die Folge sein.

Aluminium (z. B. Aluminium-Chlorohydrate)

Ein metallisches Element, welches als Bestandteil von schweißhemmenden Mitteln (z.B. Deodorants), säurewidrigen Mitteln und Antiseptika verwendet wird. Auf die Haut aufgebracht, verschließt Aluminium die Poren und unterbindet so die Schweißbildung. Die natürliche Entgiftung der Haut wird verhindert. Aluminium dringt über die Haut in den Blutkreislauf. Aluminium wird mit der Alzheimer-Krankheit und mit Brustkrebs in Verbindung gebracht.

Collagen

Ein unlösliches Faserprotein, das wegen seiner Größe nicht in die Haut eindringen kann. Das Collagen, das man in den meisten Hautpflegeprodukten findet, wird aus Tierhäuten und zermahlenen Hühnerfüßen gewonnen. Die Substanz legt sich wie ein Film über die Haut und kann sie dadurch ersticken.

Diethanolamine (DEA)

Auch: Cocamide (Cocamid) DEA, Lauramide (Lauramid) DEA. Ein farbloser oder kristalliner Alkohol, welcher in Lösungsmitteln, Emulgatoren und Reinigungsmitteln Anwendung findet. DEA wirkt als Weichmacher in Körperlotionen oder als Feuchthaltemittel in Hautpflegeprodukten. Falls diese DEAs zusammen mit Nitraten verarbeitet werden, reagieren diese chemisch miteinander und führen möglicherweise zu krebserzeugenden Nitrosaminen. Neueste Studien zeigen krebserzeugendes Potenzial, auch ohne Nitratverbindungen. DEAs sind unter anderem auch haut- und schleimhautreizend.

Diethylphthalat

Wird zur Vergällung von Alkohol eingesetzt. Es wird von der Haut aufgenommen und beeinflusst ihren Schutzmechanismus. Phthalate stehen im Verdacht, Leber, Nieren und Fortpflanzungsorgane zu schädigen und außerdem wie ein Hormon zu wirken.

Elastin mit hoher relativer Molekülmasse

Ein ähnliches Protein wie das Collagen und Hauptbestandteil elastischer Fasern. Elastin wird auch aus Tierteilen gewonnen. Die Wirkung auf die Haut ist vergleichbar mit der des Collagens.

Fluoride

Fluorid ist ein biologisch nicht abbaubares Umweltgift und ein industriell erzeugtes Abfallprodukt, das von der amerikanischen Environmental Protection Agency (etwa: Amt für Umweltschutz) offiziell als Giftstoff klassifiziert worden ist. Dr. Dean Burk vom National Cancer Institute (Nationales Krebsinstitut) sagt: „Fluorid verursacht häufiger und schneller Krebs beim Menschen als jede andere chemische Substanz." In Belgien wurden alle Fluorid-enthaltenden Zahncremes verboten!

Formaldehyd/-abspalter

Zum Beispiel Bronidox, Bronopol, Diazolidinyl-Harnstoff, Diazolidinyl-Urea, DMDM Hydantoin, Imidazolidinyl-Harnstoff, Imidazolidinyl-Urea, 2-Bromo-2-Nitropropane-1,3-Diol, 2,4-Imiazolidinedione, 5-Bromo-5-Nitro1,3-Dioxane)

Ein farbloses, giftiges Gas – ein Reizstoff und Krebserreger. In Kombination mit Wasser findet Formaldehyd als Desinfektionsmittel, als Fixierungsmittel oder Konservierungsmittel Verwendung. Formaldehyd ist in vielen kosmetischen Produkten und vor allem in herkömmlichen Nagelpflegesystemen enthalten. Schon in geringen Mengen reizt dieser krebsverdächtige Stoff Schleimhäute und kann Allergien auslösen. Zudem lässt er die Haut altern.

Lanolin

Eine aus Wolle gewonnene fettige Substanz, als Sensibilisator bekannt, die häufig Bestandteil von Kosmetika und Lotionen ist. Die Haut kann manchmal allergisch auf Lanolin reagieren, z.B. mit Hautausschlägen. 1988 entdeckte man in Lanolinproben an die 16 Pestizide.

Mineralöl

Paraffinöl – z. B.: Paraffinum liquidum. Ein Rohöl-(Petroleum-)Derivat, das industriell als Schneidflüssigkeit und Schmieröl genutzt wird. Mineralöl bildet einen öligen Film auf der Haut. So werden Feuchtigkeit, Toxine und Abfallstoffe eingeschlossen und die normale Hautatmung unterbunden, weil der Sauerstoff nicht in die Haut eindringen kann.

Parfüm (meist nitro- und polyzyklonische Moschusverbindungen)
Derartige synthetischen Parfümstoffe haben sich teilweise in Tierversuchen als krebserregend oder erbgutverändernd erwiesen. Diese Stoffe reichern sich in der Umwelt und im Körper an und können sogar in der Muttermilch nachgewiesen werden.

Propylenglycol (Propylene Glykol)
Werkstoff-Sicherheitsdatenblätter warnen die Benutzer vor Hautkontakt mit Propylenglykol, da es die Haut stark reizt (Kontaktdermatitis) und zu Leberanomalien und Nierenschäden führen kann.

Sodium fluoride
Dieser Stoff wurde als potenziell krebserregend identifiziert.

Sodiumlaurylsulfat (auf Deutsch: Natriumlaurylsulfat)
Scharfes Reinigungs- und Netzmittel, das in Garagenbodenreinigern, Maschinenentfettern und Produkten zur Autowäsche vorkommt. Es wird in nahezu allen Reinigungsprodukten als Schaumbildner eingesetzt. Sodiumlaurylsulfat gilt unter Wissenschaftlern als häufiges Hautallergen. Es wird schnell von Augen, Gehirn, Herz und Leber absorbiert und dort angelagert, was zu Langzeitschäden führen kann. Allgemein kann Sodiumlaurylsulfat Heilungsprozesse verzögern, bei Erwachsenen grauen Star verursachen und bei Kindern dazu führen, dass sich die Augen nicht richtig entwickeln.

Sodiumlaurethsulfat (auf Deutsch: Natriumlaurylethersulfat)
Sodium-laureth-sulfat ist die alkoholische (ethoxylierte) Form des Sodium-lauryl-sulfats. Während des Ethoxylierungsprozesses entsteht die äußerst schädliche Verbindung 1,4-Dioxan. 1,4-Dioxan war einer der Hauptbestandteile des chemischen Entlaubungsmittels „Agent Orange", welches während des Vietnamkrieges eingesetzt worden war. 1,4-Dioxan ist eine Substanz, die den Hormonhaushalt stört; zudem steht sie in dem Verdacht, Hauptauslöser zahlreicher Krebserkrankungen zu sein. Ebenso ist diese Substanz dem Hormon Östrogen sehr ähnlich und man vermutet, dass es die Wahrscheinlichkeit für Brustkrebs und Endometriumkarzinom, stressbedingte Erkrankungen und für eine reduzierte Spermienproduktion erhöht.

Sonnenschutzfilter Z. B. 4-MBC (4-Methylbenzylidencampher), OMC (Octyl-methoxycinnamat), Bp-3 (Benzophenon-3)

Bp-3 ist in den Verdacht geraten, wie das weibliche Hormon Östrogen zu wirken. UV-Filter sind inzwischen in menschlicher Muttermilch und im Körper von Fischen nachweisbar. In Testreihen wuchsen Brustkrebszellen, auf die fünf verschiedene UV-Filter aufgebracht wurden (Untersuchungen des Instituts für Pharmakologie und Toxikologie der Universität Zürich).

Talc (Talk)

Ein weicher, gräulich-grüner Mineralstoff. Das Einatmen von Talk kann schädlich sein, da diese Substanz als schwerer Krebserreger bekannt ist. Talk gilt weitgehend als Hauptauslöser für Eierstockkrebs.

Die Liste ließe sich noch um einiges verlängern. Die Frage an Sie: Wollen Sie das wirklich auf Ihrer Haut haben?

Glücklicherweise gibt es Naturkosmetik als Alternative. Außer alteingesessenen Firmen wie „Weleda" oder „Dr. Hauschka" gibt es inzwischen viele andere Anbieter und auch Gütesiegel, denen unterschiedliche Qualitätskriterien zugrunde liegen: demeter, NaTrue, Naturland, BDIH, Ecocert, Lacon sind einige gebräuchliche Siegel, die sich auf die Zusammensetzung der Inhaltsstoffe beziehen. Zusätzlich gibt es auch noch das Leaping-Bunny-Siegel und das IHTK-Siegel für tierversuchsfreie Kosmetik. Wenn Sie sicher sein wollen, wirklich Naturkosmetik zu erhalten, lesen Sie am besten genau, was auf der Verpackung steht. Denn einige Firmen wollen den Biotrend nutzen, obwohl ihre Produkte reichlich Chemie enthalten, und bewerben ihre Körperpflegemittel mit „organic", „bio" oder „natural".

Ausführliche Informationen zu den einzelnen Naturkosmetiksiegeln erhalten Sie unter www.ecco-verde.de/info/kontrollierte-naturkosmetik.

Naturkosmetik als Alternative

Bekleidung und Schuhe

Kleidung soll schön sein und auch möglichst billig. Da darf die Herstellung nicht viel kosten. Aus diesem Grunde wird der Großteil unserer Kleidungsstücke in Südostasien hergestellt. Wie Baumwolle, Leder oder andere Ausgangsstoffe dort behandelt wurden, wird in Europa fast nie nachgeprüft. Und so gelangen die verschiedensten Substanzen, deren Verwendung für Textilien oder Schuhwerk in Deutschland nicht zugelassen ist, via Billigimport ungehindert auf Ihre Haut. Mehr als 7 000 verschiedene Chemikalien kommen bei der Textilherstellung zum Einsatz.

Um nur einige zu nennen:

Azofarbstoffe können nach Aufnahme in den Körper krebserregende Substanzen freisetzen. Deswegen wurde die Verwendung von Azofarbstoffen zum Färben von Bekleidung in Deutschland bereits 1966 verboten. In Asien ist das nicht der Fall. Dort werden sie weiterhin eingesetzt, da sie billig sind und gut färben. Auch **Chromverbindungen**, die sich oft in Lederwaren nachweisen lassen, gelten als krebserregend.

Dispersionsfarbstoffe die zum Färben von Kunstfasern erforderlich sind, dürfen in Deutschland im Rahmen von Grenzwerten in Bekleidung enthalten sein und das, obwohl sie dazu neigen, Kontaktallergien auszulösen.

Kaliumdichromat wird zum Gerben von Leder verwendet. Rückstände z. B. in billigen Schuhen können zu Allergien der Fußhaut führen. In Tierversuchen traten besorgniserregenderweise Erbgutveränderungen und krebserzeugende Wirkungen auf.

Pentachlorphenol (PCP) tötet Schimmelpilze ab. Obwohl die Herstellung und Verwendung seit den 80er-Jahren in Deutschland verboten ist, kommt PCP weiterhin als „Mitgift" von Importtextilien ins Land. PCP kann zu Chlorakne und Nervenschädigungen führen, in hohen Dosen auch zu Bluthochdruck und Herzversagen.

Formaldehyd soll das Gewebe vor Verknittern schützen. Bei Tierversuchen wurden Erbgutveränderungen und krebserzeugende Wirkung nachgewiesen. Bekleidung, die als bügelfrei oder knitterfrei beworben wird, enthält mit ziemlicher Sicherheit Formaldehyd. (Quelle: www.kon sumo.de/news/104880-Azofarbstoffe%20Kleidung% 20Allergien%20Haut% 20Reizung)

Organozinnverbindungen sind überaus giftig. Häufiger als Mono- und Dibutylzinn wird Tributylzinn (TBT) in Kleidungsstücken gefunden. (Quelle: www.medizininfo.de/hautundhaar/kleidung/gift.htm)

TBT wird über die Haut aufgenommen und setzt sich in Leber und Nieren ab, was zu schweren Leber- oder Nierenschäden und zur Schwächung des Immunsystems führen kann. Zudem wirkt TBT als Hormonstörer. Dadurch besteht erhöhte Gefahr, dass Männer zeugungsunfähig werden und Frauen vermännlichen. Im Nike-Fußball-Trikot des BVB wurde TBT gefunden. Kinder, die als Fans des BVB das Trikot ihrer

Mannschaft tragen wollen, sind besonders gefährdet. Denn beim Toben und Fußballspielen schwitzen sie und die Haut öffnet ihre Poren weit. Auch Hertha BSC, TSV 1860 München, 1. FC Kaiserslautern, Alemannia Aachen und die Offenbacher Kickers spielen in Nike-Trikots, außerdem viele internationale Clubs, die weltweit ihre Fans haben.

In Deutschland wird TBT immer noch auf Schiffsrümpfe aufgetragen, um das Bewachsen der Rümpfe mit Muscheln zu verlangsamen. Bewiesenermaßen sind jetzt als Folge davon 140 Schneckenarten in der Nordsee vom Aussterben bedroht.

Guter Rat ist teuer, sagt eine Redewendung. Dafür ist er aber auch gut. Ähnliches gilt auch für Waren: Qualität hat ihren Preis. Ein Kleidungsstück, das nur wenige Euro kostet, kann nicht aus hochwertigen Materialien bestehen und es ist auch ausgeschlossen, dass die Arbeiter fair bezahlt wurden. Es ist also bei billigerer Kleidung anzunehmen, dass reichlich Schadstoffe darin enthalten sind. Aufsehenerregend die „37°"-Dokumentation des ZDF „Gift auf unserer Haut", www.youtube.com/watch?v=dV-BXYrlKvc. Auch in der „Arte"-Doku „Gift – unser tägliches Risiko" sehen Sie im ersten Teil „Schick, aber schädlich" von Inge Altemeier und Reinhard Hornung gesendet am 27.07.2010 um 20.15 Uhr, dass 99 % unserer Kleidung mit Gift belastet sind. Es kamen Betroffene zu Wort, die durch Bekleidung oder neue Schuhe erkrankten. Zudem wurden u. a. Arbeiter in Bangladesh gezeigt, die barfuß knöcheltief durch Azofarbstoffe waten. Erschreckend die Nachricht, dass das Label mit der Bezeichnung „organic cotton" auf Wunsch der europäischen Auftraggeber in die T-Shirts genäht wird und dass weltweit mehr Biobaumwolle verkauft wird, als überhaupt produziert wird. Hier bieten Siegel eine Abhilfe. Etabliert hat sich das Öko-Tex-100-Siegel. Es erlaubt den Einsatz von Schadstoffen nur unterhalb gewisser Grenzwerte und bietet damit einen gewissen Mindeststandard. Die Umweltbelastung bei der Herstellung wird bei der Vergabe des Siegels nicht berücksichtigt. Strengere Auflagen hat das neue GOTS-Siegel: Es wird nur vergeben, wenn mindestens 90 % Naturfasern bei umweltfreundlichen Produktionsverfahren verwendet wurden. Weitere Qualitätssiegel für ökologisch und sozial verträglich produzierte Bekleidung sind demeter, Naturland und IVN. Hersteller wie Engel, Maus oder hessnatur haben sich von GOTS zertifizieren lassen. Durch zunehmende Nachfrage bieten jetzt auch die großen Ketten wie C&A und Wal-Mart einen Teil ihres Textilangebots nach dem neuen internationalem GOTS-Standard an.

Wenn Sie ein neues Kleidungsstück brauchen, haben Sie also die Möglichkeit, nach der Zertifizierung mit den erwähnten Siegeln Ausschau zu halten. In jedem Fall rate ich dazu, ein neues Kleidungsstück vor dem ersten Tragen zu waschen. Wenn es nicht mit einem Siegel, dem Sie vertrauen, ausgezeichnet ist, können Sie es erst einmal über Nacht einweichen, falls sich das Wasser verfärbt hat, lohnt es sich, das so lange zu wiederholen, bis das Kleidungsstück nicht mehr ausblutet. Danach empfehle ich mehrere Waschgänge in der Waschmaschine. Ich vermute, dass das Kleidungsstück nach etwa siebenmaligem Waschen im Wesentlichen schadstofffrei ist. Deshalb trage ich meine Kleidungsstücke möglichst lange, denn bei oft gebrauchten Shirts oder Pullovern ist nach häufigem Waschen die Gefahr gering, dass sie noch Schadstoffe beherbergen.

Das schont die Umwelt und meinen Organismus.

Viele nützliche Informationen gibt die Textilfibel 3, ISBN 978-39811689-3-8, ein Ratgeber des Greenpeace-Magazins. In der dritten Auflage enthält er Bezugsadressen für ökologisch produzierte fair gehandelte Kinder- und Erwachsenenkleidung, Stoffe, Kurzwaren und Schuhe sowie Literatur und Linktipps.

Schadstoffanalysen von Leder, Textilien, Matratzen und Teppichböden können Sie beim Bremer Umweltinstitut e.V. (www.bremer-umweltinstitut.de) in Auftrag geben. Auch Hausstaubkontamination mit Giften und Raumluftbelastung kann vom Bremer Umweltinstitut untersucht werden.

Die meisten Gifte wirken schleichend. Im Laufe der Jahre sammelt sich immer mehr an. Deswegen ist es günstiger vorzubeugen, als hinterher die Schäden zu beseitigen. Einige Tipps zur Vermeidung der Aufnahme von Schadstoffen durch die Haut finden Sie unter:

http://marktcheck.greenpeace.at/4149.html

Ich will auf meiner Haut jedenfalls nur Wasser, Seife und ökologisch hergestellte Textilien sowie bei Bedarf ein gutes Öl oder Naturkosmetika.

18.3.6 Achtsamer Umgang mit Ihrem Wohn- und Schlafplatz

Sowohl geopathische Erdstrahlung als auch Elektrosmog können je nach Intensität und Dauer der Einwirkung schädliche Auswirkungen auf den menschlichen Organismus haben. Früher haben Menschen ein

Gespür dafür gehabt, wo Kraftplätze sind, und dort ihre religiösen Zeremonien vollzogen. Kirchen wurden in der Regel auf solchen Orten erbaut. Auch alte Bauernhöfe stehen zumeist auf günstigen Plätzen. Mit zunehmender Besiedlungsdichte wird auf diese Gegebenheiten immer weniger Rücksicht genommen. So laufen heute viele Linien, die unter anderem durch Erdverwerfungen entstehen, früher verallgemeinernd Wasseradern genannt, mitten durch Schlafzimmer oder sogar Bettstellen der Bewohner. Eine längere Exposition geopathischer Erdstrahlung kann nach Jahren zu Krankheiten führen und sich als Heilungshindernis auswirken. Falls es trotz bester Bemühungen gesundheitlich nicht aufwärtsgeht, lohnt es sich eventuell, die Wohnung von einem erfahrenen Radiästheten abgehen zu lassen. Manchmal ist es einfach nur ein Bett, das umzustellen ist, manchmal führen Kreuzungen und Überlagerungen verschiedener Linien und Netze zu Belastungen mit Erdstrahlung in großen Teilen des Wohn- und Schlafbereichs. Speziell zum Neutralisieren belastender Strahlung in einem klar umgrenzten Wirkbereich habe ich die große Glaskugel „Sei gut behütet zu Hause" entwickelt. Sie kann ungünstige Erdstrahlen aller Art umwandeln ebenso wie Elektrosmog, der durch Sender und elektronische Geräte wie Computer, TV, DECT-Telefon, Handys usw. entsteht. Es gibt auch eine Ausführung für den Arbeitsplatz, wo ja die Elektrosmogbelastung oft noch höher ist. Speziell für die Reise habe ich eine kleinere Glaskugel konzipiert; ihr Programm unterstützt Sie darin, alle Umstellungen, die eine Urlaubs- oder Geschäftsreise mit sich bringt, besser zu verkraften. Zudem kann sie schädliche Erdstrahlung und Elektrosmog neutralisieren wie die große Kugel „Sei gut behütet zu Hause". Bei Interesse finden Sie auf der Internetseite www.informierteglobuli.de alle dazugehörigen Informationen.

Neutralisierung von Strahlen

> „Erdstrahlen & Co.", Dr. med. Ulrike Banis, Haug Verlag 2004, 978-3830421719
>
> „Erdstrahlen und deren Einfluss auf den Menschen", Prof. Dr. Emil Worsch, Stocker Verlag 2001, 978-3853651322

Weiterführende Literatur

Ganzheitlich orientierte Ärzte bewerten die Auswirkungen hochfrequenter Mikrowellenstrahlung als noch bedenklicher als Erdstrahlen. Längst weisen internationale Langzeitstudien Spätschäden durch Mobilfunkstrahlung nach. Die Ärztekammer Wien hat deswegen zehn medizinische Handyregeln herausgegeben:

Die zehn medizinischen Handyregeln

- Prinzipiell so wenig und so kurz wie möglich telefonieren! Festnetz oder VoIP verwenden. Kinder und Jugendliche unter 16 Jahren sollten Handys nur für den Notfall mitführen!
- Das Handy während des Gesprächsaufbaus von Kopf und Körper fernhalten (Armabstand)!
- Nicht in Fahrzeugen (Auto, Bus, Bahn) telefonieren – die Strahlung ist höher!
- Beim Versenden von SMS das Handy generell so weit wie möglich vom Körper fernhalten!
- Beim Kauf von Handys auf einen möglichst geringen SAR-Wert sowie einen externen Antennenanschluss achten!
- Handys nicht in die Hosentasche stecken – die Strahlung kann möglicherweise die Fruchtbarkeit bei Männern beeinträchtigen!
- Zu Hause über das Festnetz telefonieren und das Handy ausschalten!
- Keine Spiele auf dem Handy spielen!
- Bei Verwendung von Headsets oder integrierter Freisprecheinrichtung Handys möglichst weit weg vom Körper positionieren (z. B. äußere Rocktasche, Handtasche)!
- Besonders WLAN bzw. UMTS führen zu einer hohen Dauerbelastung!

Unter www.funkfrei.net/berichte finden Sie dokumentierte Gesundheitsschäden unter Einfluss hochfrequenter elektromagnetischer Felder (Mobilfunkanlagen, DECT, WLAN, unter anderem 32 Kasuistiken herausgegeben von Dr. med. Cornelia Waldmann-Selsam, Ärzteinitiative Bamberger Appell, Stand April 2010).

Die Internetseite www.kinder-und-handys.de/erkenntnisse berichtet über verschiedenste Forschungsergebnisse, die die Gesundheitsschädigung der Mobilfunkwellen nachweisen. Unter anderem wird über Gehirnschädigungen durch Öffnung der Blut-Hirn-Schranke, Erschöpfung, Kopfweh bei Kindern, Spermaschädigung, Embryonenschädigung und erhöhtes Krebsrisiko durch den Nachweis von DNA-Strangbrüchen berichtet. Auch schnurlose Telefone mit DECT-Technik, funken von der Basisstation ausgehend hochfrequente Wellen, die gesundheitsschädigende Wirkung haben können. Deswegen lohnt es sich, ein älteres schnurloses DECT-Telefon zu entsorgen und sich ein schnurloses Telefon der neuen Generation anzuschaffen. Glücklicherweise sind jetzt wieder analoge Geräte fast ausnahmslos Standard. Um alle zurzeit durch moderne Technik hervorgerufenen gesundheitsschädigenden Frequenzen umzuwandeln, habe ich Kristallkugeln so programmiert, dass sie schäd- *Kristallkugeln* liche Strahlung innerhalb eines Wirkungskreises zwischen 8 und 30 m (je nach Kugelgröße) aufheben können.

Es handelt sich um dieselben Kugeln „Sei gut behütet zu Hause" und „Sei gut behütet bei der Arbeit" bzw. „Sei gut behütet unterwegs", die auch zur Aufhebung geopathologischer Strahlen konzipiert wurden. Eine ausführliche Beschreibung finden Sie unter www.informierteglobuli.de.

Falls Sie sich online umfassender mit dem Thema Hochfrequenzstrahlung auseinandersetzen wollen, hier einige unabhängige kritische wissenschaftliche und ärztliche Internetseiten:

www.aerzte-und-mobilfunk.net *Internetinfo*
www.kompetenzinitiative.de
www.diagnose-funk.org
www.buergerwelle.de
www.funkfrei.net
www.katalyse.de

Auch online ein Vortrag bei „Youtube" von Biophysiker Peter Fer- *Literaturtipps*
    reira (Autor von „Wasser und Salz")
Mikrowellenherde werden in Teil 3 und Teil 4 angesprochen.

„Elektrosmog-Wohngifte-Pilze", Wolfgang Maes u. a., Haug Verlag
1999, 978-3776015997

„Elektrosmog – Gesundheitsrisiken, Grenzwerte, Verbraucherschutz",
C. F. Müller Verlag 2002, 3-7880-7679-8

„Elektrosmog: Ursachen – Gesundheitsrisiken – Schutzmaßnahmen,
Harald Moritz, Shaker Verlag August 2009, 978-3832284619

„Schutz vor Elektrosmog: Tipps für ein gesundes und sicheres Wohn-
umfeld, Jürgen Brück, DIN-Ratgeber, Oktober 2009, 978-3410174691

Auch die sogenannten Energiesparlampen bringen jede Menge Nachteile *Energiespar-* mit sich, auf die Händler, Medien und die Industrie so gut wie gar nicht *lampen* hinweisen. Die Sparlampe emittiert gepulste, steilflankig getaktete Felder, die als biologisch besonders abträglich gelten.

„Lediglich ein geringer Prozentsatz des Lichtes dient der Wahrnehmung durch das Auge, der größere Anteil ist für die Steuerung von wichtigen Stoffwechselvorgängen und des Lebensrhythmus zuständig, für die Produktion und Regelung von Hormonen und Vitaminen, hat wesentliche Auswirkungen auf das Immunsystem und die Psyche, auf das Blut und die Haare." Quelle: Apotheken-Umschau und andere Medien (Juni 2008)

Dazu schreibt Baubiologe Wolfgang Maes in seinem Artikel „Hinters Licht geführt: Energiesparlampen":

Elektrosmog   „… dass sie Elektrosmog erzeugen, viel mehr als an PC-Bildschirmen erlaubt ist, dass sie Schadstoffe emittieren, dass die Herstellung aufwendig ist, dass sie giftige Inhaltsstoffe beherbergen, die im Sondermüll entsorgt werden sollten, zumeist aber über den Hausmüll die Umwelt belasten, in Deutschland allein einige 100 kg Quecksilber pro Jahr!"

Die Liste ist noch längst nicht vollständig. Der Heidelberger Arzt Alexander Wunsch sagt in seinem Vortrag: „Ja! zur Glühlampe – ein Plädoyer für ein gesundes Leuchtmittel" (2007):

„Es gibt kein Leuchtmittel, das ein dem Sonnenlicht ähnlicheres Spektrum erzeugt wie die Glühlampe." … „Sonne wie Glühlampe weisen ein kontinuierliches Spektrum auf." … „Das Licht aus Leuchtstofflampen, also auch das aus Energiesparlampen, löst im Körper Reaktionen aus, welche die Entstehung der meisten Zivilisationskrankheiten begünstigen können." … „Eine Empfehlung für die Sparlampe auf der Basis geschönter Berechnungen auszusprechen, ohne die versteckten Kosten für die Herstellung und Entsorgung mit einzubeziehen, führt zur völligen Verzerrung der Tatsachen."

Wolfgang Maes bezeichnet auf dem 1. Weltkongress der PLDC, 1st International Lightning Design Conference (10/07) in London das Verbot von Glühlampen als staatlich verordnete Körperverletzung, solange kein gleichwertiges Leuchtmittel zur Verfügung steht. „Die Sparlampe ist nicht die Lösung. Viele wissen aus Erfahrung: In Kopfnähe verursachen sie Kopfdruck, Kopfschmerz, Schwindel, Vibrieren, Konzentrations- und Augenprobleme." Das gibt die Schweizer Bürgerwelle im Internet bekannt (www.buergerwelle-schweiz.org, Juni 2007).

Obige Quellen und weitere aufschlussreiche Fakten finden Sie in den Veröffentlichungen von Wolfgang Maes „Glühbirne raus – Energiesparlampe rein?" und „Zitate zu Energiesparlampen".

Mir persönlich ist das Licht der Sparlampen unangenehm. Da ich mich damit nicht wohlfühle, habe ich sie nach einmaligem Ausprobieren gleich wieder aus meinen Wohnräumen verbannt. Vielleicht gibt es ja ein besseres Licht als das der Glühbirne. Das der Energiesparlampe ist es für mich auf keinen Fall.

Biologisches Bauen und Wohnen wäre wünschenswert. Denn unser Wohnraum umgibt uns wie eine dritte Haut.

Was die Umgebung ausdünstet und an die Luft abgibt, nehmen wir zumindest teilweise wieder auf. Die Gefährlichkeit mancher Schadstoffe stellt sich manchmal erst Jahre später heraus, wie z. B. im Fall Asbest. Dass sich Baustoff- und Farbenhersteller um mehr Umweltfreundlichkeit bemühen, liegt vor allem an uns Kunden. Wenn die Nachfrage nicht nur preisorientiert, sondern auch qualitätsbewusst ist, verbessert sich das Sortiment.

Für Laien empfehle ich das Buch:

„Gesünder Wohnen" von Gartner/Winklbaur, 1992, 978-3853689578 (der Titel ist nur noch antiquarisch erhältlich), das als populärwissenschaftliches Werk gut in das Thema einführt.

Mehr für Fachkreise eignet sich folgende Fachliteratur:

„Geomantisches Planen,Bauen und Wohnen", Prof. Dipl.-Ing. Eike Georg Hensch, Drachen Verlag 2008, 978-3927369306

„Das Buch vom gesunden Bauen und Wohnen", Prof. Karl-Ernst Lotz, Horst-Fischer Verlag 2001, 978-3893670413

„Ökologisch planen und bauen: Das Handbuch für Architekten, Ingenieure, Bauherren, Studenten, Baufirmen, Behörden, Stadtplaner, Politiker", Arwed Tomm, Vieweg Verlag 2000, 978-3528288792

„Die neue Dimension der Gesundheit: Ganzheitlicher Schutz vor belastenden Umwelteinflüssen – Ein Ratgeber aus wissenschaftlicher und spiritueller Sicht", Prof. Dr. Gerhard W. Hacker/Ursula Demarmels, Südwest Verlag 2008, 978-3517084350

18.3.7 Achtsamer Umgang mit Impfungen

Viele Menschen wissen, dass Impfungen zu Komplikationen führen können und unter Umständen Impfschäden zurückbleiben. Nur wenigen aber ist bekannt, dass für keine einzige Impfung nachgewiesen ist, dass sie auch wirklich vor der Krankheit schützt, gegen die die Impfung vorgenommen wird.

Durch eine Impfung werden lediglich Antikörpertitererhöhungen erzeugt. Das reicht schon aus, damit eine Substanz als Impfstoff zugelassen wird.

Klinische Studien mit dem Nachweis einer Schutzwirkung vor der Krankheit werden nicht verlangt. So existieren auch fast keine.

Die Weltgesundheitsorganisation führte von 1968 bis 1971 einen großen Feldversuch in Südindien durch. Rund 400 000 Menschen in der Provinz Madras wurden mit BCG-Impfstoff geimpft, etwa 400 000 nicht. In der Provinz Madras waren vorher zwei Versuchsgebiete ausgesucht worden, sodass zwei etwa gleich starke Gruppen entstanden. Dann wurde, abgesehen von Säuglingen unter einem Jahr, die gesamte Bevölkerung in einem Gebiet durchgeimpft, die im anderen Gebiet nicht. 1979 veröffentlichte die WHO im ersten Zwischenbericht: Elf Jahre nach Versuchsbeginn hatte es im Gebiet der geimpften Bevölkerung wesentlich mehr Tuberkulosefälle gegeben als im Gebiet der nicht geimpften. Das heißt, dass die Ungeimpften statistisch eine größere Chance hatten, nicht an Tuberkulose zu erkranken.

Mit anderen Worten, die Tuberkuloseimpfung hat das Risiko, an Tbc zu erkranken, erhöht! (Quelle: Dr. med. Gerhard Buchwald, „Der Rückgang der Schwindsucht trotz ‚Schutzimpfung‘", Hirthammer Verlag 2002)

Auch eine Statistik über Ausbrüche von Maul- und Klauenseuche 1966 und 1988 in Europa zeigt erschütternderweise, dass in den europäischen Ländern mit Zwangsimpfung wesentlich mehr Ausbrüche von Maul- und Klauenseuche auftraten; in Ländern ohne jährliche Flächenimpfung traten deutlich weniger Maul- und Klauenseuchefälle auf. In nachprüfbaren Fällen zeigte sich, dass vielfach die Maul- und Klauenseuche aus impfenden Ländern eingeschleppt wurde. Die Länder ohne Zwangsimpfungen waren viele Jahre sogar seuchenfrei. (Quelle K. Strohmaier, „Wie kann Europa frei von Maul- und Klauenseuche werden und bleiben?", Vortrag vom März 1989 im Vakzineinstitut Basel)

Auch eine Tetanusimpfung bietet keine Garantie auf Nichterkrankung an Tetanus – im Gegenteil: Simone Delarue, Autorin des Buches „Impfschutz – Irrtum oder Lüge", Hirthammer Verlag 1993, zeigt auf, dass Tetanusimpfungen in der französischen Armee die Tetanusrate nicht senkten. Auf 1000 Verwundete war sie im Zweiten Weltkrieg trotz Impfungen genauso hoch wie im Ersten Weltkrieg, als noch keine Impfungen durchgeführt wurden. Dagegen traten in der griechischen Armee, in der nicht geimpft wurde, siebenmal weniger Tetanusfälle auf. Den Rückgang des Tetanus in Europa (in Deutschland tritt Tetanus nur noch vereinzelt auf, in manchen Jahren gibt es keinen Fall von Tetanus) sieht sie vor allem durch Verbesserung der hygienischen Bedingungen hervorgerufen.

In asiatischen und afrikanischen Ländern mit ungünstigen Lebensbedingungen durch Armut, Hunger und verschmutztes Wasser tritt Tetanus, wie andere Infektionskrankheiten auch, häufiger auf. Tetanusimpfungen haben darauf keinen Einfluss. Das sieht man auch an einer grafischen Darstellung der Entwicklung des Tetanus zwischen 1962 und 1990 in Deutschland. (Quelle: Statistisches Bundesamt in Wiesbaden. Die massive Durchimpfung der Bevölkerung in Deutschland verzögert den Rückgang des Tetanus.)

Und im Zusammenhang mit Tetanusimpfungen werden pro Jahr ca. 15 Todesfälle gemeldet! (Quelle: impf-report, Tolzin Verlag, Ausgabe Nr. 48/49 Nov./Dez. 2008)

Auch bei Masern ist kein Impfschutz vorhanden. Immer wieder erkranken auch geimpfte Personen an Masern. In den USA gab es 1986 an Schulen eines Landkreises in Wisconsin eine Epidemie trotz einer Impfdichte von 94 %. Unter 218 Patienten, die mit Sicherheit Masern hatten, befanden sich 182 (83,4 %) ordnungsgemäß geimpfte, 13 (6 %) waren nie geimpft worden und 21 (10 %) nur ein Mal im ersten Lebensjahr.

Auch in Kanada zeigte sich 1986, dass in den drei Provinzen British Columbia, Manitoba und Nova Scotia von 5575 an Masern Erkrankten 60 % geimpft waren, 28 % nicht geimpft und 12 % mit nicht bekanntem Impfstatus. (Quelle: Simone Delarue, „Impfschutz - Irrtum oder Lüge?")

So wie es aussieht, erhöhen also Impfungen das Risiko, an eben der Krankheit zu erkranken, gegen die die Impfung vorgenommen wird. Von Schutz kann wirklich nicht die Rede sein. Ich würde mich nie impfen lassen und betrachte das als Körperverletzung unbekannten Ausmaßes.

Nicht nur dass danach die Wahrscheinlichkeit, an der jeweiligen Krankheit zu erkranken, steigen würde; es sind auch noch andere Nebenwirkungen von Impfungen – durch offensichtliche Statistiken – wahrscheinlicher geworden, als wenn ich mich nicht impfen ließe.

Besonders brutal wirkte sich für Kinder in Guinea-Bissau eine Impfaktion aus. In einer Langzeitstudie beobachten Aaby und andere, **dass gegen Diphtherie, Tetanus und Keuchhusten geimpfte Kinder ein doppelt so hohes Sterberisiko hatten wie ungeimpfte Kinder.** Dabei wurden 15 000 Mütter mit ihren zwischen 1990 und 1996 geborenen Kindern fünf Jahre lang beobachtet. Die durchschnittliche Kindersterblichkeit in Guinea-Bissau lag sowieso schon hoch (4,7 %), vermutlich aufgrund schlechter Lebensbedingungen dort. Aber nach Durchführung der Dreifachimpfung stieg die Kindersterblichkeit bei den Geimpften auf 10,5 %, das ist mehr als das Doppelte! (Quelle: Kristensen, Aaby P., Jensen H.: „Routine vaccinations and child survival; follow up study in Guinea-Bissau", West Africa; BMJ 2000; 321: 1435–1441.)

In einer englischen Kohortenstudie (vgl. McKever et al.: „Vaccination and Allergic Disease: A Birth Cohort Study", June 2004, Vol 94, No 6, American Journal of Public Health) wurden die Daten von rund 30 000 Kindern der Geburtsjahrgänge 1988 bis 1999 auf einen möglichen Zusammenhang zwischen Impfungen und allergischen Erkrankungen untersucht. Die ungeimpften Kinder hatten ein bis zu 14-mal geringeres Asthmarisiko und ein bis zu 9-mal geringeres Ekzemrisiko. Zu ähnlichen Ergebnissen kam eine neuseeländische Umfrage 1992: Ungeimpfte Kinder hatten dort ein 5-mal geringeres Asthmarisiko, ein 2,5-mal geringeres Hautausschlagrisiko und ein 8-mal geringeres Hyperaktivitätsrisiko. In einer Salzburger Elternstudie fanden sich unter 374 Familien mit insgesamt 572 Kindern unter Ungeimpften kein Asthma, nur 4 % Neurodermitis (Prozentsatz allg. Bevölkerung 10–20 %) und nur 3 % Allergien (Prozentsatz allg. Bevölkerung 25 %).
Auch eine Studie in Schweden kam zu dem Schluss, dass Impfungen, Antibiotika und fiebersenkende Mittel das Risiko für Allergien bei Kindern erhöhen.

Ausführlich können Sie die erwähnten Studien im impf-report nachlesen (vgl. Tolzin-Verlag, Heft 3/2005 „Geimpfte-Ungeimpfte: Wer ist gesünder?"; www.impf-report.de).
„40 gute Gründe, sich nicht gegen Schweinegrippe impfen zu lassen", können Sie im impf-report nachlesen (vgl. Doppelheft Nr. 58/59/60/61 Sept./Okt./Nov./Dez. 2009, Tolzin-Verlag).

Der erste Grund: Es gibt keinen Wirkungsnachweis in Form eines gesundheitlichen Vorteils gegenüber Nichtgeimpften. Für keinen der zugelassenen Pandemie-Impfstoffe gibt es das. Das wird sich vermutlich auch in Zukunft bei Grippen mit neuem Namen kaum ändern und bei anderen Impfungen auch nicht.

Die finnische Regierung hat in ihrem Bericht vom Januar 2011 öffentlich zugegeben, dass die Schweinegrippeimpfung schwere Nervenschäden wie Narkolepsie, Halluzinationen und psychische Zusammenbrüche verursachen kann. Finnland erklärt sich bereit, den 79 Kindern, die infolge einer Schweinegrippeimpfung unheilbar erkrankten, eine lebenslange Gesundheitsversorgung zu garantieren. Trotzdem wird weltweit nicht dazu aufgerufen, den Impfstoff aus dem Verkehr zu ziehen. Dass Grippeimpfungen nicht nur schwere Nebenwirkungen haben können, sondern auch völlig nutzlos sind, versucht die Impflobby durch geschicktes, irreführendes Interpretieren von Statistiken speziell ausgewählter Studien zu vertuschen. Ein Beispiel:

Von staatlicher Seite Schäden zugegeben

„The Lancet", eine der angesehensten medizinischen Fachzeitschriften, veröffentlichte im Oktober 2011 eine Studie über Effizienz und Effektivität von Grippeimpfungen, die angeblich zu dem Ergebnis kommt, dass eine Grippeimpfung zu 60 % wirksam gegen die Grippe sei (Quelle: Osterholm MT et al., „Efficacy and effectiveness of influenza vaccines: a systematic review and metaanalysis", Lancet Infect Dis. 2011, Oct 25./Effizienz und Effektivität von Grippeimpfungen).

Das allerdings zu behaupten, gelingt nur bei unseriöser Rechenspielerei. Die realen Zahlen sehen so aus:

Von 13.095 nicht mit Grippeimpfstoff geimpften Menschen erkrankten sowieso nur 2,7 % an Grippe. D. h., 97,3 % erkrankten nicht daran. Im Vergleich dazu konnte die Impfung nur bei 1,5 % eine Grippeerkrankung verhindern. Und auch diese Zahlen kommen mir fragwürdig vor, da bis jetzt alle klinischen Studien bei großen Bevölkerungsgruppen ergeben haben, dass eine Impfung das Risiko erhöht, an einer Krankheit zu erkranken, gegen die geimpft wurde.

Eine ausführliche erhellende Analyse der oben genannten Veröffentlichung im Lancet und der verwendeten statistischen Tricks der Studiendesigner können Sie nachlesen in dem Artikel:

„Schock-Studie: Grippeimpfstoffe nahezu ineffektiv" von Mike Adams am 11.01.2011 bei Kopp online.

Selbst das EU-Parlament kritisiert die Verschwendung von öffentlichen Geldern im Zusammenhang mit der neuen Influenza.

Im Deutschen Ärzteblatt (Jg. 107, Heft 23 vom 11.06.2010) ist zu lesen, dass der Gesundheitsausschuss des Europäischen Parlaments am 04.06.2010 einen Bericht veröffentlicht hat, der beklagt, dass die WHO und die europäischen Institutionen des Gesundheitswesens nicht bereit gewesen waren, Namen und Interessenskonflikte der Personen zu veröffentlichen, die an den Empfehlungen für den Umgang mit der Pandemie beteiligt gewesen seien. In dem vom EU-Parlament verabschiedeten Text werden schwere Mängel in der Transparenz der Entscheidungsfindung und Bedenken über den Einfluss der Pharmaindustrie auf Entscheidungen geäußert. Der Umgang der WHO sowie von EU-Institutionen und Regierungen mit der neuen Influenza (A/H1N1-Pandemie) hat zu einer Verschwendung öffentlicher Gelder geführt und ungerechtfertigte Ängste über die gesundheitlichen Risiken geschürt.

Ich kann hier nicht auf jede Impfung eingehen, das würde den Rahmen des Buches sprengen. Wenn Sie sich ausführlich informieren oder beraten lassen wollen, können Sie auf die Literaturliste und Weblinks zurückgreifen.

„Der Hund, der Eier legte, Erkennen von Fehlinformation durch Querdenken", Beck-Bornholdt/Dubben, Rowohlt, 5. Auflage 2006, 978-3499621963

„Impfen – Das Geschäft mit der Angst", Dr. med. Gerhard Buchwald, Knaur Verlag, 978-3426761601

„Sind Impfungen sinnvoll? Ein Ratgeber aus der homöopathischen Praxis", Joachim-F. Grätz, Hirthammer Verlag, 978-3875691092

„Impf-Frei", Kate Birch, Narayana Verlag, Juni 2009, 978-3939931706

„Lesen Sie dies Buch, bevor Sie Impfling, Aufbruch aus dem bakteriozentrischen Weltbild", Dr. med. August Zoebl, Aegis Schweiz, 1. Auflage, Sept. 2005, 978-3905353594

„Das Impf-Schaden Syndrom", Tinus Smits, Narayana Verlag, 7/2006, 978-3921383704

„Dreifach-Impfung – Ein Schuss ins Dunkle", Harris L. Coulter und Barbara L. Fisher, Barthel & Barthel Verlag 1991, ISBN 3-88950-073-0

„Gefahr Arzt! Trotz Behandlung gesund werden und auch bleiben", Dr. Jenö Ebert, VAK Verlag 2005, 978-3935767729

„Goldrausch. Oder die Frage: Sind Impfungen notwendig, geeignet und zumutbar?", Dr. med. W. Splittstoesser, Verlag Splittstoesser 2002, 978-3934022386

„Impfungen, der Großangriff auf Gehirn und Seele", Harris L. Coulter, Müller und Steinicke Verlag, 5. Auflage 2004, 978-3875691085

„Impfungen, der unglaubliche Irrtum", F. und S. Delarue, Hirthammer Verlag, 8. Auflage, 2004, 978-3887210854

„Impfungen: Immunschwäche und Plötzlicher Kindstod", Dr. Viera Scheibner/Konrad Dietzfelbinger, Müller und Steinicke Verlag 2000, 978-3875691320

„Virus-Wahn", Thorsten Engelbrecht/Claus Köhnlein, EMU-Verlag, 5. Auflage, 2009, 978-3891891476

DVD: Dr. med. Claus Köhnlein, „Virus-Wahn, Test-Epidemien und toxische Therapien"

Weitere Websites:
www.impfschutzverband.de
www.impfkritik.de
www.impffreiheit.de
www.aegis.at
www.impfentscheid.ch
www.aegis.ch
www.libertas-sanitas.de
www.ig-gesunde-tiere.de
www.haustierimpfungen.de
www.impfschaden.info

Es ist also bis heute, soweit mir bekannt, nicht nachgewiesen worden, dass irgendeine Impfung vor der Krankheit schützt, gegen die sie geimpft wird. Die wenigen Studien, die es gibt, belegen sogar das Gegenteil. Außerdem steigt das Allergierisiko und anderes mehr, sogar die Kindersterblichkeit!

Wozu soll das gut sein? Wer all dies gelesen hat und sich impfen lassen will, ist auch selbst dafür verantwortlich.

Was aber können Sie machen, wenn Sie sich oder Ihr Kind nicht impfen lassen wollen?

In Deutschland herrscht keine Impfpflicht. Auch Kindergärten, Schulen und andere Institutionen haben kein Recht zu verlangen, dass Sie oder

Ihr Kind eine Impfung vornehmen lassen. Im impf-report (vgl. Tolzin-Verlag, Ausgabe Nr. 48/49, Nov./Dez. 2008) sind Argumentationshilfen zusammengestellt. Sollte das nicht ausreichen, können Sie im Internet unter den von mir aufgeführten Vereinen und Selbsthilfegruppen einen kompetenten Ansprechpartner finden. Sollten Sie über keinen Internetanschluss verfügen, erreichen Sie Herrn Joachim Hegemann unter der Telefonnummer 0371/304620 (joachimhegemann@web.de), einen Juristen, der sich schwerpunktmäßig mit Erstellungen von Patientenverfügungen und Fragen der Rechtmäßigkeit des Schul- und Kindergartenverbots nicht geimpfter Kinder befasst.

Sollten Sie in einem Staat mit Impfpflicht leben, kann ich Ihnen nur raten, sich für eine Änderung der Rechtslage einzusetzen.

19

GESUNDHEIT IN EIGENER VERANTWORTUNG

Es gibt jede Menge Möglichkeiten, etwas für die eigene Gesundheit zu tun. Das Wichtigste ist, dass Sie verstehen, dass Sie die Verantwortung für sich selbst tragen – und das nicht nur in Bezug auf Ihre Gesundheit. Alles, was Sie denken, tun oder lassen, hat Folgen für Sie und Ihre Umgebung. Und aus allem, was Sie in Gang gesetzt haben oder eben auch nicht, entstehen Konsequenzen. Dabei kann kein anderer Ihnen sagen, was wirklich besser für Sie ist. Denn ein anderer Mensch hat andere Maßstäbe, die er aufgrund seiner Erziehung, seiner Glaubensmuster und seiner Erfahrungen setzt. Jeder Mensch ist ein Individuum mit seiner ureigenen Art zu reagieren, selbst wenn Ihnen ein Arzt sagt, dass dieses Medikament bis jetzt alle gut vertragen haben, nutzt Ihnen das wenig, wenn Sie die oder der eine von 10 000 Menschen sind, der es nicht verträgt. Es gehört etwas Mut dazu zu sagen, was Ihnen guttut und was nicht. Natürlich werden Sie sich damit nicht immer beliebt machen. Aber wenn Sie gesund sein wollen, ist es unabdingbare Voraussetzung, dass Sie zu sich selbst stehen. Wenn Sie es allen recht machen wollen, stehen Sie von vornherein auf verlorenem Posten. Falls Sie gar nicht mehr gewohnt sind, auf sich zu hören, oft nicht mehr wissen, was Sie eigentlich wollen, ist es günstig, auf den ersten Impuls zu achten, den Sie haben; z. B. fragt Sie ein Kollege, ob Sie heute Abend Zeit haben, für ihn eine dringende Arbeit zu erledigen. Sie denken als Erstes „Nein!", denn Sie haben heute Abend etwas Wichtiges vor. Dann tritt Ihr Kopf in Aktion mit Bedenken wie z. B. „Das kann ich ihm doch jetzt nicht abschlagen", „Er hat mir auch schon öfter geholfen", „Er wird mich für undankbar halten" oder Ähnliches. Und Sie sagen „Ja". Weder verhalten Sie sich damit ehrlich zu sich selbst noch Ihrem Kollegen gegenüber. Wenn Sie dann etwas tun, was Sie nicht wollen, hebt das erfahrungsgemäß weder Ihre Stimmung noch Ihre Energie. Versuchen Sie also, auf Ihre innere Stimme zu achten, zumindest im ersten Impuls ist sie spürbar. Wenn Sie tiefer in Kontakt mit ihr kommen wollen, empfehle ich Ihnen folgende kleine

Meditation – Sie können sie alleine durchführen, wenn Sie psychisch gesund sind und keine bewusstseinsverändernden Medikamente einnehmen oder Drogen konsumieren. Wenn Sie sich nicht sicher sind, üben Sie lieber unter Anleitung eines erfahrenen Meditationslehrers. Falls Sie die Meditation ausprobieren wollen, wünsche ich Ihnen viel Freude dabei:

Meditation   Sitzen oder liegen Sie entspannt.
Schließen Sie die Augen.
Atmen Sie dreimal tief ein und aus.
Stellen Sie sich dabei vor, dass alles von Ihnen abfließt, was Sie belastet und beschwert. Sie können sich dazu auch mental eine Lichtdusche über sich installieren. Diese Lichtdusche lässt sanft reinigendes und heilendes Licht über Sie fließen. Jetzt visualisieren Sie in der Mitte Ihres Brustraumes einen Raum in Ihrem Herzen. Über eine Treppe gelangen Sie hinein. Sie richten den Raum so ein, dass Sie sich wohl darin fühlen. Dann genießen Sie den Aufenthalt dort. Ihr Herzensraum bietet unendliche Möglichkeiten. Sie können dort auch am Meer sitzen, auf einer Wiese, im Gebirge, einen Sonnenuntergang sehen oder ein schön eingerichtetes Haus. Sie gestalten das, was Sie wollen; Sie können experimentieren, das Bild auch noch verändern. Wenn Sie sich gut fühlen, ist es richtig. Wenn Sie ganz entspannt sind, stellen Sie Ihre Frage, z. B.: „Ist es sinnvoll für mich, dies oder jenes zu tun?" Warten Sie auf die Antwort Ihres Herzens. Das Erste, was Sie hören, ist richtig. Den ersten Impuls, den Sie fühlen, hat Ihr Kopf noch nicht zensiert. Schon Sekunden später beginnt er wahrscheinlich zu zensieren und kann Sie mit den Ängsten, die er auslöst, unter Umständen zur Verzweiflung bringen.
Falls Sie noch nie meditiert haben, ist es hilfreich, wenn Sie erst einmal ein wenig üben mit Fragen, die nicht gleich wichtige Lebensentscheidungen betreffen. So gewinnen Sie Vertrauen in die Methode und können Sie unter Stress besser anwenden.

Meditations-
empfehlungen   Falls Sie gern andere Meditationen ausprobieren wollen, gibt es viele Meditationen, die auf CD erhältlich sind und zu Hause durchgeführt werden können. Besonders schön empfinde ich die Schutzengelmeditation von Hildegard Bauer, erhältlich bei der Heilakademie Bauer unter www.heilakademie-bauer.de.

Ich mag auch die geführten Meditationen von Kilian Bodhi Ameen gern, er hat eine große Auswahl im Angebot unter:

www.sternenblumenkind.de.

Nachdem Sie herausgefunden haben, was Sie wirklich wollen, kommt der zweite Schritt: Sie dürfen es sagen bzw. tun. Damit übernehmen Sie die Verantwortung für sich und auch für Ihre Gesundheit. Ich verspreche Ihnen nicht, dass das immer einfach ist. Trotzdem kann ich Ihnen Mut machen, mit der Zeit und ein wenig Übung wird es Ihnen zunehmend leichter fallen und Sie werden Ihre Erfahrungen machen. Danach können Sie überprüfen, wie es Ihnen damit ergeht, und sich bei Bedarf wieder neu ausrichten.

Übrigens sind außer Meditationen verschiedenste Methoden geeignet, Sie durch Verfeinerung der Wahrnehmung in besseren Kontakt mit Ihrem Körper bzw. Ihrem Gefühl zu bringen, so z. B. autogenes Training, Alexander-Technik, Feldenkrais, Yoga, Qi Gong, Shiatsu, Zilgrei, Stimmbildung und Atemtherapie.

Dieses Buch enthält eine Fülle von Anregungen und Tipps, die Sie in die Lage versetzen sollen, Entscheidungen zu treffen, die Ihrer Gesundheit dienen. Ich habe es nach bestem Wissen und Gewissen für Sie zusammengestellt. Es beinhaltet die Früchte von Jim Humbles jahrelanger Arbeit mit MMS und die Ergebnisse der Anwendung von MMS bei mir selbst und bei anderen selbstverantwortlichen Anwendern, die ich begleitet habe, sowie Erkenntnisse, die in meiner ärztlichen Tätigkeit aufgrund der Erfahrung gewachsen sind. Insofern spiegelt es meine Sicht von Wahrheit, die meinem heutigen Wissensstand entspricht. Da ich mich ständig weiterentwickele, wird meine Wahrheit in einigen Jahren schon wieder eine andere sein. So kann ich Ihnen nicht garantieren, dass ich in drei Jahren noch dasselbe schreiben würde. Aber ich kann Ihnen versichern, dass alles, was ich geschrieben habe, die Frucht jahrelanger Praxiserfahrung darstellt. Ob es Ihnen entspricht, können Sie nur selbst herausfinden. Ärzte können Sie unterstützen, aber Heilung findet von innen statt oder gar nicht. Wenn ein Mensch täglich diverse Tabletten schlucken muss, unter Umständen für ein Leben lang, um Symptomlinderung oder Symptomfreiheit zu erreichen, bedeutet das für mich noch lange nicht, dass er gesund ist. Die Krankheitssymptome sind lediglich unterdrückt durch Medikamente, dadurch stören sie kurzfristig nicht. Langfristig kann sich Gesundheit nun weniger gut einstellen, da der Versuch des physischen Körpers, ein Ventil für ein tieferliegendes Problem zu schaffen, unterbunden wurde. Oder würden Sie auf die Idee kommen, ein Flugzeug sei in bester

Ordnung, weil ein Kontrolllämpchen zugeklebt wurde, da es immer auf-
leuchtete? Mich würde das beunruhigen, für „gesund" würde ich das Flugzeug nicht halten. Krankheiten sind so etwas Ähnliches wie Warnleuchten
des Körpers. Sie signalisieren, dass etwas nicht in Ordnung ist. Um herauszufinden, was Ihnen fehlt, bedarf es Ihrer Mithilfe. Zumindest ist Ihre
Absicht dazu notwendig und zwar die Absicht, gesund zu werden, den
physischen Körper in bestmöglicher Weise zu unterstützen, loszulassen,
was Sie emotional belastet, und Seele, Geist, Gemüt und Körper wieder
in Harmonie zu führen. Manchmal ist es auch nur nötig, ein paar Gewohnheiten abzulegen, mit denen Sie sich schaden.

Was auch immer zu tun sinnvoll ist, geht nur, wenn Sie dazu bereit
sind; und so muss meine Wahrheit nicht zwangsläufig die Ihre sein.
Selbstverständlich können Sie einiges aus meinen Ausführungen bejahen
und umsetzen, während Sie anderes für sich ablehnen. So ist das auch
gedacht. Ich wollte Ihnen Möglichkeiten aufzeigen, damit Sie wählen
können, was Sie daraus machen wollen. Tun Sie das, was Sie für richtig
halten. Spüren Sie in sich hinein, bis Sie sich klar geworden sind, welche
Entscheidung Sie treffen wollen.

Sie tragen so oder so die Verantwortung für Ihre eigene Gesundheit.
Deswegen ist es besser für Sie, wenn Sie sie bewusst übernehmen. Sonst
ist es ein bisschen so, als ob Sie sich im Straßenverkehr bewegen würden,
ohne die Verkehrsregeln anzuerkennen, als ob Sie sich einfach weigern
würden, sich mit ihnen zu befassen.

Das schützt leider nicht vor Schwierigkeiten. Ebenso wie ein rei-
bungsloser Straßenverkehr bedarf auch ein Leben in Gesundheit der
Beachtung einiger Grundregeln.

Die Wichtigste davon ist, dass Sie sich selbst achten und beachten
und daraufhin Ihre Prioritäten setzen.

Wenn Sie dann mutig in Ihrem Leben aufräumen, und das ist manchmal sowohl innerlich als auch äußerlich notwendig, stellen Sie dadurch
die Ordnung wieder her, die Ihrem physischen Körper ermöglicht,
wieder gesund zu werden oder zu bleiben. Das kann der Anfang eines
beglückenden und erfüllten Lebens sein. Auf diesem Boden gedeiht
Harmonie in Ihnen und mit anderen Menschen. Denn jeder Mensch
trägt das Potenzial zur Heilung in sich. Wenn Ihnen meine Ausführungen
dabei behilflich sein können, dorthin zu gelangen, freut mich das.
In diesem Sinne wünsche ich Ihnen viel Erfolg und alles Gute, insbesondere Gesundheit.

Dr. med. Antje Oswald

Über die Autorin

Dr. Antje Oswald, geb. 1960 in Hamburg, Fachärztin für Allgemeinmedizin, Homöopathie, Psychotherapie, arbeitete von 1985 bis 1989 im August-Weihe-Institut für homöopathische Medizin in Detmold.

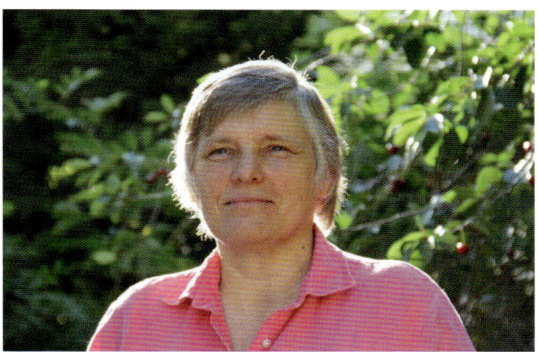

Seit 1990 ist sie in eigener Privatpraxis als klassisch-homöopathische Ärztin in Detmold niedergelassen.

Frau Dr. Oswald hat von 1986 bis 2002 regelmäßig als Dozentin der „Detmolder Wochen" und an anderen Ausbildungsstätten homöopathische Ärzte ausgebildet.

Seit zwölf Jahren nutzt sie schwerpunktmäßig die Kinesiologie für Diagnostik und Therapie und bietet seit 2003 Kinesiologiekurse an: www.kinesiologie-kolleg.de.

Zusammen mit Christiane Brendel und Kerstin Depping gründete sie 2008 eine GbR zur Herstellung und zum Verkauf von feinstofflich informierten Globuli und Kristallkugeln: www.informierteglobuli.de.

Über 25 Jahre engagierte sie sich in der Deutschen Gesellschaft zur Förderung naturgesetzlichen Heilens e. V. als Redaktionsmitglied von Homöopathie-aktuell, wo sie gelegentlich auch selbst Artikel veröffentlichte. Außerdem wirkte sie wesentlich mit bei der Erstellung der Dokumentation „Homöopathie: Wer? Wo? Wie? Was?", die einen Überblick über die Situation der Homöopathie und der Naturheilkunde in Deutschland und Europa bietet.

Um das komplexe Wesen des Menschen möglichst ganzheitlich erfassen zu können, war es Frau Dr. Oswald ein Bedürfnis, sich vielseitig in westlichen und östlichen Heilmethoden weiterzubilden. Es ist ihr ein Anliegen, Patientinnen und Patienten zu ermutigen, ihr eigenes Potenzial wiederzuentdecken und ihre Heilkräfte zu mobilisieren, sodass sie auf natürliche Weise genesen können.

Aus ihrem Erfahrungsschatz gibt sie im MMS-Handbuch eine Fülle von praktischen Tipps. Es ist ihr erstes Buch.

ANHANG

Verzeichnis von Heilberuflern und Beratern mit MMS-Erfahrung

Im Anschluss listen wir Ärzte, Heilpraktiker, Zahnärzte, Tierheilpraktiker und andere in heilenden und beratenden Berufen Tätige auf, die über Erfahrungen mit MMS verfügen und gewillt sind Menschen, die MMS auf eigene Verantwortung einnehmen wollen, dabei zu begleiten.

Sie dürfen sich an diese Menschen wenden und einen Termin bei ihnen ausmachen. Selbstverständlich ist diese Beratung kostenpflichtig und muss privat bezahlt werden. Keinesfalls ist es diesen Kolleginnen und Kollegen möglich, Anfragen per E-Mail oder per Telefon zu beantworten, wenn Sie sich noch nicht persönlich vorgestellt haben. Das ist in Deutschland rechtlich nicht zulässig. Ebenso ist es nicht erlaubt, dass MMS verordnet oder verschrieben wird, da es lediglich als Wasserreinigungsmittel zugelassen ist.

Die Menschen, die sich auf dieser Liste eingetragen haben, bewegen sich in Bezug auf die Ausübung ihres Berufes auf dem Boden der gesetzlichen Vorschriften ihres Landes. D. h., Sie können dort in der Praxis einen Termin bekommen, Ihre Fragen in Bezug auf MMS stellen und sich über Möglichkeiten und Risiken informieren. Sie können sich zeigen lassen, wie MMS angewendet wird, und darüber hinaus in der Praxis von Ärzten oder Heilpraktikern MMS zu sich nehmen oder sich damit behandeln lassen, z. B. zur Desinfektion einzelner Haut- oder Schleimhautstellen usw. – wenn Sie es dann auf eigene Verantwortung wollen, nachdem Sie darauf aufmerksam gemacht wurden, dass es sich bei MMS nicht um ein zugelassenes Medikament handelt.

Aufgenommen in die Liste wurden alle Einsender, die sich bereiterklärt haben, genannt zu werden, und die eine Berufsbezeichnung angegeben haben. Ein herzlicher Dank an alle, die sich damit einverstanden erklärt haben. Wenn Sie Arzt oder Heilpraktiker sind und in dieser Liste zukünftig mit aufgeführt werden möchten, wenden Sie sich bitte an den Verlag.

Seit kurzem besteht die Möglichkeit sich von Jim Humble persönlich beraten zu lassen. Jim Humble spricht englisch.
Die Beratung kostet zurzeit (Januar 2014) 200 US$ und kann per E-Mail, Skype oder Telefon nach Vereinbarung erfolgen. Weitere Hinweise entnehmen Sie bitte seiner Website www.jimhumble.biz

PLZ-Bereich 1

Martina Willing
Bioenergetikerin
Am Neuendorfer Sand 2 b
14770 Brandenburg
Tel.: 03381/301033
Mobil: 0157/7920 11 72
m.willing-vitalineum@t-online.de

Ursula Williger
Heilpraktikerin
Kyritzer Str. 1
16909 Wittstock
Tel.: 03394/43 31 36

Renate Lübbert
Heilpraktikerin
Moorbrinker Weg 41
19057 Schwerin
Tel.: 0385/2071226
renate.luebbert@gmx.de

PLZ-Bereich 2

Bettina Weck
Heilerin
21255 Tostedt
Tel.: 04182/287 168
bettina.weck@goldmail.de

Energetische Heilerin
Anika Trebert
Niederkögt-Nord 7
21756 Osten
Tel.: 04776/270 670

Rudi Senfleben
Heilpraktiker
Lübecker Str. 124
22087 Hamburg
Tel.: 040/251 34 00
info@senfleben.de

Naturheilpraxis H. Horst Haase
Heilpraktiker
Heidehofweg 119 F
22850 Norderstedt
Tel.: 040/524 11 88
Fax: 040/529 83 555
www.heilpraktiker-norderstedt.de

Barbara Berends
Gesundheitsberaterin
Mergelstr. 14
26725 Emden
Tel.: 04921/23347
barbara.berends@web.de

Tierärztliches Institut für
angewandte Kleintiermedizin
Rahlstedter Straße 156
22143 Hamburg
Tel.: 040/6772144
www.tieraerzte-hamburg.com
HamburgVets@aol.com

PLZ-Bereich 3

Osteopathie an der Oper
Arzt und Osteopath
Dr. med. Christian Stein
Theaterstr. 14
30159 Hannover
Tel.: 0511/642 74 65
Fax: 0511/712 88 677
www.osteopath-hannover.com
c.stein@osteopathie-oper.de

Joachim Andree
Heilpraktiker
Marktstr. 34
30880 Laatzen
Tel.: 0511/827312
joachim-andree@t-online.de

Anja Bewig
Tierheilpraktikerin
Hauptstr. 7
31171 Nordstemmen
Tel.: 0171 468 41 25
info@homoeopathie-akupunktur-
tiere.de

Dr. med. Ingo Rudolf
Facharzt für Neurologie,
Homöopathie
Hoffmannstr. 6a
32105 Bad Salzuflen
Tel.: 05222/807 56 90
info@ingo-rudolf.de

Nurhan Büscher
Nunu's Nagel & Fußpflegestudio
Gartenstr. 3
32609 Hüllhorst
Tel.: 05744/51 01 66
Mobil: 0173 903 13 94

Tierheilpraxis MAYA
32699 Extertal
Tel.: 05262/99 55 95

Dr. med. Antje Oswald
Fachärztin für Allgemeinmedzin,
Homöopathie und Psychotherapie
Palaisstr. 28
32756 Detmold
Tel.: 05231/28705

PD Dr. Dr. Emmanuel Akuamoa-
Boateng
Arzt für Mund-, Kiefer- und
Gesichtschirurgie, Zahnarzt
Paulinenstr. 99
32756 Detmold
Tel.: 05231/35000

Fachärztin für Allgemeinmedizin,
Homöopathie und Psychotherapie
Dr. med. Luise Stolz
Schorlemerstr. 32
33098 Paderborn
Tel.: 05251/879 33 33

Institut für Strukturelle Integration
Physiotherapeutin
Iris Huerkamp-Brown
Kanzler-Wippermann-Str. 13
33100 Paderborn
Tel.: 05251/879 11 22
www.structurings.com

Praxis für Physiotherapie und
Naturheilkunde
Wioletta Janiak
Conrad-von-Soest Str. 2 a
34537 Bad Wildungen
Tel.: 05621/3038
www.ganzheitlichemedizin-
janiak.de
wra.janiak@online.de

Jörg Loskant Heim
Gesundheitsberater und
Physiotherapeut
Dietershanerstr. 29
36039 Fulda
Tel.: 0661/380 00 240
love@kamasha.de

Praxis für Naturheilverfahren
Holger Brüning, Heilpraktiker
Tannenfelsstraße 13 A
36115 Hilders-Wickers
Tel.: 06681 87 99 694
www.holger-bruening.com
info@holger-bruening.com

Praxis „Osteopathie berührt"
Physiotherapeutin und
Osteopathin
Melanie Slabon
Im langen Feld 3
36154 Hosenfeld
Tel.: 06650/91 84 40

Naturheilpraxis Lebensfluss
Antje Reinecke-Wetter,
Heilpraktikerin
Maulkuppenstr. 46
36160 Dipperz
Tel.: 06657/91 87 93
info@naturheilpraxis-lebensfluss.de
www.naturheilpraxis-lebensfluss.de

Dr. rer. nat. Hartmut P.A. Fischer
Naturwissenschaftler,
Heilpraktiker, Sterbebegleiter
Vogelsbergstraße 40
36341 Lauterbach
Tel.: 06641/403 03 18
Fischer@PraNatu.de

Deutsche Heilpraktiker Schule
Braunschweig
Susanne Thieme
Nordstrasse 13
38106 Braunschweig
Tel.: 0531/480 39 499
www.deutsche-heilpraktiker schule-
braunschweig.de

Jutta von Eick
Heilpraktikerin für spirituelle
Psychotherapie
Hinter dem Kloster 33
38312 Dorstadt
Tel.: 05337/926 39 94
voneick@gmx.de
www.juttavoneick.de

Heikje Roscher-Schramm
Heilpraxis PASO Heilpraktikerin
Hauptstr. 54
38518 Gifhorn
Tel.: 05371 93 83 93
heros.c@gmx.de

PLZ-Bereich 4

Claudia Gillmann
Heilpraktikerin
Rommelsmaar 15
41238 Mönchengladbach
Tel.: 02166/83694
Sphinx_cg@web.de

Bea Schönfeldt
Heilpraktikerin
Berglehne 33
42281 Wuppertal
Tel.: 0202/270 11 70
www.beaschoenfeldt.de
info@beaschoenfeldt.de

Sandra Blumenthal
Heilpraktikerin für Kinder und
Erwachsene
42369 Wuppertal-Ronsdorf
Tel.: 0202/747 59 65
sandrab1975@hotmail.de

Uwe Haug
Heilpraktiker
Unter Holzstr. 12
42653 Solingen
Tel.: 0212/200 771
praxis@haug.it

Heilpraktikerin
Anita Burazin-Carapina
Marktstraße 8
46535 Dinslaken
Tel.: 02855/96 94 10
Mobil: 0173 591 80 26
www.carapina-anita.de
carapina@freenet.de

Monika Rekelhof
Tierheilpraktikerin
Bedburger Str. 74
47574 Goch-Pfalzdorf
Tel.: 0179 790 26 43
www.mobile-tierheilpraxis-
monika.de
thp-klein@web.de

Christa Pohl
Gesundheitliche Lebensberaterin
Oesederstr. 103
49124 Georgsmarienhütte
Tel.: 0171 211 73 87
christa.pohl@gmail.com

PLZ-Bereich 5

Wilfried Kaufmann
Heilpraktiker
Lindenstrasse 4
50674 Köln
Tel.: 0221/240 21 57
www.naturheilpraxis-tao.de
info@naturheilpraxis-tao.de

Dr. med. dent. Harald Werner
Zahnarzt und Heilpraktiker
Zülpicher Str. 2a
50674 Köln
Tel.: 0221/923 12 94
www.za-dr-harald-werner.de
mail@za-dr-harald-werner.de

Gesundheitspraxis
Hildegard Heindl
Heilpraktikerin
Rösrather Str. 700
51107 Köln
Tel.: 0221/964 90 111
www.bewusst-sein.info
info@bewusst-sein.info

Torsten Hagmaier
Heilpraktiker
Praxis für Vitalität und Entgiftung
Kölner Strasse 80
51429 Bergisch Gladbach
Tel.: 02204/50 72 25
www.alternative-heilung.de
t.hagmaier@gmx.de

Dr. rer. nat.
Alexandra Leffers-Knoll
Heilpraktikerin
Deutschherrenstr. 36
53177 Bonn
Tel.: 0228/33 26 25
www.naturheilpraxis-leffers.de
lexilk@aol.com

Praxis für Naturheilverfahren
Yvonne Kallenberg und
Hans Joachim Freund
Heilpraktiker
Bahnhofsweg 3
56472 Fehl-Ritzhausen
Tel.: 02661/3803

Sabine Wiens
Heilpraktikerin
Lohstr. 10
58809 Neuenrade
Tel.: 02394/91 10 42
sabinewiens@gmail.com

PLZ-Bereich 6

Brigitte Weber
Heilpraktikerin
Geisenbergstr. 1
63846 Laufach
Tel.: 06093/7127
www.nhpraxis-weber.de
vitasan@nhpraxis-weber.de

Steffi Rein
Energetische Tiertherapeutin
Ostertalstr. 14
66629 Freisen
Tel.: 0177 37 38 870
www.energetik-sr.de
sr.mail69@web.de

Angelika Zwalla
Ernährungsberaterin/D.N.I.
Gesundheitsberaterin in
Ausbildung
IRK Institut
Hauptstr. 51
67822 Gaugrehweiler
Tel.: 06362/92 29 43
www.naturharmonie.com
info@naturharmonie.com

Dr. med. vet. Jan-Dirk Baumhäkel
Tierärztliche Praxis
Uhlandstr. 4
68647 Biblis
Tel.: 06245/7264

Rosemarie Heckmann
RSholistic ART
Auwiesen 4
69234 Dielheim
Tel.: 06222/318 02 98
Mobil: 01520 170 38 17
www.rsholisticpraxis.jimdo.com
rosemarie.heckmann@email.de

PLZ-Bereich 7

Heilpraxis Enrico Thiele
Heilpraktiker
Kirchheimer Str. 42
70619 Stuttgart
Tel: 0711/162 22 44
www.heilpraxis-thiele.de
info@heilpraxis-thiele.de

Naturheilpraxis Jörg Reichert
Heilpraktiker
St.-Bernhard-Str. 12
72393 Burladingen-Melchingen
Tel.: 07126/92 16 84

Martina Kistenfeger
Krankenschwester
Walder Str. 14
72505 Krauchenwies
Tel.: 07576/92 99 570
m.kistenfeger@t-online.de

Naturheilpraxis Barbara Rohkohl
Heilpraktikerin
Kirchstr. 14
72622 Nürtingen
Tel.: 07022/719 27 38
Mobil 01520 311 11 01
www.praxis-rohkohl.de

Helmut Swoboda
Geistheiler
Billigheimer Str. 34
74861 Neudenau
Tel.: 06264/300
Fax: 06264/929268
helmut.swoboda@t-online.de

Dr.phil. Rosina Sonnenschmidt
Heilpraktikerin
Elisabethstr.1
75180 Pforzheim
rosinamaria@t-online.de

Dr. med. Bernhard Klima
Facharzt für Innere Medizin,
Naturheilkunde
und Komplementärmedizin
Pariser Ring 37
76532 Baden-Baden
Tel.: 07221/99641
www.praxis-dr-klima.de

Katrin Gazdik
Heilpraktikerin
Murgtalstr. 103
76571 Gaggenau
Tel.: 07225/63 67 85
www.rehabehandlungen.de
kgazdik@hotmail.de

Marcus Spitzfaden
Heilpraktiker
Alte Bahnhofstrasse 21
76829 Landau
Tel.: 06341/549 75 03
Mobil: 0151 269 53 181
www.hp-spitzfaden.de
hp-spitzfaden@gmx.de

Naturheilpraxis Paar
Marion Paar, Heilpraktikerin
Gewerbestr. 8a
79219 Staufen i. Br.
Tel.: 07633/945 90 39
www.naturheilpraxis-paar.de
mail@naturheilpraxis-paar.de

Stephanie Schöniger
Heilpraktikerin
Kastanienallee 28 f
76189 Karlsruhe
Tel.: 0721/9767129
Fax: 0721/9767128
www.heilpraktikerin-hnc-
karlsruhe.de
stephanie.schoeninger@gmail.com

PLZ-Bereich 8

Manuela Schiffmann
HEILWEGE für Mensch &Tier
Heilpraktikerin und Heilerin
Weyarnerstr. 29
81547 München
Tel.: 089/699 79 468
www.heilwege.info

Karin Misar
Heilpraktikerin
Steinseestr. 3
81671 München
Tel.: 089/490 091 01
www.heilpraxis-karin-misar.de
post@heilpraxis-karin-misar.de

Beatrix Krause
Heilpraktikerin
Am Wasserbogen 2
82166 Gräfelfing
Tel.: 089/85 36 52
www.gesundheit-in-
eigenverantwortung.de

Marlies Bader
Energieheilarbeit für Mensch und
Tier und Tierheilpraktikerin
Breitackerweg 12
82491 Grainau
Tel.: 08821/1495
Marlies.Bader@gmx.de
www.energieheilarbeit-bader.de
www.tierheilpraxis-bader.de

Franz Wilhelm
Heilpraktiker, Gesundheitspraxis für
Mensch und Tier
Hochstr. 8
82544 Deining
Tel.: 08170/99 72 81
Fax: 08170/99 72 82
www.hochacht-direkt.de
franzwil@web.de

Veronika Wilczek
Heilpraktikerin
Finsterwalderstr. 3
83026 Rosenheim
Tel.: 08031/88 77 568
praxis-vw@go4more.de

Eva Geiger
Heilpraktikerin
Endorfer Str. 10
83083 Riedering
Tel.: 08036/908 51 64
geiger.globuli@gmx.de

Landpraxis für Naturheilverfahren
Alexandra Schwarz
Heilpraktikerin
Schröckerweg 9
83088 Kiefersfelden
Tel.: 08033/979 89 00

Praxis für ganzheitliche Medizin
Heilpraktikerin
Petra A. Kratschmann
Schloßangerweg 9
85635 Höhenkirchen
Tel.: 08102/729927
www.heilpraxis-kratschmann.de

Dr.med. Walter A. Kratschmann
Facharzt für Allgemeinmedizin, Naturheilverfahren u.a.
Schloßangerweg 9
85635 Höhenkirchen
Tel.: 08102/99 88 99
www.dr-kratschmann.de

Dr. med. Beate Bruckner
Physiologische Tumortherapie
Biologischer Hormonausgleich
Hauptstr. 44
86405 Meitingen
Tel.: 08271/813 32 94
Fax: 08271/814 76 02
info@praxis-beate-bruckner.de

Albin Wirbel
Heilpraktiker für Psychotherapie
Praxis für Jin Shin Jyutsu
Am Hang 21
87600 Kaufbeuren
Tel.: 08341/960 48 63
Mobil 0163 741 51 41
www.bewusst-sein-in-harmonie.de

Maria Zacherl
Heilpraktikerin
Dammweg 5
87616 Marktoberdorf
Tel.: 01577 386 6893
www.mariazacherl.de/

Günther Hutter
Gesundheitsberater
Von Behring Str. 6-8
88131 Lindau
guenther.hutter@gmail.com
Tel.: 0043 650 55 55 856

Andrea Schätz
Tierheilpraktikerin
Schulstraße 4
84533 Stammham
Tel 08678/749284

Angela Surace
Heilpraktikerin
Nelly-Sachs-Str. 6
89134 Blaustein
Tel.: 0731 950 1109
www.naturheilpraxis-surace.de
praxis@naturheilpraxis-surace.de

PLZ-Bereich 9

Stefan A. Kolb
Heilpraktiker
Sailergasse 15
92526 Oberviechtach
Tel.: 09671/30 58 84
lichtbringer27@yahoo.de

Christian Hertel
Heilpraktiker und Physiotherapeut
Lederergasse 9
94032 Passau
Tel.: 0851/966 66 58
hp-christian.hertel@gmx.net

Ingrid Probst, Heilpraktikerin
Naturheilzentrum
Friedmannsdorf 18
95239 Zell im Fichtelgebirge
Tel.: 09257/96 50 235
www.naturheilzentrum-probst.de
probst-ingrid@web.de

Sigrid Hotaki
Heilpraktikerin
Am Ölberg 5
96450 Coburg
Tel.: 09561/38080 (abends)
waldzar@gmx.net

Österreich

Maximilian Hoffmann
Präventologe
Stampfl 13
5570 Mauterndorf
Tel.: 0664/530 94 09
max.hoffmann@sbg.at

Stefan Nagy
Energetiker
Kinderdorfstr. 15
9062 Moosburg
Tel.: 04272/83746
Mobil: 0676 700 51 91
s.nagy@aon.at

Harald Stempfl
Gesundheitspraktiker
Winterstellerweg 19
6380 St. Johann in Tirol
Tel.: 06991/508 55 90
www.mywa2balance.com
hst@myway2balance.com

Schweiz

Heilpraxis
Martina-Annett Thaele-Franz
Heilpraktikerin
Hasen 39
6424 Lauerz (SZ)
Tel.: 0511 2606
www.Heilpraktik-Thaele.ch
hp-thaele@sunrise.ch

Sabine Weber
Tier-Shiatsu-Therapeut
Churfirstenblick 4
8758 Obstalden, GL
Tel.: 055/4121157
www.tiershiatsu-glarus.ch
weber.sabine@bluewin.ch

Ruth Frei
Heilpraktikerin
Hauptstrasse 79
9434 Au/St. Gallen
Tel.: 076/322 11 33
www.paranatura.li
bernstein@bluewin.ch

STICHWORTREGISTER

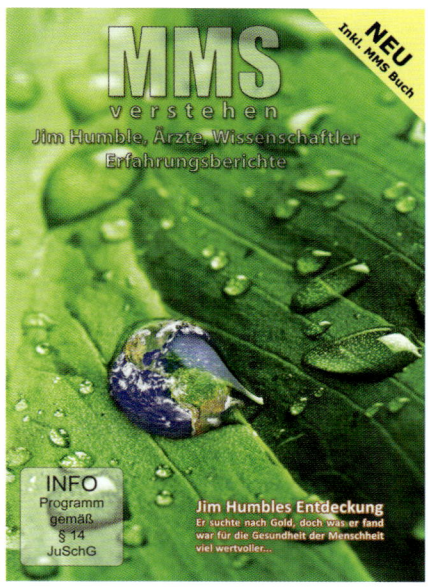

Der Dokumentarfilm
MMS verstehen
auf DVD
4., überarbeitete Auflage!

Dieser Film vermittelt ein vertieftes Wissen über MMS. Ärzte, Wissenschaftler, Anwender kommen zu Wort. Sie lernen auch einige der Menschen kennen, die im MMS-Handbuch erwähnt werden, wie zum Beispiel Jim Humble, den Arzt Dr. Humiston, Clara Beltrones und andere.

Anhand von zahlreichen Zeugenberichten wird die Wirksamkeit des Mittels anschaulich dokumentiert. Es ist beeindruckend, diese Erfahrungsberichte mit zum Teil schwerwiegenden und hartnäckigen Erkrankungen direkt von den Betroffenen zu hören.

Jetzt in der 4., überarbeiteten Auflage mit

– 16 Seiten MMS-Booklet mit interessanten Artikeln über MMS und genauer Anwendungsanleitung für die meisten der marktüblichen MMS-Sets;

– einem Bonusvideo über strukturiertes Wasser und die überraschende Wirkung von strukturiertem Wasser auf Pflanzen.

Format: DVD9, Spieldauer: 105 Min., Sprachen: Deutsch, Englisch, Spanisch
ISBN 978-3-9812917-0-4, Bestellnr.: 4165, Preis: 28,00 Euro

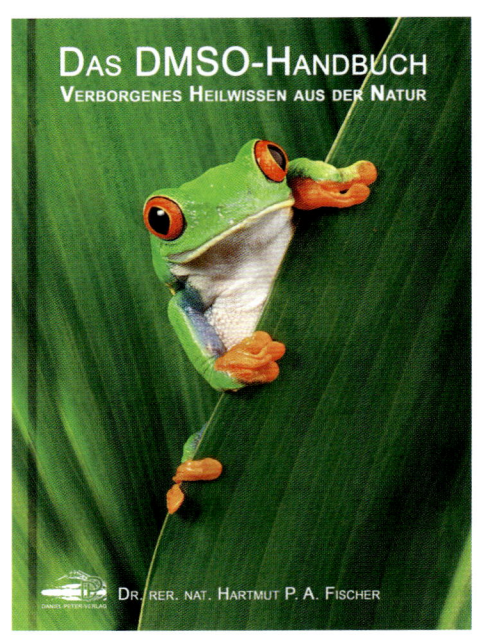

Das DMSO-Handbuch
Verborgenes Heilwissen aus der Natur

von

Dr. rer. nat. Hartmut Fischer

DMSO erlebt als frei zugängliches Universal-Therapeutikum derzeit ein beachtliches Comeback in der Alternativmedizin, nachdem es viele Jahre nur von Insidern „gehütet" wurde. Inzwischen ist es vor allem bekannt geworden als schnell wirksames und dabei exzellent verträgliches Mittel zur Behandlung von akutentzündlichen und traumatischen Erkrankungen. Es wirkt entzündungshemmend, lindert umgehend Schmerzen, sorgt für eine rasche Resorption von Schwellungen oder Einblutungen und unterstützt die Wundheilung. Doch DMSO kann noch viel mehr! Es handelt sich bei diesem natürlichen Heilmittel um einen äußerst nützlichen Grundbaustein für die therapeutische Eigenständigkeit und um einen großen Schritt zu medizinischer Unabhängigkeit von vielen nebenwirkungsreichen Standardmedikamenten.

Das haben nicht nur Schönheitschirurgen, Unfall-, Sport- oder Tiermediziner für sich entdeckt, sondern auch unzählige Menschen, die für ihre chronischen Leiden nach alternativen Heilungswegen suchen. Für viele der Suchenden blieben aber bisher der sichere Umgang mit dieser Flüssigkeit und die vielen möglichen Einsatzgebiete unklar. Obwohl die Anzahl der wissenschaftlichen Veröffentlichungen zum therapeutischen Einsatz von DMSO schier unüberschaubar ist, obwohl die Masse und Qualität der Patientendaten von Geheilten unter den alternativen Arzneistoffen ihresgleichen sucht, gibt es erstaunlicherweise bis dato kein umfassendes Handbuch für interessierte Anwender und Therapeuten. Kurz gesagt, es fehlt ein konkretes Nachschlagewerk für den praktischen Einsatz von DMSO. Mit dem bald erscheinenden „DMSO-Handbuch" steht ein anwendungsorientiertes Standardwerk zur Verfügung. Sowohl Selbstbehandler als auch Ärzte, Heilpraktiker und andere Therapeuten, können damit das Wirkungsspektrum erkunden und den sicheren Umgang mit DMSO erlernen. Darüber hinaus soll dieses Werk durchaus auch als unterhaltsames „Lesebuch" genutzt werden, in dem viele Abschnitte den reinen „DMSO-Horizont" überschreiten und ganz nebenbei jede Menge Informatives liefern.

Dr. Hartmut Fischer ist Naturwissenschaftler und Heilpraktiker und schöpft aus langjähriger Erfahrung im Umgang mit DMSO aus chemisch, wissenschaftlicher und aus praxisbezogener Sicht.

292 Seiten, Hardcover, ISBN 978-3-9815255-1-9, 24,00 Euro

Jetzt überall im Buchhandel erhältlich
oder direkt beim Daniel-Peter-Verlag
Bestellnummer: 0178

Mehr Infos auf www.daniel-peter-verlag.de

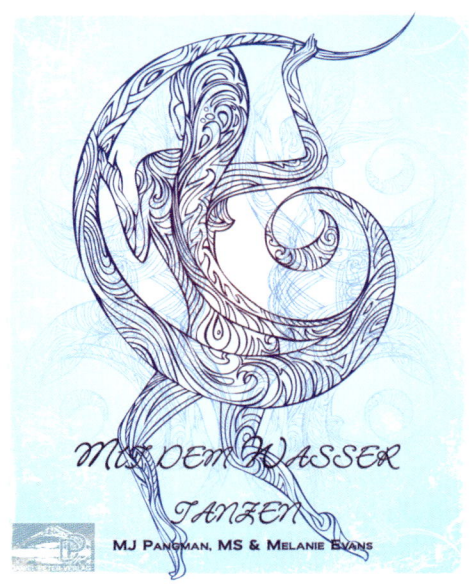

Ankündigung

M. J. Pangman und *Melanie Evans*

Mit dem Wasser tanzen

Ohne Wasser können wir nicht leben, es ist die Grundlage für unsere physische und psychische Gesundheit. Doch wir leben in einer Zeit, in der dem meisten Wasser dieser Erde die Lebenskraft entzogen wurde.

Dieses Buch schafft, was bisher keinem anderen Buch gelungen ist: Es kombiniert die neuesten wissenschaftlichen Erkenntnisse zum Wasser mit der Weisheit, die die Zeitalter überdauert. Es verschafft Einsicht in die besonderen Fähigkeiten von Wasser und gibt Anleitung, wie man für sich selbst Wasser revitalisiert, wie man es u. a. strukturiert, programmiert, energetisiert – mit anderen Worten: wieder lebendig macht.

Ein fundamentales Werk!

Ca. 270 Seiten, ISBN 978-3-9812917-1-1, Preis: 19,95 Euro

Voraussichtlich erhältlich ab Sommer 2014

Mehr Infos auf www.daniel-peter-verlag.de